Gesto orientado

REEDUCAÇÃO DO MOVIMENTO

sesc

SERVIÇO SOCIAL DO COMÉRCIO
Administração Regional no Estado de São Paulo

Presidente do Conselho Regional
Abram Szajman

Diretor Regional
Danilo Santos de Miranda

Conselho Editorial
Ivan Giannini
Joel Naimayer Padula
Luiz Deoclécio Massaro Galina
Sérgio José Battistelli

Edições Sesc São Paulo
Gerente Marcos Lepiscopo
Gerente adjunta Isabel M. M. Alexandre
Coordenação editorial Clívia Ramiro, Cristianne Lameirinha, Francis Manzoni
Produção editorial Ana Cristina Pinho
Coordenação gráfica Katia Verissimo
Produção gráfica Fabio Pinotti
Coordenação de comunicação Bruna Zarnoviec Daniel

IVALDO BERTAZZO

Gesto orientado

REEDUCAÇÃO DO MOVIMENTO

Com a colaboração de:

ANA MARTA NUNES ZANOLLI
GENI GANDRA
JULIANA STORTO
LIZA OSTERMAYER

edições sesc

© Ivaldo Bertazzo
© Edições Sesc São Paulo, 2014
Todos os direitos reservados

1ª reimpressão – 2017

Edição de texto Tiago Novaes
Preparação Silvana Vieira
Revisão Ana Sesso, Valéria Ignácio
Fotografias Ana Fuccia
Ilustrações nas páginas 49, 50, 51, 54, 56, 58, 60, 62, 63, 67, 70, 80, 81, 150, 229, 231 e 300 Juliana Storto
Ilustrações dos exercícios João Magara
Projeto gráfico de capa e miolo Homem de Mello & Troia Design

```
B4612g  Bertazzo, Ivaldo

         Gesto orientado: reeducação do movimento / Ivaldo
    Bertazzo; colaboração de Ana Marta Nunes Zanolli,
    Geni Gandra, Juliana Storto e Liza Ostemayer.
    São Paulo: Edições Sesc São Paulo, 2014.
         384 p.: il. Fotografias, desenhos.

         Inclui bibliografia
         ISBN 978-85-7995-098-8

         1. Medicina.  2. Saúde.  3. Funções motoras.
    4. Educação física.  I. Título.  II. Zanolli, Ana Marta
    Nunes.  III. Gandra, Geni.  IV. Storto, Juliana.
    V. Ostemayer, Liza.
                                            CDD 612.7
```

Edições Sesc São Paulo
Rua Cantagalo, 74 – 13º/14º andar
03319-000 – São Paulo SP Brasil
Tel. 55 11 2227 6500
edicoes@edicoes.sescsp.org.br
sescsp.org.br/edicoes
/edicoessescsp

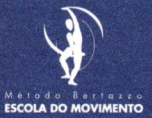

Escola do Movimento
R. Cotoxó, 1 – Pompeia
05021-000 – São Paulo SP Brasil
Tel. 55 11 3294 1755
escola@ivaldobertazzo.com.br
metodobertazzo.com

Sumário

APRESENTAÇÃO 11

PREFÁCIO 13

INTRODUÇÃO 17

CAPÍTULO 1
Geometria do corpo, gramática do gesto 26

- Forma e função: água e curso do rio 27
- Jardim dos estímulos, infância dos movimentos 28
- A função faz o órgão, ou o órgão gera a função? 30
- A geometria de um corpo que orienta a gramática de um gesto 32
- Um incessante desenvolvimento em rede 35
- Crescendo com a gravidade 37
- A criança de argila 41

CAPÍTULO 2
Navegar é preciso 46

- O alcance do horizonte 47
- Pilares laterais de sustentação 53
- A distribuição do tônus muscular 66
- De posse de um plano, estamos livres e seguros para navegar 69

CAPÍTULO 3
Em cada gesto, o infinito 74

> A esfericidade do corpo humano 76

> **ATIVIDADE I**
> A pele informa as direções musculares 82

> **ATIVIDADE II**
> Descobrindo as esfericidades do corpo 109

> **ATIVIDADE III**
> Todos os caminhos levam ao meu centro 120

> **ATIVIDADE IV**
> Conferindo ritmo ao corpo: a construção do tempo motor 140

CAPÍTULO 4
Poderes de coesão e flexibilidade 146

> A força, o freio e a resistência 149

> **ATIVIDADE I**
> Mãos e pés no arroz 152

> **ATIVIDADE II**
> Uma parede criadora de pilares: *bloco de pancadas* 164

> **ATIVIDADE III**
> *Batucada* no tambor 180

> **ATIVIDADE IV**
> João-bobo 198

> **ATIVIDADE V**
> O apoio dos pés e a descompressão do tronco 204

> **ATIVIDADE VI**
> Rolamento 216

> **ATIVIDADE VII**
> Caminhada 218

CAPÍTULO 5
Elevadas aspirações 222

> Armar a tenda, de posse das estruturas 225

> Aprendendo a respirar 227

> **ATIVIDADE I**
Massageando as costelas com bastão de madeira 232

> **ATIVIDADE II**
Estimulando a percepção das costelas 238

> **ATIVIDADE III**
Fortalecendo o pilar lateral do tronco pela expiração 240

> **ATIVIDADE IV**
Um sexto sentido da posição da cabeça 243

> **ATIVIDADE V**
Reposicionando o corpo em tração 253

> **ATIVIDADE VI**
Reagindo contra a ação da gravidade ao respirar 265

> **ATIVIDADE VII**
Refinando o controle respiratório 280

> **ATIVIDADE VIII**
Mantendo a largura do tronco e o comprimento da coluna ao respirar 284

> **ATIVIDADE IX**
Respirando sem dilatar o abdômen 286

> **ATIVIDADE X**
Vibrando o corpo sem se achatar 291

CAPÍTULO 6
Uma dinâmica verticalidade 296

> **ATIVIDADE I**
Explorando as dimensões faciais 302

> **ATIVIDADE II**
Aprendendo com o bastão 331

> **ATIVIDADE III**
Aprendendo com a bola 341

> **ATIVIDADE IV**
Aprendendo com a cama elástica 355

> **ATIVIDADE V**
Aprendendo com o trilho 367

> **ATIVIDADE VI**
Aprendendo com a bola de basquete 372

Bibliografia 378

Sobre os autores 382

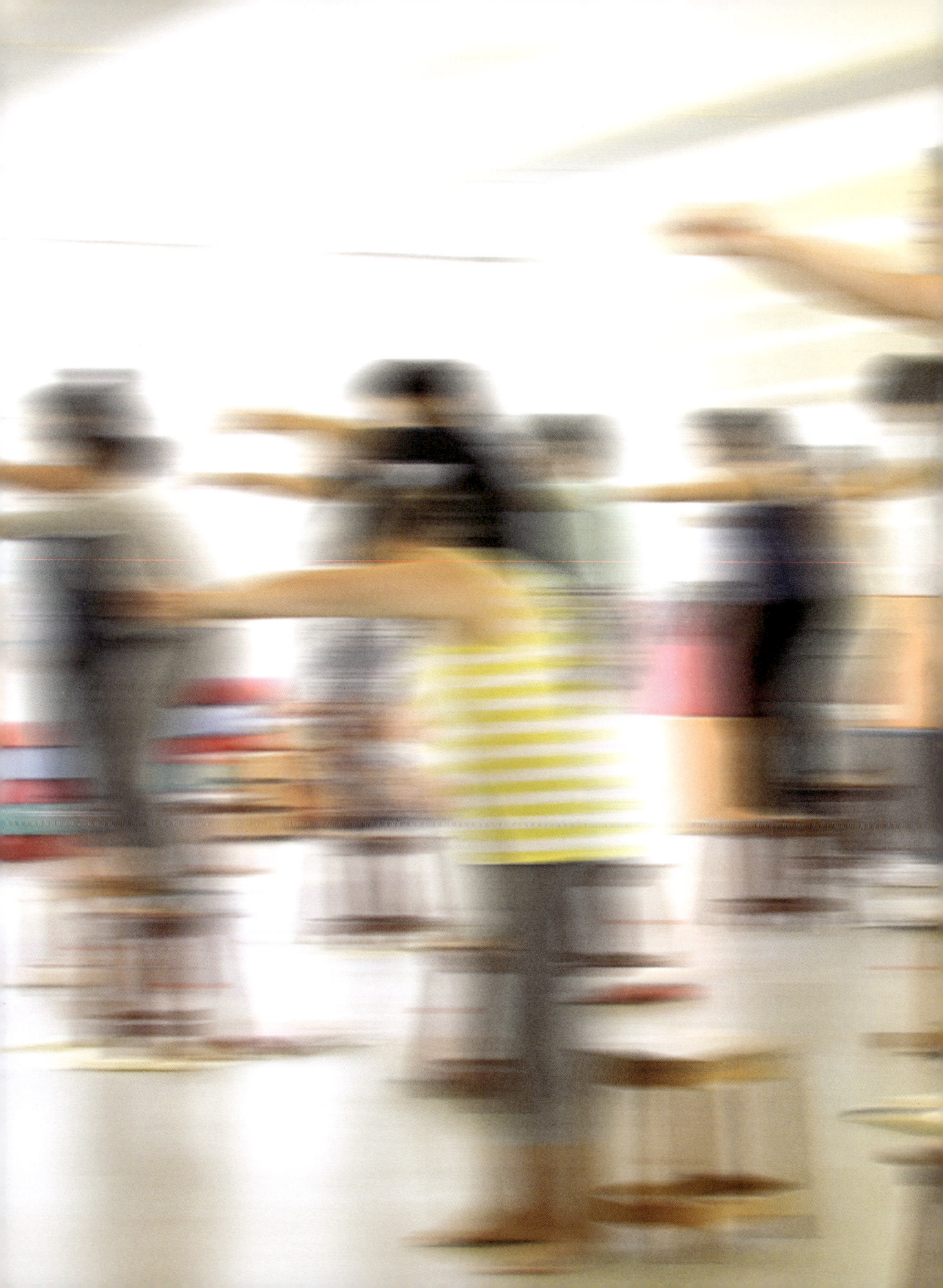

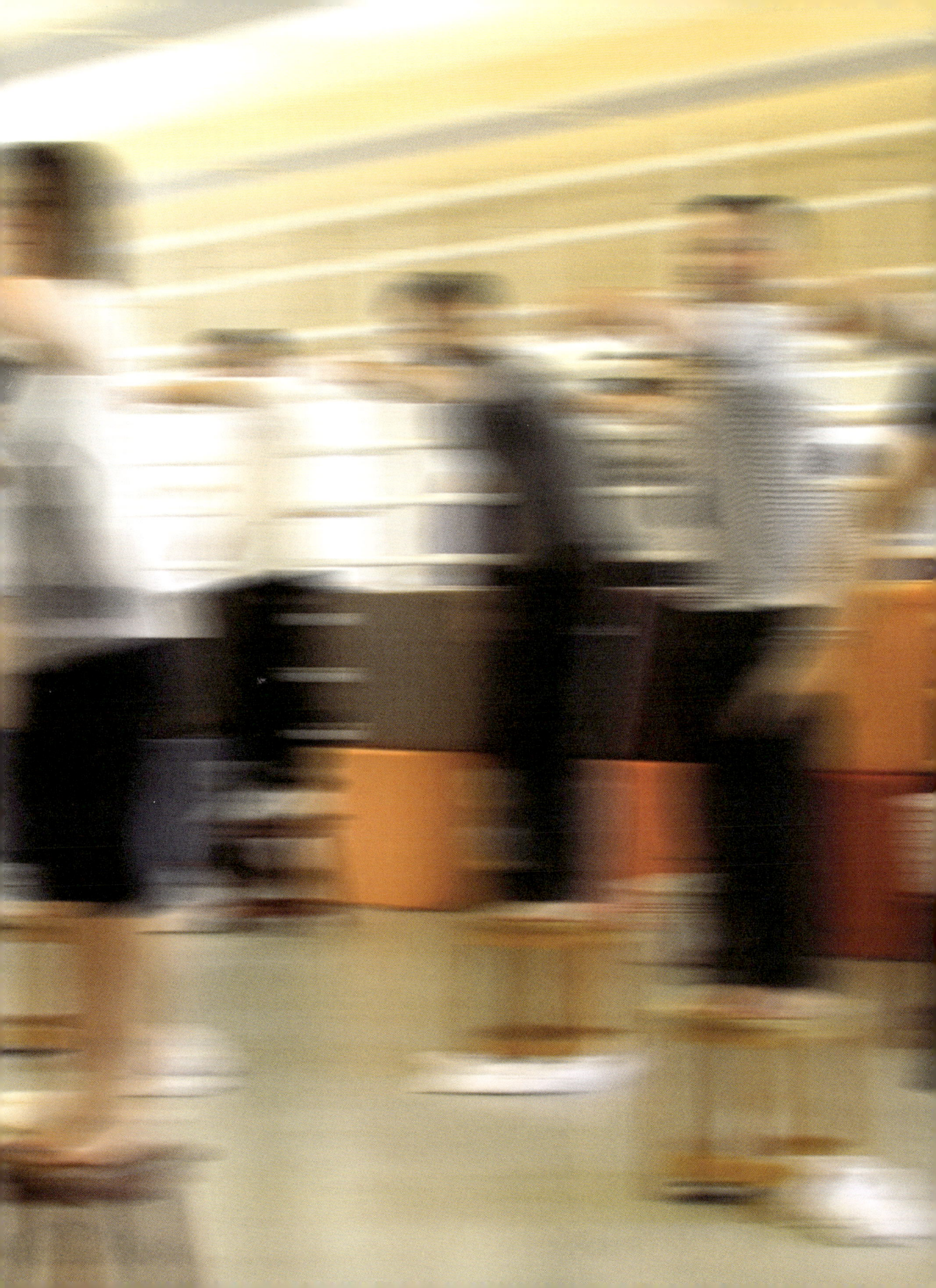

Apresentação

Cuidar do corpo é cuidar de si, uma atitude exigente para a qual nem todos se mostram disponíveis. A ausência dessa atitude pode conduzir ao sofrimento físico, sem deixar de refletir aflições outras que, abrigadas ou somatizadas em suas fronteiras, expõem o quanto conhecemos de nós mesmos.

Neste *Gesto orientado — Reeducação do movimento*, Ivaldo Bertazzo expande o debate sobre a autonomia do corpo, congregando reflexões e exercícios que incidem sobre a complexidade da máquina humana em suas formas, funções, sentidos, tonicidade, sustentação e respiração, que se coordenam para gerar o movimento, confundindo-se com a natureza do homem.

Entender de que maneira esse movimento se arquiteta é o objetivo deste livro, que considera a importância da afetividade, manifestada pelo contato primeiro entre mãe e filho, para fundamentar o processo de construção de uma individualidade dotada de autonomia. O toque seguro, amoroso, somado à confiança manifestada pelo adulto em relação à criança possibilita que ela se exprima conscientemente ao arriscar-se pelo mundo rumo à vida adulta. Assim, o movimento funde-se à natureza íntima do corpo.

O incentivo à prática de atividades físicas, em contraponto ao sedentarismo, é de extrema relevância para a saúde. No entanto, há que se evitar a transformação dessa necessidade em mero automatismo, ignorando a sofisticada rede orgânica, muscular e neurológica pela qual o corpo se constitui.

Bertazzo propõe que a consciência das possibilidades, limites e desafios a permear a relação entre o homem e seu corpo revele não um conflito, mas um precioso autorretrato. Daí, sua persistência nos processos de reeducação do movimento, apostando na capacidade do sujeito de atentar aos próprios sentidos, elementos vitais à percepção e criação de vínculos com o mundo.

Nessa perspectiva, a conquista da vitalidade e de benefícios estéticos é consequência de um conjunto de práticas que sedimenta o conhecimento do sujeito a respeito de si mesmo e não apenas um fim a ser perseguido.

A publicação de *Gesto orientado — Reeducação do movimento*, assim como a realização de projetos comunitários e espetáculos de dança são frutos da já longa parceria entre o Sesc e Ivaldo Bertazzo, comunhão de princípios em torno de uma visão que entende a integralidade entre mente e corpo do ser humano como fator determinante para a construção da sociedade.

Danilo Santos de Miranda
Diretor Regional do Sesc São Paulo

Prefácio

Somos corpo! Somos movimento! O corpo é estruturado para o movimento na perspectiva da adaptação, da interação e da transformação da vida conjugadas nas dimensões essenciais da existência, ou seja, o sentir, o pensar e o agir humano. Para criarmos condições para a qualidade de vida de homens e mulheres, e, sobremaneira, de crianças, adolescentes, adultos e idosos, os saberes relativos à corporeidade e à motricidade humana são indispensáveis. Esses saberes exigem elaboração criteriosa e criativa a partir de um espectro de conhecimentos subsidiados por uma compreensão pertinente sobre a estrutura, a especificidade e o funcionamento do corpo humano.

A convocação para o viver e o movimentar-se exigem estruturação consciente! E isso implica superar as concepções vigentes de trabalho corporal pautadas em modismos ou tendências efêmeras, tão recorrentes na cultura corporal contemporânea. Ainda que reconheçamos os avanços no campo das atividades físicas para a promoção do bem-estar e da saúde, a ênfase reducionista no desenvolvimento das capacidades motoras (força, resistência, flexibilidade, agilidade etc.), com vistas à construção do corpo perfeito, são ideais ou símbolos precários ou insuficientes para a promoção da condição da corporeidade autônoma. Viver implica trabalho e esforço, energia deliberada para os sentidos e significados humanos. Desde o nascimento somos lançados literalmente para baixo. Doravante, a tarefa primordial é nos lançarmos a partir do mundo e em conexão com ele, muito mais do que assumirmos a condição restrita de seres deslocados ou à deriva.

Dessa maneira, o imperativo na construção e viabilização de si envolve a atitude e a condição de erigir-se perante a gravidade da vida. Entenda-se gravidade como a força exercida sobre as nossas estruturas corporais, impondo um *enraizamento* com a realidade, bem como a viabilização de uma aventura existencial dotada de sentido, significado e realização por nossa conta e risco. Nesse instante assumimos a noção de que toda *gravidade* contém uma *gravidez*, que, não obstante, enseja a possibilidade de uma *luz* para o porvir e para o desenvolvimento humano. O peso da vida e de sua gravidade/gravidez é o desafio que nos impele para a elaboração de uma poiésis que merece ser vivida.

Portanto, viver é mover-se, o que, por sua vez, exige critérios consistentes para a constituição de nossa inteireza nos mais diferentes ciclos ou etapas da existência. Sob essa premissa, uma pedagogia do corpo na sua totalidade se impõe de forma a mobilizar o potencial da educação e da reeducação do movimento. Ivaldo Bertazzo, como protagonista crítico-criativo da corporeidade contemporânea, nos convida para uma reflexão e uma proposição instigante, em que é possível perceber uma interação consistente de conceitos e estratégias provenientes do campo da educação psicomotora, além de elementos colhidos de sua longa e profícua experiência pessoal, oriundos dos mais diversos sistemas e abordagens de inteligência corporal. Sendo assim, seja bem aventurada essa leitura e que venha a sapiência do corpo humano!

Walter Roberto Correia
Professor da Escola de Educação Física e
Esporte da Universidade de São Paulo – USP

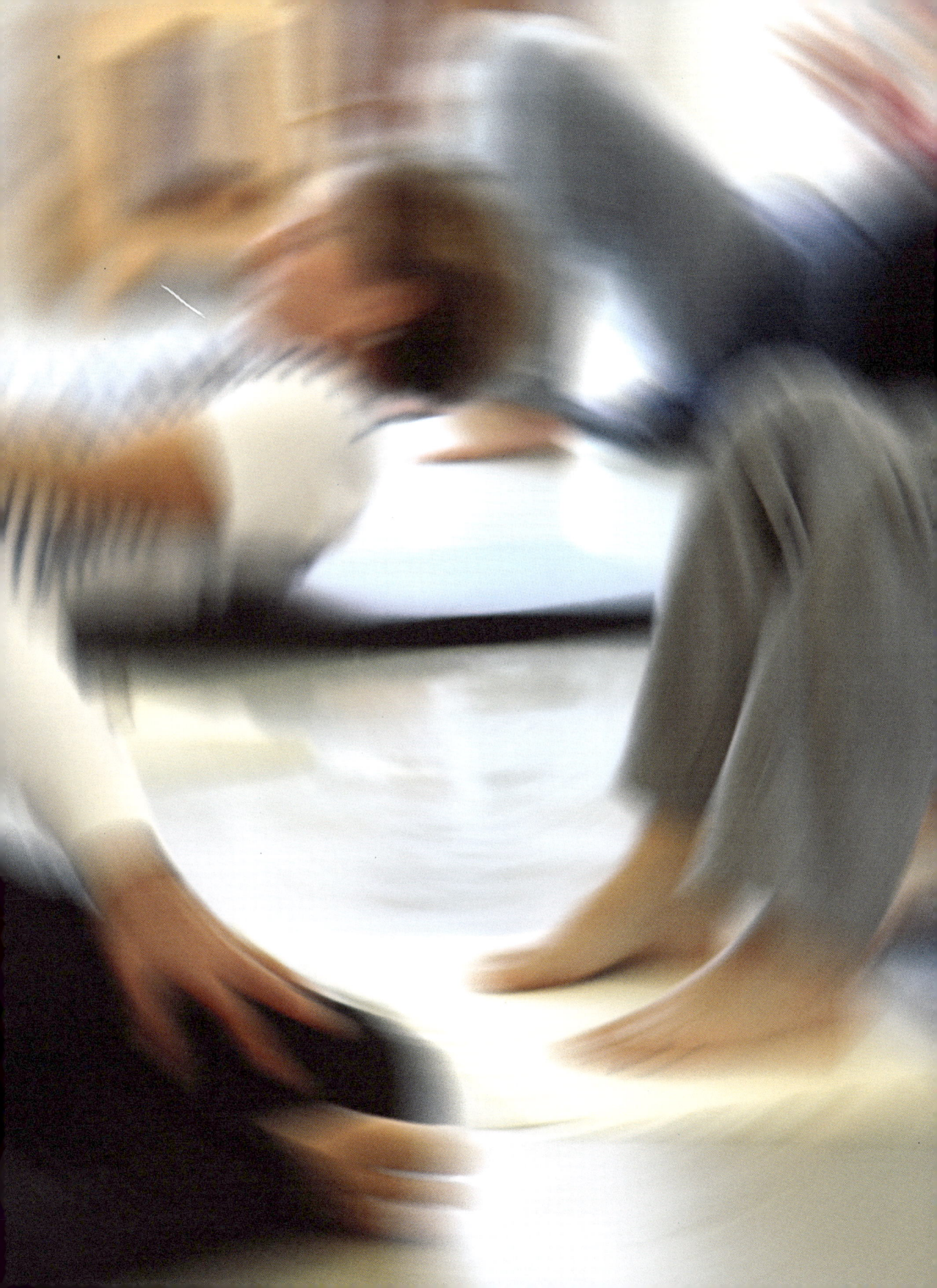

Meu ensinamento não se fixa dentro de uma finalidade externa, bem determinada. É o indivíduo mesmo, isto é, um ser que pode se edificar e desenvolver, que me aparece como objeto de meus esforços. Para um professor consciente de suas responsabilidades, o desenvolvimento dos sentidos, o crescimento das possibilidades intelectuais e das experiências espirituais, o controle e o completo desenvolvimento dos órgãos e das funções do corpo são métodos e meios de educação.

Johannes Itten

Introdução

Desde sempre as histórias nos ajudaram a entender. Quero iniciar este livro com as histórias que conheço, aquelas que vivi e a partir das quais desenvolvemos nossa técnica.

Eu tinha por volta de 32 anos na primeira vez em que fui ao monastério de Rumtek e rodava o mundo ainda incerto do que estava buscando. Havia atravessado as frias e densas montanhas da província de Sikkin, na Índia, e recém-chegara à capital do reino budista, muito próxima da fronteira com a China. A pequena cidade de Gangtok se esparramava ao longo do costado das montanhas até um denso vale, onde cruzava um riacho de águas cristalinas, cuja nascente se escondia em algum lugar remoto dos cumes brancos visíveis daquele pacífico refúgio. O monastério parecia uma pirâmide sobre a ponta natural da colina, em perfeita harmonia com a natureza exuberante que nos rodeava. Construída originalmente no século XVI e reerguida em 1966, a edificação impressionava com suas colunas vermelhas e vívidos ornamentos. Abrigo de diversas relíquias sagradas e destino de uma trilha ancestral que recorta as montanhas, o monastério era o lar dos integrantes da linhagem mais antiga da escola budista tibetana Kagyu.

INTRODUÇÃO   Gesto orientado

Mais difícil do que o árduo trabalho rural dos moradores do monastério era despertar todos os dias às quatro da manhã para entoar o sutra. O sol ainda não tinha despontado. Via-se apenas a silhueta dos homens de manto alaranjado se dirigindo à entrada principal do templo, escondidos pela bruma gélida. Velas ornavam o átrio sagrado e o que se seguia era um verdadeiro desafio para uma fisiologia ocidental como a minha. Durante horas os cânticos do sutra faziam estremecer os firmamentos do centro. O volume de trepidação que alcançavam era impressionante, e eu sentia toda a minha estrutura física vibrar junto com as paredes. Como o conseguiam esses homens? Quão distinta era aquela experiência da que estávamos cada vez mais habituados no Ocidente, da imagem dos meninos impacientes e desmotivados numa sala de aula, esparramados em carteiras escolares! Como o meu propósito durante as viagens era pesquisar a modelagem do corpo pelas escolas orientais, não deixei de reparar nos fortes traços da anatomia asiática, permeados pelos cânticos: orelhas grandes, narizes largos, lábios grossos, queixos volumosos, ombros consistentes, costelas que ocupam uma considerável dimensão no espaço e, principalmente, uma bacia suficientemente estruturada para receber uma sólida coluna vertebral. Seus pés eram largos e firmes, acostumados à caminhada; o diafragma, livre dentro das costelas. Produzida pelo possante aparelho fonador dos monges, reverberada pelas paredes do monastério, a vibração acústica batia contra o peito. Era um estrondo constante, um trovão que nos atingia por inteiro, estremecia nossos braços e produzia movimentos sísmicos internos que agitavam ossos e vísceras, acumulando energia em cada fio de cabelo, cada articulação, vértebra e músculo. O frio e a imobilidade da meditação eram penosos, contudo os cânticos do ritual nos impregnavam.

Ao final de cada sessão, pela manhã, descíamos para o pátio externo do monastério. Lá, alguns meninos entre seis e sete anos, com bastões em ambas as mãos, praticavam uma mistura de dança, jogo e combate: o Kalaripayattu, uma arte marcial indiana considerada precursora de outras práticas marciais. Ainda bastante pequenas, as crianças revelavam, nessa espécie de maculelê, uma agilidade psicomotora extrema, uma perícia única, um equilíbrio no espaço que causaria inveja aos ginastas infantis ocidentais. Como teriam construído tão precocemente tamanho domínio sobre os próprios corpos? Era uma prática cotidiana aquilo que eu via. Ao mesmo tempo, era um espetáculo digno de ser contemplado. Algo intrínseco e poderoso, manifestado por meio de jogos lúdicos num clima bastante agradável.

Naquele momento, uma epifania. Um *insight*. O cotidiano do futuro monge, suas práticas mais corriqueiras, o trabalho da colheita, o contato integrado com a natureza, além de uma arte paciente de treinamento físico eram o preparo necessário para enfrentar posteriormente as intermináveis horas de meditação. Os exercícios do bastão, tão corporalizantes, construíam uma estrutura e modelavam seus componentes de autossustentação. Para que os monges pudessem suportar a vibração e o sentido das palavras do sutra, havia sido necessária essa intensa oficina de coordenação motora com os bastões ao ar livre, essas folias múltiplas que pareciam charadas, esse despreocupado e atento parque de acertos e desacertos. Era uma dança primorosa, mas, acima de tudo, era farra, diversão e circulação de energia. Para a cultura tibetana, nenhuma existência poderia prescindir de um elo, integrado pelos movimentos, entre corpo e espírito.

Jamais me esquecerei da alegria daquelas sequências motoras extremamente estruturadas com os bastões, no alto das montanhas, diante de um imponente templo budista.

Em outra ocasião, havia solicitado aos mestres de uma escola de Kathak, em Nova Délhi, para assistir às aulas iniciais aplicadas às crianças. O Kathak é uma das oito modalidades de dança clássica indiana originária dos povos nômades do norte que absorveu ao longo dos séculos elementos das danças persas e da Ásia Central. A história do Kathak remonta à Antiguidade, quando consistia na performance de contadores de história profissionais, os kathakas, que recitavam ou cantavam epopeias e mitos com elementos de dança. Aliás, a expressão se origina do sânscrito e significa justamente isto: aquele que conta uma história. O que se costuma ver diante de uma dança de Kathak é uma síntese entre extroversão e cautela, movimento e imobilidade, fazendo desse gênero uma fusão de elementos corporais e subjetivos, do intelectual ao artístico, do alegórico ao abstrato, combinando a exuberância das vestimentas e do ornamento dos gestos à contenção dos signos que eles transmitem, ao olhar marcante que acompanha as mãos, as sinuosidades sugestivas e sedutoras.

Estava bastante familiarizado com os encontros, principalmente na esfera artística, entre Ocidente e Oriente. Há mais de cinquenta anos as

INTRODUÇÃO   Gesto orientado

técnicas de expressão corporal asiáticas influenciam as práticas de vanguarda europeias. Conhecia os trabalhos teatrais de Peter Brook, Eugenio Barba, Nicola Savarese e Ariane Mnouchkine, para os quais o teatro, muito mais do que uma produção, representa um ritual onde, seguindo o caminho inverso de Stanislavski, o gesto arquetípico é que faz reverberar o psiquismo. No caminho da psicomotricidade, eu também estava interessado no aprendizado pela forma, na antropologia anatômica e gestual, no misterioso ato de modelar a subjetividade corrigindo uma postura, um modo de sentar-se. A dança e o teatro asiáticos suscitam sentimentos viscerais pela vibração da forma, do desenho de uma expressão concreta.

Qual não foi minha decepção quando, iniciada a aula de Kathak que pedi para assistir, vi que enfrentaria longas duas horas de uma prática maçante. No momento em que o tocador de tabla deu início ao ritmo que pautaria a dança, logo constatei que o corpo das crianças parecia um elástico frouxo, desprovido de estrutura. Era um único e mesmo movimento, repetido continuamente, realizado com ausência de percepção, característico da criança quando não está interessada na ação. Não havia forma nos gestos! Parecia que tinham acabado de acordar, preguiçosas e bambas. Onde estava a belíssima gestualidade que presenciara em outras performances? Por que o professor não as corrigia, não lhes dava uma bronca, não mostrava o modo correto de proceder? Em vez disso, a aula prosseguia como se nada estivesse acontecendo. Ou melhor, como se algo estivesse acontecendo, porque me parecia que as crianças não estavam fazendo coisa alguma, que não escutavam o ritmo dos professores, com seus braços sem viço e olhos avoados. Pensei em me retirar, mas seria algo muito indelicado, depois de tanto insistir para presenciar aquela aula. Meu intuito era aprender com a pedagogia oriental como incutir o gesto no corpo infantil. Seria uma viagem perdida.

A cena permaneceu quase inalterada durante incontáveis trinta minutos, e eu já estava distraído com meus próprios pensamentos quando percebi que algo estava diferente. As percussões dos pequeninos pés morenos pareciam ter aderido à agilidade da tabla. Como em um passe de mágica, aos poucos as extremidades das mãos passaram a construir gestos elípticos. Se antes o olhar era difuso e as mãos estavam soltas, os braços mal apoiados sobre o tronco solto, os pés chatos e frágeis, as pernas sem consistência, de repente — e aquilo havia sido tudo, menos repentino — a repetição ocorria sem erro, a métrica conferia ao tempo uma definição à dança, uma estrutura. Os olhos estavam vivos, presentes, os bracinhos organizados, gestando continuidade às curvas desenhadas no ar. Para onde a mão ia, o olhar seguia. Para onde o olhar seguia, ali estava a presença do pensamento, cada vez mais rápido e gracioso. Lá, presente, podia-se reconhecer o aprendizado da inevitabilidade do tempo e do espaço onde nossos corpos estão inscritos.

Que forma era aquela de ensinar pela insistência e pela confiança em certas hierarquias corporais, pela ênfase em estímulos básicos de que nós, ocidentais, parecemos desprovidos? Onde foi que perdemos a paciência e a convicção no poder da transmissão de um ensinamento silencioso e invisível? Aquele que cultiva, afinal, não pode estar a todo instante desenterrando a semente para conferir se ali brota um caule. Era isso. Já não lidamos mais com o invisível dos processos, permeado pela prática, pelo exercício. Perdemos a fé em nossas próprias provocações. Queremos resultados imediatos, queremos que a realidade satisfaça nossa ânsia consumista de sucessos.

Durante os sete meses de ensaios que antecederam a realização do espetáculo *Samwaad — Rua do encontro*, realizado com 55 jovens de ONGs de São Paulo, decerto me acharam maluco quando pedia aos meninos que se deitassem no chão para sentirem a dimensão das costelas durante o treinamento da confecção da cobra em movimento. Mas os meninos, que no início riam da situação bastante incomum, logo passaram a experimentar a manifestação dos seus esqueletos sobre uma superfície horizontal, percebendo intimamente a transferência do ar inspirado nos pulmões para um ou outro hemisfério do corpo, a preservação da amplitude na expiração, o largo arco das costelas que envolvem o diafragma. Eram sensações profundas, uma propriocepção afinada o que eu exigia daquelas crianças. Mas eu tinha de confiar em meu poder de despertá-las no momento em que insistia que o corpo era um volume, ou quando, sob protestos, pedia que fizessem o mesmo gesto mais uma vez. Eram jovens da periferia, atribulados por distrações da ordem da sobrevivência, dos estímulos ao consumo, na maioria das vezes sem boas experiências na relação entre aluno e professor. Não tinham paciência porque não haviam sentido e canalizado os poderes da vitalidade da mais viva das idades. Não tinham paciência porque tampouco estavam acostumados a ser tratados nas redes da paciência. Paciência para incutir o ritmo e a graça, de modo em nada distinto ao das crianças indianas em Nova Délhi. Os

INTRODUÇÃO   Gesto orientado

jovens precisam de um tempo orgânico, um tempo de maturação do sistema nervoso, de refinamento do campo perceptivo, de abertura de novas portas da sensibilidade. Precisam de uma experiência real, física e concreta para amadurecer, que ofereça sustentação ao aprendizado formal e abstrato. Para que esse universo simbólico, visível, caótico e repleto de possibilidades possa se converter em realidade.

Quem nunca leu *A arte cavalheiresca do arqueiro zen*, do filósofo alemão Eugen Herrigel? Quando jovens, nos encantávamos com a proposta contida no livro, da arte milenar da concentração e da meditação, do enlace cósmico entre o alvo e o arqueiro. Hoje, contudo, estou bastante certo de que a nossa leitura era um tanto enviesada. Confundíamos a libertação dos costumes, o advento da Era de Aquário e um ensinamento oriental que julgávamos ter aprendido facilmente. Acreditávamos que o corpo deveria ser leve como uma pipa e impalpável como o vento. Deixávamos de lado o refinado conhecimento das particularidades de nossa ossatura, músculos e articulações e ficávamos apenas com a força de vontade e nossas boas intenções. O sacro — majestosa estrutura óssea da bacia — dava lugar aos pontos de energia. Esquecíamos da concretude do corpo, fazendo uma apropriação bastante equivocada e um tanto leviana do saber milenar oriental sobre o corpo e o gesto. Foi apenas algumas décadas depois, em Paris, durante a apresentação de verdadeiros arqueiros japoneses, que pude confirmar o que ensinaram o distanciamento que o tempo proporciona e as aquicições do conhecimento da psicomotricidade. Os arqueiros não eram leves como o vento, mas sólidos e imponentes como as naus de Ulisses. Firmavam os pés com tal graça e segurança no solo que nada parecia retirá-los de seus eixos. A imagem que transmitiam se assemelhava à ideia que temos dos antigos guerreiros samurais. O arco, pesado e de difícil manuseio, era um instrumento operado com maestria. As cordas, que exigiam uma força colossal para serem retesadas, demandavam uma prontidão absoluta, além do equilíbrio e da distribuição de forças por todo o corpo. A liberdade, afinal, era uma árdua conquista que passava pela materialidade do que somos.

Carregamos muitas vezes uma ideia distorcida do que é um corpo livre. O século XX, particularmente os anos 1960, nos brindou com muitas libertações de ordem social e espiritual. Somos devedores desse processo histórico, mas também herdeiros de seus equívocos, um dos quais é a impressão de que, para atingir a liberdade individual, devemos, na esfera corporal, soltar-nos ao máximo, relaxar e abandonar nosso peso à própria sorte; alongar incessantemente até termos um corpo elástico e dobradiço. Um corpo sem eixo, que rebola para todos os lados e requebra mesmo sem querer, mesmo sem dançar, é um corpo todo sinuoso e disforme, sem particularidades, sem que o esqueleto funcione como alavanca, regido pela identidade dos músculos.

Mas o corpo não é um fardo, um apêndice, um objeto a ser manipulado com descaso e às pressas em aulas de alongamento.

No afã de sermos livres, desejamos nos libertar do corpo. Dessa forma, anestesiamos o corpo, e, anestesiado o corpo, a mente pensa que é livre. No afã de sermos livres, desejamos libertar o corpo dele próprio. Assim, transformamos ligamentos em desligamentos, esgarçamos nossas articulações, deformamos o organismo pela falta de sentido e de eixo. Mais tarde o corpo cobrará o preço desse descaso.

O corpo é um continente. Para conhecê-lo é preciso aprender a vê-lo como tal: um continente a ser explorado, com sua história e suas dinâmicas internas, seus movimentos tectônicos, suas fronteiras e sua complexa organização, seu ecossistema e seu frágil e perseverante equilíbrio. Um continente que é água, ar, fogo e terra em comunhão, convidando-nos a uma intimidade mais concreta.

Ainda que seja feito de tantos elementos, um continente não deixa de ser continente. Ele contém e estrutura. Não é uma massa amorfa, uma argila a ser moldada de qualquer maneira, um punhado de ilhas que flutuam ao sabor caprichoso das ondas. Um continente possui unidade e coesão. Todas as suas partes estão conectadas em fina sintonia. Tudo o que acontece obedece a seu enquadre. Não fosse assim, não haveria cidades ou vias de conexão, não haveria rios ou pontes, um desenvolvimento e uma história.

Para que um corpo encontre liberdade, ele precisa ser continente. Para que seja livre, é preciso que assuma seus riscos. Para o bem ou para o mal, o corpo não é uma entidade abstrata, feita de luz e de amor, ou uma flor que desabrocha todos os dias, como acreditávamos nos anos 1960. Todo movimento é um risco para o corpo, e temos de considerá-lo, protegê-lo e contê-lo. Precisamos ajudá-lo nessa conquista da liberdade.

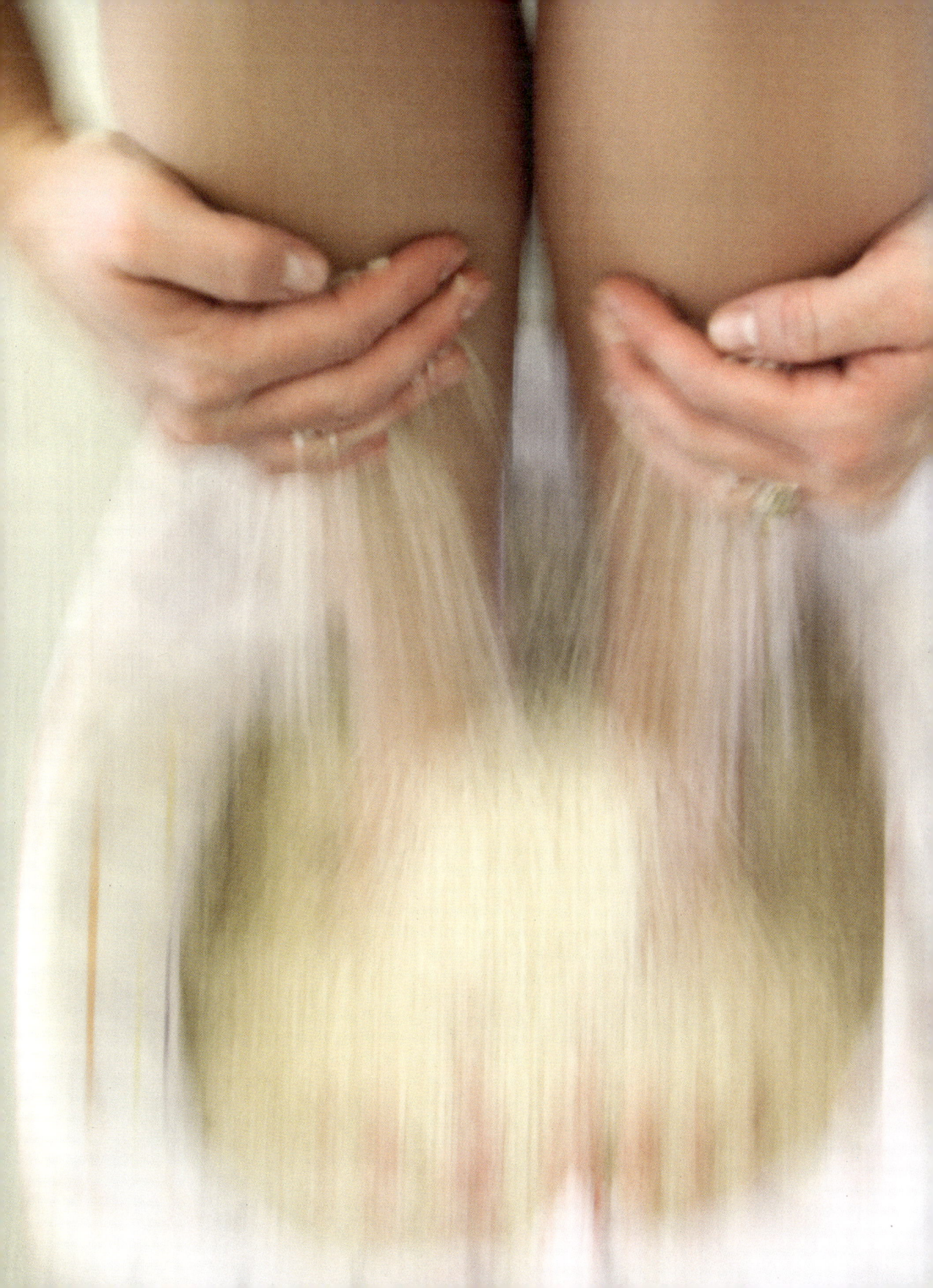

CAPÍTULO 1

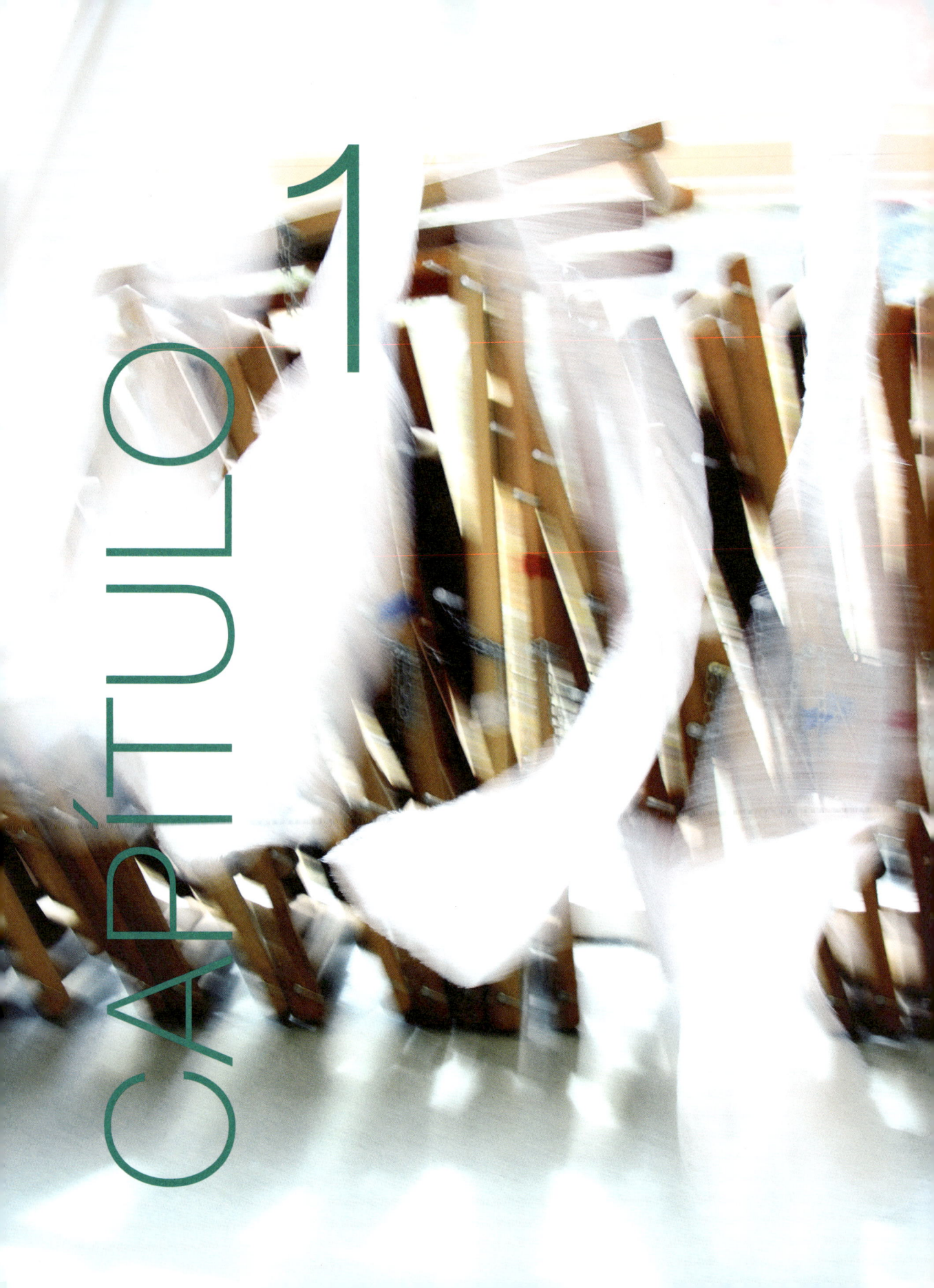

Geometria do corpo gramática do gesto

*A broca come a raiz, a galinha engole a broca,
o homem come a galinha, o animal fauve come o homem.
A terra, paciente espera.*

Amadou Hampâté Bâ

Forma e função: água e curso do rio

Em nosso *Gesto orientado*, desejamos contribuir para a extensa reflexão e diálogo já realizados acerca do *corpo* e do *movimento*, ocupando-nos da complexa e delicada relação entre eles, considerados aqui em suas dimensões estruturais. Acumulamos no último século um vasto conhecimento sobre o tema, fruto do esforço inestimável de apaixonados observadores que mergulharam no cerne desse vínculo. Existem duas vertentes para onde se dirigiram as pesquisas, que podem ser traduzidas aqui na forma de duas perguntas essenciais. Em primeiro lugar: como a nossa espécie evoluiu até chegar aonde está, atingindo sua presente anatomia e habilidades? Em segundo: de que maneira o movimento se constitui, desenvolve e padroniza ao longo da vida de um ser humano?

Este livro se ocupará da segunda vertente, considerando os múltiplos contingentes existentes entre os parceiros *corpo* e *movimento*, bem como de suas distintas dimensões: *estrutura e função*, *estática e dinâmica*, *forma e gesto*. A estrutura, a estática e a forma são dimensões do corpo, ao passo que a função, a dinâmica e o gesto correspondem ao movimento. As oposições dialéticas mencionadas são necessárias para que possamos melhor visualizar a sinergia de suas estruturas, entender seus modos de comunicação e de expressão. No plano terapêutico, esperamos expor os terrenos propícios para as manifestações do corpo e seus movimentos, além de proporcionar condições à maior liberdade de ser (forma) e de agir (função); refletir acerca das situações nocivas que convertem gestos funcionais em movimentos reativos e limitados que acabam minando sua plasticidade, subtraindo as diferentes possibilidades do desenho corporal; revelar em quais momentos os movimentos foram, são e serão submetidos a forças que bloqueiam sua autonomia. Entendemos que é em torno da noção de autonomia que reside o desafio.

Pode-se afirmar que a autonomia psicomotora reside nas oposições entre *forma* e *função* — apesar de sua codependência, uma jamais deverá sobrepujar a outra. Suas identidades apenas são independentes até certo ponto. O movimento é uma das manifestações do corpo. Batimentos cardíacos, contrações peristálticas, o trabalho de processamento do fígado — tudo é movimento programado em desenhos celulares muito específicos, no seio de um aparato estrutural muito elaborado. Forma e função se modelam como a água e o curso de um rio. A água esculpe o rio, o rio conforma a água. Aqui, portanto, quando falamos de um corpo, estamos nos referindo a sua forma, seu desenho, a uma estrutura de base que fornece caminhos de circulação. Do mesmo modo que o curso de um rio, forma e função interagem sem cessar. Quando descrevemos o movimento, nossa observação se volta para sua capacidade de interagir com o meio ambiente, estabelecendo elos entre a subjetividade — o eu — e o mundo que o cerca, e de alimentar o corpo de muitas maneiras nas diferentes fases da vida.

Jardim dos estímulos, infância dos movimentos

Como ponto de partida, é capital entender que ambas as estruturas são orientadas pelos órgãos dos sentidos, ferramentas do campo sensorial no qual desde o princípio o corpo se encontra mergulhado. Observar um bebê é sempre fascinante. Nele, reina a majestade intuitiva dos sentidos, o brincar de ser inacabado, no exercício de conhecimentos e poderes que os adultos pouco a pouco desaprendem. Com a vaga memória dessa perda, lançam-se a busca de um sonho remoto. Anuviado pelo encanto suscitado pelo universo infantil, o adulto projeta as lembranças que guarda e reinventa aquilo que, de tão longínquo, não consegue atingir a consciência. O campo sensorial se constitui na orquestração dos sentidos. Cada um, como um instrumento em afinação durante o ensaio de orquestra, inicia-se desajeitado, pouco definido e desarmônico. Por isso a lembrança de nossos primeiros contatos é tão obscura. O impacto causado pelos sentidos desenvolve de modo gradual os aprendizados para a sobrevivência, e cada percepção é uma deliciosa conquista para a manutenção da vida: a pressão das mãos contra a barra do berço para suspender a cabeça, definindo um campo horizontal para o olhar; o erguer-se da posição de cócoras, construindo a sensação de profundidade e desequilíbrio; o corpo girando inteiro no chão para alcançar um objeto, desenvolvendo assim a sensação das lateralidades; o engatinhar debaixo dos móveis como quem atravessa um longo túnel, inteirando-se do continente corporal, de suas distintas maneiras de dobrar; o arranque dos pés na balança ou na gangorra, abrindo um leque imenso de impulsos motores; a água escorrendo pelo corpo durante o banho, diferenciando pelas sensações táteis os vários segmentos corporais; a cabeça mergulhando na piscina, pontuando a pausa e a continência nos ritmos corporais; os sons possantes do tambor e da corneta que fazem vibrar o ouvido interno, regulando o equilíbrio; o cheiro de pão assando, conferindo senso de antecipação e previsibilidade; o sorvete derretendo entre os dedos, regulando os sistemas de homeostase.

A origem dos sentidos constitui a base de orientação para as ininterruptas conquistas psicomotoras, que são gradualmente refinadas para adaptar o corpo às diferentes etapas do desenvolvimento afetivo e intelectual do indivíduo. À medida que as estruturas são despertadas e experimentadas, que o corpo exerce suas ponderações e temperanças — definindo pesos, medidas, cores, texturas —, as impressões mnemônicas serão recordadas mais facilmente. Discriminados do entorno, é com mais facilidade que nos lembramos das aulas de natação e dos primeiros passeios de bicicleta pelo bairro. Em sua base, a consciência pode ser compreendida então como uma entidade multifuncional que reúne a percepção, a seleção e a integração dos sentidos, uma entidade que se amplia à medida que se diversificam os modos de acessá-los. Embora o feto e o recém-nascido não vejam, sintam ou escutem da mesma forma que os adultos, eles estão plenamente aptos ao registro das impressões capturadas pela função perceptiva. Integradas, tais impressões sensoriais irão desenvolver capacidades cognitivas mais elaboradas de nosso organismo. Podemos dizer que é o período de novas experimentações aquele no qual prepondera a regência das funções sobre a forma.

Nossa vida começa e termina em dois vales semelhantes. Há um vale obscuro onde brotam as sementes de nosso devir, um vale de reminiscências fugidias, em que as formas ainda são sombras que se preparam para ganhar a luminosidade da consciência, da juventude, de nossa contribuição neste mundo. Não à toa, o ocaso da vida é outro vale igualmente turvo, onde os dias voltam a se dissolver no esquecimento. Os mitos descrevem esse mistério, e os costumes populares existem também para resguardar essa aurora da humanidade que se reproduz em cada um de seus representantes. A primavera de nossos dias — a juventude — coincide com a conquista de uma integração entre forma e função. O inverno será anunciado pelo momento em que ambas as estruturas se desintegrarem. Aos poucos, o corpo para de se mover. E, sem movimento, deixará de ser um corpo.

Para os efeitos de nosso trabalho, tal imanência entre a constituição das estruturas corporal e funcional e os órgãos dos sentidos tem uma consequência muito simples: a reestruturação do movimento exigirá sempre uma reativação dos órgãos dos sentidos. Recuperar os padrões naturais dos movimentos exige um despertar desse gênero.

A função faz o órgão, ou o órgão gera a função?

O homem é a mais evoluída das criaturas do planeta? Tudo evidencia que sim. A espécie humana se destaca das outras porque em seu processo de adaptação evolutiva atingiu o plano da imaginação criadora, construindo inúmeras ferramentas para o seu desenvolvimento. Somos criaturas que estamos sempre nos antecipando. Avançamos transformando pernas em rodas, comida em combustível, braços em asas, olhos em lunetas e microscópios, transpondo nossos limites para vencer as leis que nos são impostas pela natureza.

Uma coisa é certa: na extenuante batalha de preservação e adaptação, forma e função trabalham incessantemente, dispondo-se uma a serviço da outra. Esse mutualismo é tão estreito que os evolucionistas nunca chegam a uma resposta quando se questionam sobre qual das estruturas liderou o desenvolvimento da espécie. Quando o homem se verticalizou graças a uma engenhosa evolução da ossatura dos quadris e da configuração muscular coxofemoral, endireitando assim a coluna vertebral transformando as mãos em ferramentas, criou-se a possibilidade de um amplo crescimento da massa encefálica. Mas certas modificações estruturais não acompanharam com o mesmo ritmo esse salto evolutivo. Será que, a partir desse ponto, certas modificações estruturais ainda estavam se modificando, e o cérebro não conseguiu controlá-las? A partir dessa etapa, tudo indica que as evoluções do sistema nervoso foram mais rápidas que as estruturais, que ainda estavam em vias de acabamento.

A formação estrutural do indivíduo obedece a uma constituição por ciclos. O primeiro ciclo se dá durante a gestação. A arquitetura geral de todos os órgãos se edifica até o segundo mês da gravidez. Até então, o embrião humano e o de seu parente próximo, o macaco, podem ser confundidos. A partir desse momento, o feto já está preparado para um novo ciclo de crescimento e divisão celular.

A principal característica dessa etapa de desenvolvimento é a manutenção e consolidação de cada uma das estruturas. A morfologia global dos hemisférios cerebrais estará concluída por volta do sétimo mês. Formado, o conjunto estrutural cumprirá a função de suporte das funções nervosas as mais sutis, desde os prolongamentos celulares observados em microscópios comuns aos segmentos visíveis apenas com ajuda de equipamentos de alta tecnologia. Construídos os suportes, estaremos aptos às suas especializações.

Ainda que já estejam constituídas, as estruturas celulares que formam os diferentes grupos de tecidos ainda não estão prontas para o desafio da vida e da autonomia. Será preciso que essa morfologia biológica tenha contato com exigências funcionais sob controle para que possa ganhar maturidade. A partir do sétimo mês, os órgãos dos sentidos passam pelas mesmas etapas de amadurecimento. Forma-se primeiro o sistema cutâneo, seguido pelo olfativo, o gustativo, o vestibular (equilíbrio), o auditivo e, enfim, o visual. Embora sejam órgãos inexperientes, já estarão plenamente aptos ao registro dos aprendizados posteriores. Desenvolvem-se precocemente em razão da importância que guardam na maturação do sistema nervoso central. Em nosso manual de exercícios, na sequência dos capítulos, procuramos reproduzir esses processos.

À parte o componente genético, as condições oferecidas pelo meio ambiente são fundamentais para um desenvolvimento psicomotor e cognitivo adequados. São numerosos os estudos consagrados aos prejuízos oriundos das carências de estímulo durante os primeiros anos de vida, resultantes de uma experiência de isolamento e desinvestimento afetivo. A criança precisa de interação, de uma oferta de desafios em situação de continência e proteção. É necessário que seus movimentos sejam conduzidos e modelados de forma a proporcionar-lhes consistência e estrutura. As mãos de quem cuida orientam o sentido dos movimentos, preparam e oferecem suporte à futura relação entre a forma e a função. Nesse propósito, mais tarde o professor de ginástica conduzirá os gestos dos seus alunos perseguindo a organização dos sentidos.

A geometria de um corpo que orienta a gramática de um gesto

Corpo e movimento, quando tudo vai bem, não se contradizem. Para os antigos gregos, uma obra de arte era bela se lograva imitar as curvas e ritmos da natureza. Nesse sentido, o gesto é belo e harmônico quando se alinha à natureza do corpo, compreendido em seu volume, dando tridimensionalidade ao movimento, desenhando suas elipses no espaço. O gesto confere corporeidade e cria amplidão ao corpo. Gesto e corpo são uma mesma entidade, na medida em que um se realiza no outro.

Entendemos por gesto um movimento orientado pelos princípios mecânicos do organismo, carregado de significados e de história, elaborado nos limites entre o voluntário e o involuntário, o impulso atual e os trilhamentos do passado. O corpo contém, decantado, um repertório de gestos, e esse repertório, sempre que possível, será recuperado a cada nova atitude presente, possibilitando uma remodelagem entre o gesto e o corpo. Cada gesto que fazemos traz o cerne de padrões motores desenvolvidos em harmonia com o corpo.

Estruturada, essa arquitetura permite que um comando cerebral provoque impulsos que culminam em um gesto preciso, veloz e orientado, realizando o objetivo específico da ação desejada. Sem isso, qualquer atividade física será um arriscado tatear no escuro. A boa fisiologia de uma arquitetura contém em si os caminhos para os impulsos cerebrais que intercomunicam o sistema nervoso central aos membros e periferias do corpo. Consolidado, esse livre fluxo será francamente aproveitado pelo cérebro, produzindo ações e reações rápidas.

A congruência de um encaixe articular oferece condições para que os músculos possam transmitir de ponta a ponta do organismo a força gerada por um movimento. Os ajustes dos encaixes articulares criarão subsídios para uma devida passagem de força de um músculo a outro com precisão e segurança, construindo inteligência motora à ação. Esses encaixes serão sempre o ponto de partida de cada exercício aqui proposto. Sendo distintos, os tempos de contração dos músculos flexores e extensores constroem gradativamente as noções espaciais e temporais. Não conceituaríamos hoje o tempo e o espaço se não nos tivéssemos submetido a um verdadeiro laboratório gestual, realizado em diferentes tempos rítmicos. Os gestos se tornam concretos em sua permanência entre tempo e espaço.

Quando realizamos alguma atividade física desejando modificar o corpo, é costume que o façamos coagidos por sentimentos imediatistas, preocupados com as dores e a aparência. Apreensivos, atentamos aos incômodos musculares e articulares, ou às partes do corpo que nos parecem esteticamente inadequadas, distanciando-nos do prazer e da segurança proporcionadas por ele. A reestruturação do movimento ultrapassa esses problemas, convergindo nossa atenção para o arcabouço orgânico e para nossas estruturas de base. Não importam os equívocos que tenhamos cometido em nossa história, o movimento sempre poderá ser remodelado e os riscos, minimizados. Estabelecendo novos sentidos de orientação às atividades corporais, estaremos aptos a proceder adequadamente na realização de quaisquer exercícios, sabendo distinguir o que faz bem daquilo que faz mal. Novos trilhamentos cognitivo-comportamentais estarão pautados sobretudo pelas conquistas realizadas, com as especificidades de nosso organismo, com a potência que conferem os nossos limites. É evidente que não estamos pensando em triplos mortais ou em esquiar Himalaia abaixo, mas em algo muito mais elementar e essencial, que pode ser traduzido por um porte majestoso, um caminhar equilibrado, o resgate de um eixo.

Aprenderemos que um gesto não poderá jamais deformar o desenho do corpo, de suas caixas de contenção. Assim, quando sobrevierem situações de crise, nas quais o corpo for obrigado a atravessar provações de qualquer sorte, gozaremos de uma psicomotricidade bem consolidada e de ágil recuperação. Se meu corpo respeitar sua geometria, se cada forma cumprir adequadamente sua função e o gesto estiver orientado, sofrerei menos com as interferências exercidas pelos choques físicos. Para tanto, precisamos refinar as habilidades latentes do artista plástico que cada um de nós carrega dentro de si, confrontando a instável imagem mental que temos de nosso próprio corpo com a nossa verdadeira forma. Em outras palavras, é preciso interromper o bate-boca com a ideia volátil de uma fantasia psíquica do corpo e construir urgentemente uma intimidade concreta e franca com nossa presença física. Ao alcançarmos essa intimidade, descobriremos que tudo é corpo: das edificações de Lina Bo Bardi à Sagrada Família de Gaudí. De uma teia de aranha à forma perfeita de uma gota-d'água.

Existem dois tipos de automatismo que precisaremos distinguir. O primeiro deles pode ser considerado o resultado de uma atenciosa elaboração e propicia velocidade e autonomia. O outro é consequência de impulsos estereotipados, sem medidas ou cálculos. O estado oposto ao automatismo — a consciência corporal, a atenção presente sobre o corpo — é etapa necessária para que possamos paramentá-lo, de modo a estar preparado para os inevitáveis choques e situações de instabilidade. Mesmo assim, não almejamos um estado de perene consciência, mas um automatismo elaborado e autônomo. Logicamente, de tempos em tempos precisaremos atentar para desvios, para os gestos parasitas que se instalam sub-repticiamente, provocados pela tentadora entrega à força da gravidade. Para evitar que gestos parasitas se instalem, não há outra alternativa senão preservar a autossoberania e a atenção aos riscos. Afinal, no momento em que desistimos de resistir à gravidade, iniciam-se os pinçamentos, as contraturas e toda sorte de patologias que nos arrastará para um envelhecimento precoce. A auto observação funciona como um técnico que dá toques ao atleta para regular suas perdas, ou como o treinador que corrige o salto do bailarino.

Esses ajustes, necessários à manutenção da postura conquistada, decorrem do fato de que a organização da motricidade possui uma estrutura muito tênue e delicada. Por variados motivos — mecânicos, neurológicos, metabólicos, psicológicos — tal organização se perde, e o corpo se deforma e passa a suscitar uma cadeia de compensações inadequadas. Constatamos de partida que o movimento nasce no espasmo, um choque automático do sistema nervoso que no decorrer do desenvolvimento da psicomotricidade culminará no gesto padronizado. Quando nos levantamos de uma cadeira, por exemplo, utilizamos frequentemente um conjunto mais ou menos invariável de músculos. Adquirimos um jeito de caminhar que nos é tão característico quanto inconsciente. Mas como isso se deu? Por quais desafios o nosso corpo passou desde o momento inefável da concepção? Quais foram os grandes momentos da história de nosso corpo que foram constituindo padrões de movimento, equilíbrios, noções de volume e de orientação no espaço?

Trata-se de uma conquista gradual e complexa. A história da conquista do corpo — bem como das perdas e da manutenção com a terceira idade — cessa apenas quando paramos de respirar. Se, durante os exercícios de reestruturação do movimento tivermos consciência das peripécias dessa luta para nos mantermos na vertical — luta que se torna mais evidente apenas com o surgimento das patologias e das dores —, recobraremos a coragem e a motivação para uma prontidão sem maneirismos. Nada pior do que sentir que se está obedecendo a um comando passivamente, sem entender por quê ou para quê. Ao contrário, o exercício está aí para que conquistemos ativamente a soberania da história de nosso corpo. A falta de consciência redundará em uma intenção dispersa, submissa, provocando por consequência um gesto arrastado e ausente. Para estar presente é preciso estar consciente e motivado. E apenas assim poderemos conquistar um movimento automático que seja produto de nossa habilidade e treinamento. Nesse caminho, nada como conhecer o nosso corpo. O corpo foi o primeiro objeto de exploração, o campo de nossa curiosidade primordial, posteriormente voltada para o mundo e cujo desdobramento resultou nas conquistas científicas e filosóficas da civilização.

Um incessante desenvolvimento em rede

Existe uma abordagem científica tradicional e positivista que descreve o aprendizado como um simples acúmulo de estímulos diversos. Sob essa perspectiva, nosso corpo não se distingue de uma máquina, de uma obra acabada e concluída. Um bebê acumularia estímulos e reagiria a eles de uma forma mecânica e previsível. Nosso organismo vivo corresponde ao *hardware* desse computador pensante, com sua tela plana que fornece informações, seu teclado que as recebe, sua estrutura física de placas e *chips* de silício. O aprendizado e a vivência, por sua vez, constituem o *software* desse computador. Quanto maior o número de habilidades, mais programas temos acumulados em nossa memória. Nessa abordagem, o *hardware* é apenas dispositivo de armazenamento e processamento. Informações, especialidades e perícias não se integram, mantendo o *hardware* inalterado.

CAPÍTULO 1   Geometria do corpo, gramática do gesto

Em contrapartida, defendemos uma abordagem integrada e contínua da relação entre corpo e aprendizado. Se fôssemos um computador, seríamos uma espécie muito particular na qual *hardware* e *software* se retroalimentam. Um bom programa — correspondendo aqui a uma eficiente aquisição de habilidades — interferiria na ergonomia do teclado e na melhoria da qualidade de resolução da tela do monitor. Quanto maior a quantidade de programas instalados, maior seria a memória de armazenamento e processamento do *hard disk* (HD), e não o contrário. Nessa engenhosa máquina humana, os programas estariam sempre integrados, ativos e renovados. Um processador de texto interferiria na plataforma de navegação da *web*, assim como a leitura e os exercícios interferem na qualidade de nossa percepção e movimento. E os programas estariam se reformulando continuamente, reconfigurando suas planilhas de programação mesmo enquanto a tela estivesse descansando.

Essa perspectiva muda completamente o modo com que se costuma abordar o corpo nos dias de hoje. Não é possível conceber o impacto no organismo de um estímulo isolado, simplesmente porque um estímulo nunca está isolado. Para ser percebido, ele se integra à memória de antemão, a uma cadeia de imediatas associações com outros estímulos, todos plenamente integrados. Nesse sentido, não se pode tomar cada porção do corpo como uma parte isolada do resto. Consideremos o crucial caso da aquisição da fala durante o desenvolvimento. Não será possível separar o órgão fonador da respiração, da deglutição, da sucção, da mastigação. Todos esses impulsos instintivos produzem uma vibração que irá influenciar o desenvolvimento do órgão fonador e manter o sistema nervoso em altíssima atividade.

A forma e a função funcionam em rede. Falamos tanto em rede atualmente, mas ainda não conseguimos adaptar esse conceito aos diferentes campos do conhecimento. Entendemos também que o aprendizado é um processo ininterrupto. Atletas e bailarinos sabem que não existe forma acabada; que, tal como veremos adiante, a oferta constante de estímulos organizados durante a infância e a adolescência deve continuar ao longo de toda a vida. Em nossos exercícios, almejamos retomar a noção de processo e refazer as etapas do desenvolvimento. O homem já é resultado de um laboratório evolutivo — sua perfeição está em seu inacabamento. Mas também já nasce equipado com todos os instintos necessários ao aprendizado. Embora dependente, ele vem à luz de posse da chave para a autonomia.

Crescendo com a gravidade

Imerso em uma simbiose com o espaço circundante, absorto em seu universo sensorial, o bebê é ainda inconsciente de seus contornos, de sua pele, de seus limites. Dissolvem-se o dentro e o fora, e a pele ainda não ganhou o estatuto de fronteira entre o eu e o outro. Lançando-se ao gatinhar, ele pressiona suas patas dianteiras contra o chão, ato que provocará uma elevação automática de sua cabeça no espaço, ascendendo a uma linha vertical. O esforço para erguer e sustentar o crânio despertará as funções mais apuradas do seu sistema vestibular. Responsável pela orientação e equilíbrio de todo o corpo no espaço, tal estrutura foi gerada ainda no ventre materno, aprimorada pelas vibrações das vozes, músicas e ritmos do mundo exterior.

O nascimento talvez seja um dos momentos mais cruciais na história do sujeito. Da flutuação aquática no líquido amniótico, de um estado líquido de onde chegam apenas murmúrios, de um isolamento e filtro ante estímulos ruidosos, a criança terá de enfrentar a travessia que a conduzirá à luz e ao mundo da gravidade. A invasão sensorial é violenta. Há dor e pânico no processo. Inoculada à pulsão de viver está a imanência da morte. Por essa razão a relação da mãe com o seu filho será sempre carregada por essa aproximação entre vida e morte, marca inevitável de todos os ritos de passagem nos quais um sacrifício se impõe como condição para a conquista da mobilidade.

Nos partos normais e na maioria dos partos induzidos, ocorre uma sinergia entre mãe e bebê. Ambos estão completamente envolvidos na primeira etapa de um trabalho de ruptura, no árduo esforço corporal em meio a um estado de absoluto pavor, em um lapso no qual espaço e tempo deixam de existir. A isometria, que é uma força de expansão do corpo praticada reiteradamente em nossa técnica de reestruturação dos gestos, encontrará no nascimento o seu ponto mais alto, criando forças para lutar contra o peso do corpo e resistir posteriormente à pressão exercida pela gravidade.

A preensão do bebê é automática. É graças a ela que o sistema nervoso central termina pouco a pouco de se formar. O bebê aperta o nosso dedo com força em um movimento quase espasmódico. A autonomia do gesto nasce no instante em que ele aprende a soltar esse dedo, a conter a força de um avanço ou a ponderar a intensidade de um passo, despren-

CAPÍTULO 1   Geometria do corpo, gramática do gesto

dendo-se assim de reflexos primitivos. Esse exemplo é paradigmático de uma sucessão de autonomias que se constituirão ao longo de nosso aprendizado psicomotor.

Nos meses seguintes, os toques, as massagens, as contenções, o sentido da mão sobre a pele, que a mãe aplica no bebê, serão fundamentais para que este comece a reconhecer as partes de seu corpo e diferenciá-las do entorno. Sua demanda é de constante interatividade, tudo se processa entre a interferência e a estimulação. Essa interatividade se dá graças à oferta de contrastes visuais, sonoros e táteis. O bebê não reage ao que permanece igual, mas à mudança. As pressões, o contato e o toque são as marcas da separação e do limite, uma informação de origem externa ao corpo que concede atalhos para uma melhor adaptação ao novo ambiente e às novas situações. Se o bebê enxerga com a boca, é com a pele que ele escuta.

A onipresença da gravidade, imprimindo impulsos de sobrevivência, será capital para a formação da integridade de um eu. Na primeira infância o bebê ainda não está de posse de preferências musculares desenvolvidas nem desenvolveu sua capacidade seletiva. Ele ainda não é capaz de classificar a gama de gestos que irrompem do seu corpo e que se transformarão em futuras ferramentas para sua autonomia. Se é certo que também não possui um corpo viciado por gestos parasitas, tampouco conquistou um corpo orientado por pequenas unidades já constituídas. Como lhe falta a introjeção de padrões, suas possibilidades são infinitas e ele se perde na miríade de caminhos que tem diante de si. Sua fonte de aprendizado está pautada principalmente pelo corpo dos outros, por meio da repetição e da imitação lúdica daqueles com os quais convive. Absorto, ele agarra os objetos com as mãos e os pés, trazendo-os para seu campo de visão, equilibrando-se com as costas apoiadas no chão. O bebê faz de seu próprio corpo um parque de explorações, desenvolvendo, sem o saber, um sem-número de seleções, refinamentos e diferenciações.

Por volta dos 16 meses de vida o bebê consolidará o caminhar. A aprendizagem nesse momento se dará pelo equilíbrio e desequilíbrio bem entendidos e já apropriado de sensações de volume conquistados no rastejar e engatinhar. É o tempo de brincar de barraquinha com lençóis e cadeiras, de passar por baixo da mesa, de entrar pelos canos de concreto do parquinho, de imitar um tatu-bola e rolar pelo chão. Se antes disso ele ainda não era capaz de integrar continuidades e possuía uma percepção ao mesmo tempo fusional e fragmentária das coisas, é a partir dessa idade, impregnada de jogo, fantasia e brincadeiras, que ele introjetará as noções de pequeno e grande, constituindo formas e integrando objetos no espaço e no tempo. Tais dimensões, enfim, começarão a construir continuidades.

Por volta dos cinco anos de idade esses desenvolvimentos irão culminar na exploração mais refinada de sua sensibilidade tátil, regulando a pressão e o impulso sobre os objetos, onde residirão seus novos conflitos. Perspectiva e profundidade serão fundamentais à etapa posterior, de imersão no universo cognitivo, que permitirá a introjeção das ausências, exigidas pelo pensamento abstrato de síntese e análise. A criança então percebe que, uma vez integradas e formadas, as coisas são feitas de outras coisas; que uma cor pode se misturar a outra, constituindo uma terceira tonalidade; que um desenho exige muitas etapas de execução. Tudo tem seus ingredientes. Para dominá-los será necessário aprender a dosar. É esse o universo que se deixa conhecer na música, no ritmo, na matemática, no desenho e nas histórias fundamentais para esta etapa da vida.

Ainda lhe falta a precisão de movimentos, o cálculo e a dosagem de força. Se pedirmos que a criança de seis ou sete anos equilibre-se em um único pé e apanhe um objeto dentro de um saco plástico no chão, veremos que ela ainda carece de precisão e cuidado no gesto. Ao tentar apagar algo no caderno com a borracha, ela rasgará a folha com facilidade. É uma fase desafiadora e muitas vezes traumática para a criança. Daí se iniciam algumas exigências culturais de base e que requerem grande aptidão para o pensamento abstrato: falar em público; executar uma tarefa que será avaliada; iniciar-se nos estudos da matemática e da gramática. Exigências estas que não são acompanhadas, muitas vezes, de um treinamento adequado, como diferenciar o trabalho corporal dos cinco a oito anos de idade de outras etapas da vida?.

Imagine a dificuldade para segurar um lápis por muito tempo e começar a esboçar as primeiras letras. Até então, estamos acostumados a gestos soltos e interrompidos; as mãos não possuem estrutura. A operação é tão difícil quanto para um escultor que precisa manusear o cinzel. Sobre essa tarefa, paira a pressão de corresponder a expectativas, de acompanhar o ritmo de toda uma turma, de agradar a professora é nesse conflito que surgem as primeiras reatividades psicomotoras. Em sua mente, um universo de possibilidades, de riso e de curiosidade ainda estão desenhando o planeta e os afetos, e o jogo é a síntese de seu campo motivacional. O lápis e a palavra sobre o caderno, imposição necessária para a inserção no

CAPÍTULO 1   Geometria do corpo, gramática do gesto

mundo imaginário e na cultura, apresentam-se como uma provação para a paciência, a obstinação e a autoestima. Não é de estranhar que muitas crianças, privadas da estrutura corporal necessária ao refinamento e especialização de funções, atravessando aos trancos e barrancos essa fase, apresentem ansiedade e dispersão desse momento em diante.

O lápis é um dos primeiros instrumentos de nossa espécie. Todo e qualquer instrumento é a continuidade das possibilidades humanas e contribuíram para a formação do mundo moderno. Além de nós, apenas os símios conseguem utilizá-lo e, ainda assim, apenas em operações simples. Podem ser traduzidos cognitivamente pela apropriação dos meios para a obtenção dos fins, a consciência de etapas intermediárias entre um desejo e sua realização. Um instrumento ajuda a constituir a coordenação motora, fornece um contrapeso referencial e um guia concreto ao nosso gesto desde as primeiras fases da vida. A reestruturação do movimento, não importa a idade, trabalhará com a bola, o elástico, o bastão e a transição entre os gestos ampliados e minuciosos. É fundamental que a criança, antes de começar a copiar textos ditados no caderno ou no *tablet*, passe por uma fase em que possa desenhar as letras na areia com os braços, acompanhados por movimentos globais de todo o seu corpo. A escrita, afinal, deriva da circularidade dos movimentos articulares humanos, do ritmo, da dança e do desenho. Brincando com ela dessa maneira, ensinando-a a concentrar-se com a atenção no olhar, contribuímos para que ela adquira, aos poucos, uma consciência mais bem desenvolvida de orientação espacial. Será esse o alicerce do ato esmerado, minucioso, detalhado, que transforma qualquer atividade em uma arte elevada. Para montar um *chip* eletrônico ou extrair notas apaixonadas das cordas de um violino, para inscrever nossa marca expressiva ao longo de nossa biografia, a conquista dessa etapa é fundamental.

E então vem a adolescência. É fácil reconhecê-la em nós ou em nossos filhos. Idealmente, o jovem precisará aprimorar um campo psicoafetivo de modo a prepará-lo para a elaboração de sua identidade sexual, da sensibilidade e da sensualidade. Nessa fase, ele é destituído de modelos sensoriais para reconhecer o mundo. Sua voz está se modificando e ele sente uma necessidade enorme de ser escutado, ainda que em seus silêncios, suas formulações mal-acabadas e sua conduta arredia. Atividades expressivas, tais como o teatro, o canto e a dança, são muito importantes, pois suas inabilidades sufocam seu desenvolvimento psíquico. Possui um corpo adulto sem o porte de um corpo adulto. Compenetrado diante de uma tela de computador ou de um aparelho celular, ele adquire a capacidade de alcançar o mundo todo sem ainda conquistar uma experiência corporal expressiva. Largado na carteira ou no sofá, desatento ao presente, ao entorno, refugia-se na premência do seu universo sensorial. A ansiedade e a irritabilidade, características dessa fase, e que produzirão um estado de arritmia taquicárdica tão próprio de nossos dias, imploram por um contorno. A liberdade se transformará em potência quando forem ofertadas condições e enquadração, contenção e continência. O segredo sobre o qual repousa o desenvolvimento psicomotor está em valer-se da miríade de recursos disponíveis no caminho da construção de um gesto orientado. Um adolescente que encontra esses recursos, que vivencia esses processos, é mais sereno e satisfeito consigo próprio. E assim, por meio de um enquadramento e da consciência de suas formas, ele é mais livre, capaz de interferir no mundo e constituir-se um adulto apto a encontrar satisfações sadias.

A criança de argila

Aprendemos muito com a sabedoria de outras culturas. No contexto do que viemos discutindo, é fascinante conhecer os relatos da cultura ouolof, povo originário do Senegal, no oeste africano. Há um ditado ouolof que diz: "A criança é de argila, sempre toma a forma que lhe foi dada". E eles parecem levar a rigor esse conhecimento, como poderemos concluir pelos cuidados aplicados durante os rituais de crescimento e maturação.

Os ouolof são plenos conhecedores da relação entre criança e mãe, sobretudo no que se refere à convivência e à ruptura. Como consequência prática desse saber, realizam um ritual de enunciação: as primeiras palavras dirigidas à criança devem estar carregadas de força. Seu poder e vibração atingem o corpo inteiro do recém-nascido e influenciam o seu destino. Nelas estarão contidas todas as emoções vividas ou sonhadas pela comunidade à qual ele pertence. O rito visa estabelecer um lugar de pertencimento, um espaço de circulação ao infante; os membros de sua família vivem um momento de festa, dirigindo-lhe perguntas que ajudam a introduzi-lo no mundo social, tecendo assim os elos entre o passado e o futuro, o desconhecido e o conhecido, o projeto e a realidade. Cada um desses discursos íntimos dos familiares animará um pacto entre o recém-chegado e a afetuosa comitiva que o acolhe, promovendo rituais de proteção, nomeação e apresentação do mundo para a nova criatura, da nova criatura para o mundo.

Nessa cultura senegalesca, o jogo de diferentes apresentações dirigidas à criança inaugura um protocolo que leva cada participante a anunciar sua própria identidade. Além de prepará-la, tais atos carregam o intuito de circunscrever um refúgio e uma privacidade para a mãe e o bebê, além de conferir autoridade ao recém-nascido. De acordo com as tradições, a vida daquele que chega estabelece uma aliança entre os vivos e os ancestrais, dos quais o bebê é simbolicamente herdeiro. Chamar a criança pelo seu verdadeiro nome significa anunciar o seu destino. Nesse ponto a festa se instala e o pai dá início ao questionamento vital: "Quem é você? O que deseja?". A avó verbaliza possíveis habilidades eróticas. Todos lhe prometem virilidade, riqueza e fecundidade. Os outros membros da comunidade caçoam, fazem brincadeiras, propõem desafios. O corpo da mãe será lavado e massageado, dando contenção à sua ausência de limites após o parto. Da mesma maneira, durante algumas semanas o corpo da criança recebe um investimento de estímulos psicossomáticos, realizado pela avó: óleos, massagens, alongamentos, toques.

No seio das tradições que levam em conta os diferentes ciclos da vida, o tocar tem um papel essencial. Comparados a esses povos, nós, ocidentais modernos, que tanto nos gabamos de ser livres e desimpedidos, terminamos por investir os toques de afetado histrionismo. O contato físico, para nós, é um verdadeiro tabu. Somos paralisados por um ridículo embaraço, por um constrangimento sem sentido. A mãe ouolof, contudo, manifesta continuamente sua presença na pele e nas dobras da epiderme do bebê, imprimindo trações e fricções, moldando-o, devolvendo ao menino o seu próprio corpo. Tapas rítmicos, pulsações vibratórias, balanceios, esse banquete de influxos e de movimentos no espaço darão um sentido ao corpo do bebê e recriarão a sua pele. Continente, a pele realiza assim a sua devida função de fronteira do eu com o mundo exterior. Garante integridade ao corpo, regulando todas as suas trocas, unindo as partes em um todo, conferindo um sentimento de unidade, de abrigo ao ser, tão importante para manter sob controle nossas excitações e as do mundo.

Em nossa cultura moderna, de modo muito prematuro o enlace materno é substituído pelo das roupas, do berço, do quarto e dos objetos que cercam o bebê. Os cheiros, as cores, a temperatura, os ruídos, a umidade do ar e basicamente todos os estímulos serão regulados pelo imenso aparato normalizador hoje existente para garantir uma suposta segurança e conforto, além de promover uma economia de tempo e energia para a mãe. Tudo isso pode ser devidamente recebido pelo bebê, contanto que este não seja privado demasiado cedo das trocas com a mãe, que não podem reduzir-se à amamentação e à troca de fraldas, devendo ser ampliadas em qualidades de jogo, estímulos e continência. Para um bom e fértil desenvolvimento, há necessidade de que as trocas sejam vivas e ao vivo, animadas por afetos genuínos. Despi-lo, vesti-lo, banhá-lo, esfregar a toalha em sua pele, balançá-lo, contê-lo. E, enfim, alimentá-lo — momento privilegiado no qual se travam as primeiras forças instintivas de fome e saciedade, sucção e dependência, prazer e agressividade.

Recorrendo à sabedoria ouolof, podemos aprender com o provérbio que costumam entoar: "Invocar a Deus não nos exime de cultivar o campo". Somos peritos em anunciar os males de nossa cultura, em identificar seus sintomas, mas pouco dispostos a buscar soluções para aquilo que o juízo crítico enxerga como faltante. Sim, somos órfãos de estrutura. Dado isso, é necessário resgatar o que nos rituais tribais pode ser identificado como uma constante oferta de estímulos claros, simples e organizados, de contatos com a pele, de sentidos, de cargas vibratórias, enriquecedores dos processos neurológicos e alimentos ao equilíbrio orgânico e psíquico. Em suma, cumpre gerar um contínuo de autoprovocações organizadas, de riscos controlados ao longo de toda a vida, da existência intrauterina aos nossos últimos dias. Cumpre deixar de lado o excesso de pudor ante o toque, inseri-lo em uma prática corriqueira e divertida. Produzir vibrações e ritmos, abandonar a vergonha e o constrangimento e propor ao corpo uma bela organização interna. Aos poucos, integraremos ao corpo e à consciência os conhecimentos apresentados nesta obra de noções de processo, aprendizado em rede, oferta organizada de estímulo, sentidos táteis, o olhar organizado no horizonte, vibrações, navegação pelos planos frontais, investimento nos encaixes e fortalecimento dos pilares laterais. Concluiremos, assim, que uma atividade física não é uma repetição mecânica, enfadonha e empobrecedora de comandos, mas uma proposta integral de consciência e refinamento, a ser realizada ao longo de toda a vida.

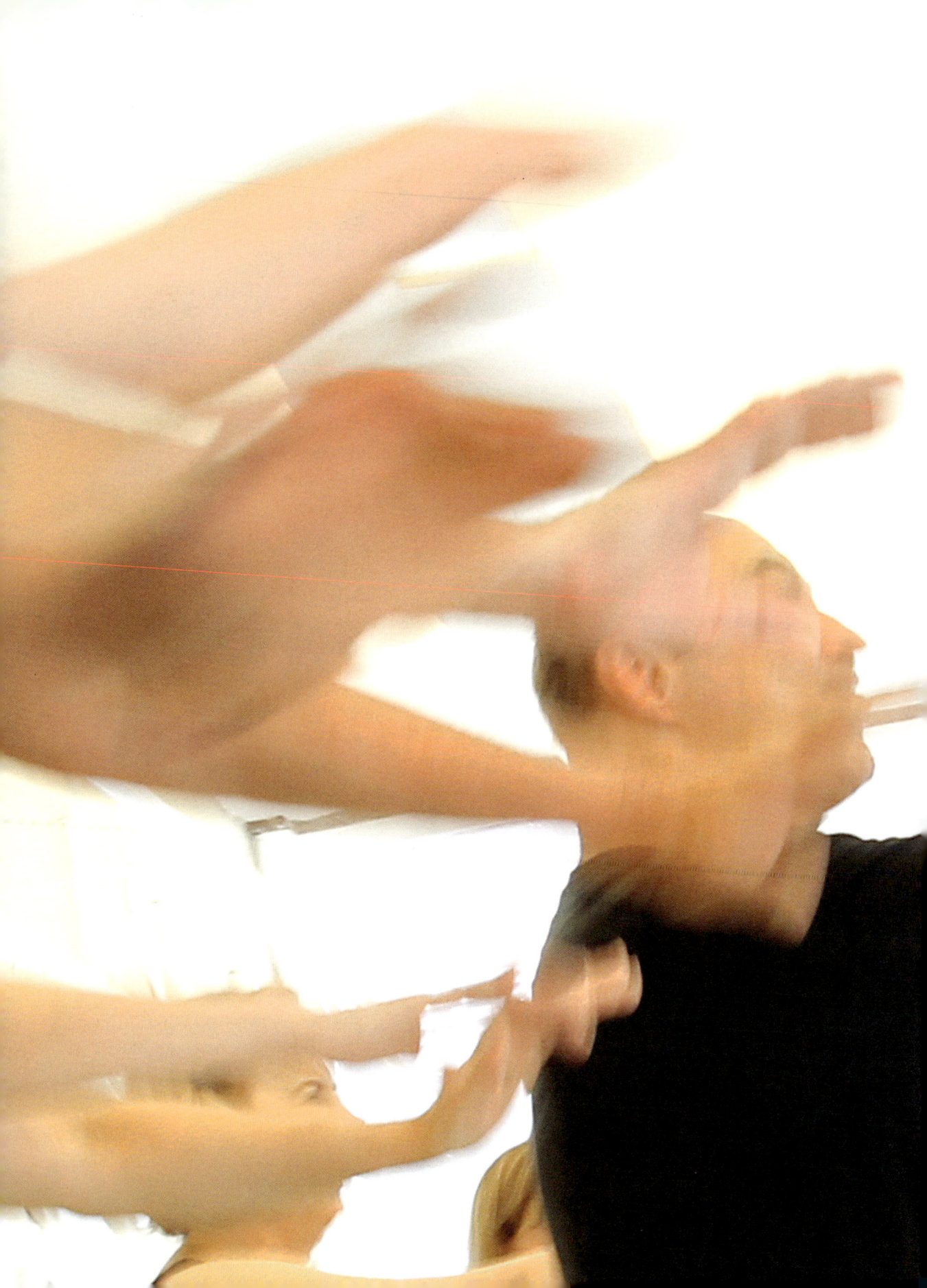

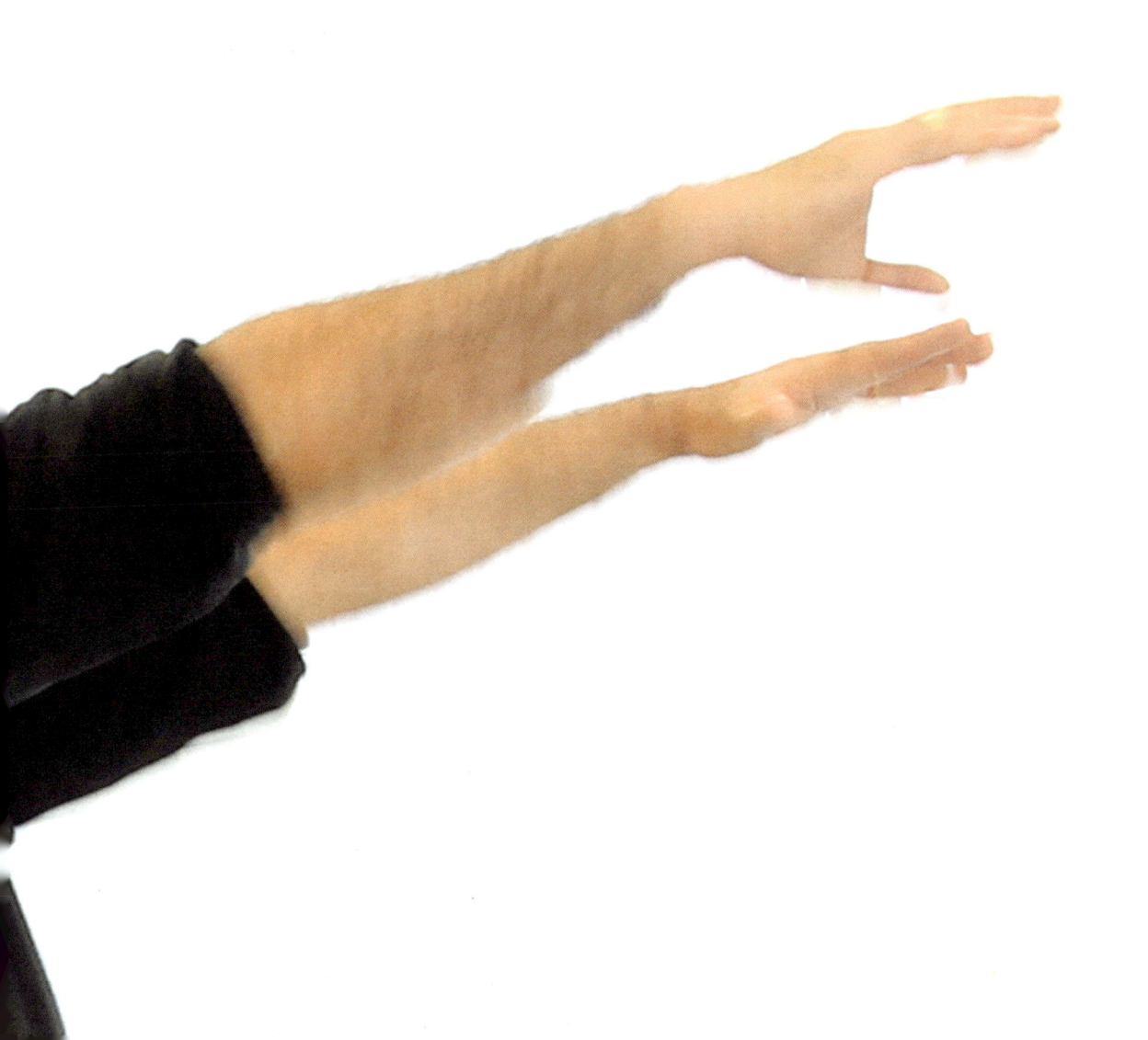

CAPÍTULO 2

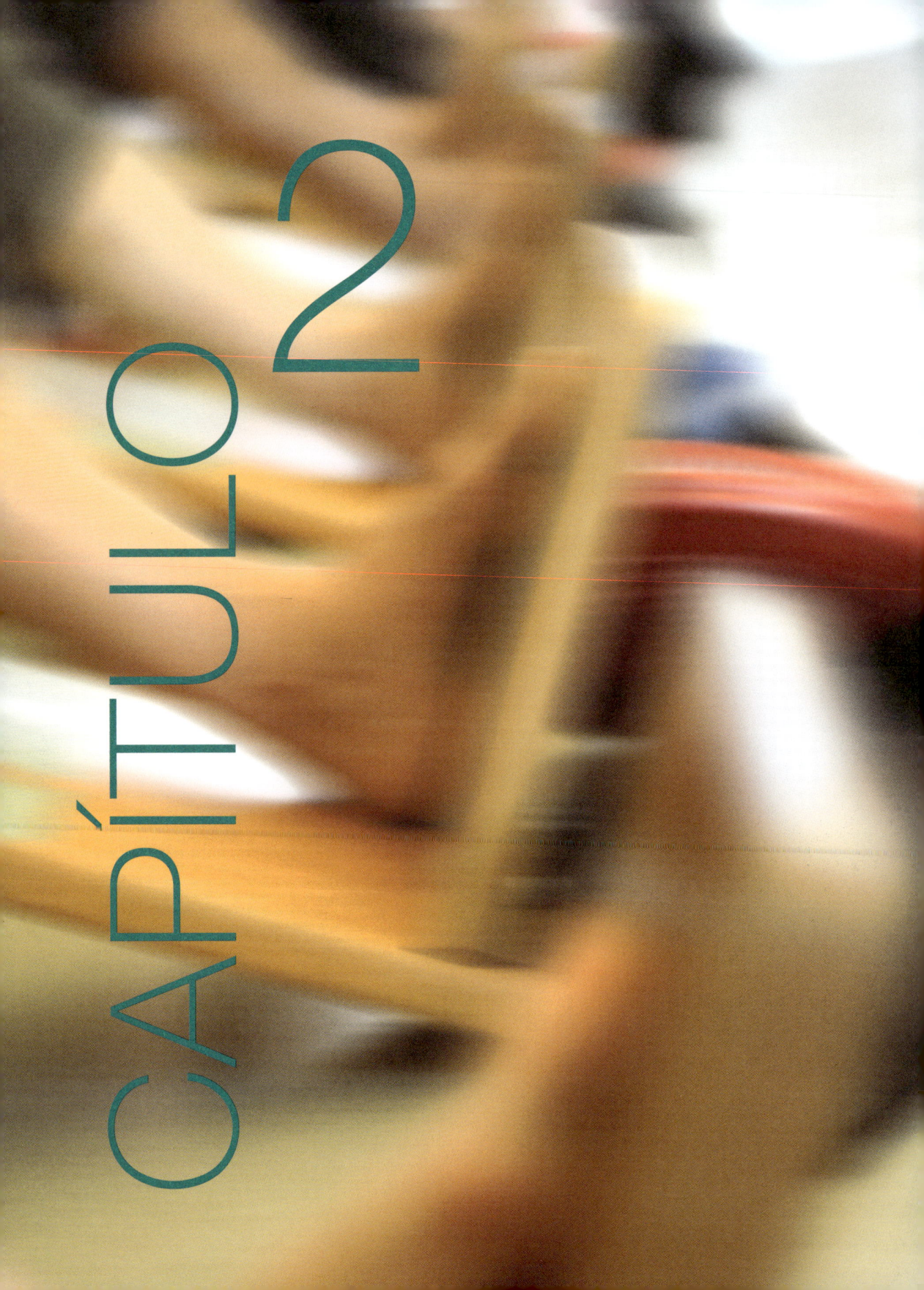

Navegar
é preciso

A mente desenvolve-se como o corpo, mediante crescimento orgânico, influência ambiental e educação. Seu desenvolvimento pode ser inibido por enfermidade física, trauma ou má educação.
Umberto Eco

O alcance do horizonte

Em seu processo evolutivo, o corpo humano desvencilhou-se da condição de quadrúpede, elevando a cabeça ao ápice da vertical. Liberadas da função de apoio, as patas dianteiras ganharam a pinça dos polegares opositores, transformando-se pouco a pouco nas muito especializadas mãos humanas, e o saliente focinho animal converteu-se no desenho do nariz humano. Sucessivas adaptações estruturais modificaram as funções de cada pequena porção do organismo. A possibilidade de dirigir o olhar à linha do horizonte ampliou progressivamente seu campo sensorial, ao mesmo tempo em que definiu a largura do seu corpo.

Acredita-se que a verticalidade conquistada pelo homem teve início a partir de modificações estruturais na junção entre a coxa e a bacia. A nova estrutura da articulação coxofemoral verticalizou não apenas o crânio, mas toda a coluna vertebral onde ele se apoia. Lançava-se um enorme desafio: como esse macaco sem pelos, agora em pé, irá caminhar sobre duas pernas sem se desequilibrar? Como essa ave implume conseguirá qualidade de flutuação dos braços sem perder o equilíbrio durante seus deslocamentos? Uma fantástica oficina de movimentos e afinamentos gestuais foi instalada. Aos poucos, num rumo irreversível, a massa encefálica humana tornou-se a maior de todas.

Se cada passo exige o equilíbrio sobre um único pé enquanto o outro alcança a dianteira, como garantir que o corpo humano se mantenha estável nessa delicada verticalidade? Com enorme rapidez o cérebro construiu novos controles, ora solicitando aos músculos o papel de estabilizador do corpo, imprimindo solidez e firmeza à junção das peças ósseas e atribuindo a função de mastro ao eixo vertebral, ora modificando a função de sustentação, solicitando aos mesmos músculos, aliados à firmeza óssea, o compromisso de alavanca e de enrolamentos da coluna vertebral. Ao longo de muitos milênios de experimentação, a funilaria de estruturas e a oficina de gestos conferiram ao homem velocidade e precisão, capacidades extremas de adaptação.

O jogo do pilar de pedrinhas

De posse de algumas pedrinhas, experimente apoiá-las umas sobre as outras. Cada pedrinha, por sua configuração formal, estrutura-se em suspensão no espaço. A estratégia do jogo consiste em empilhá-las, garantindo estabilidade e um elegante equilíbrio na disposição de todo o pilar. A brincadeira começa com a escolha da pedra que será eleita como base da pilha. Depois, qual será a segunda, que irá por cima da primeira? Finalmente, como mantê-las, em seu conjunto, suspensas, sem deformar os encaixes subjacentes conquistados? Nas inúmeras tentativas que se sucedem, teremos de trocar a pedra de baixo para ajustar as que vieram montar a coluna.

Da mesma forma, em nosso corpo processa-se um jogo de encaixe de pedrinhas, uma procura constante de justaposições de massas corporais em equilíbrio. Mas conosco o jogo é ainda mais delicado, pois cada massa corporal é suscetível a uma rápida deformação. Além de equilibrarmos nossas partes umas sobre as outras, devemos submetê-las a uma cons-

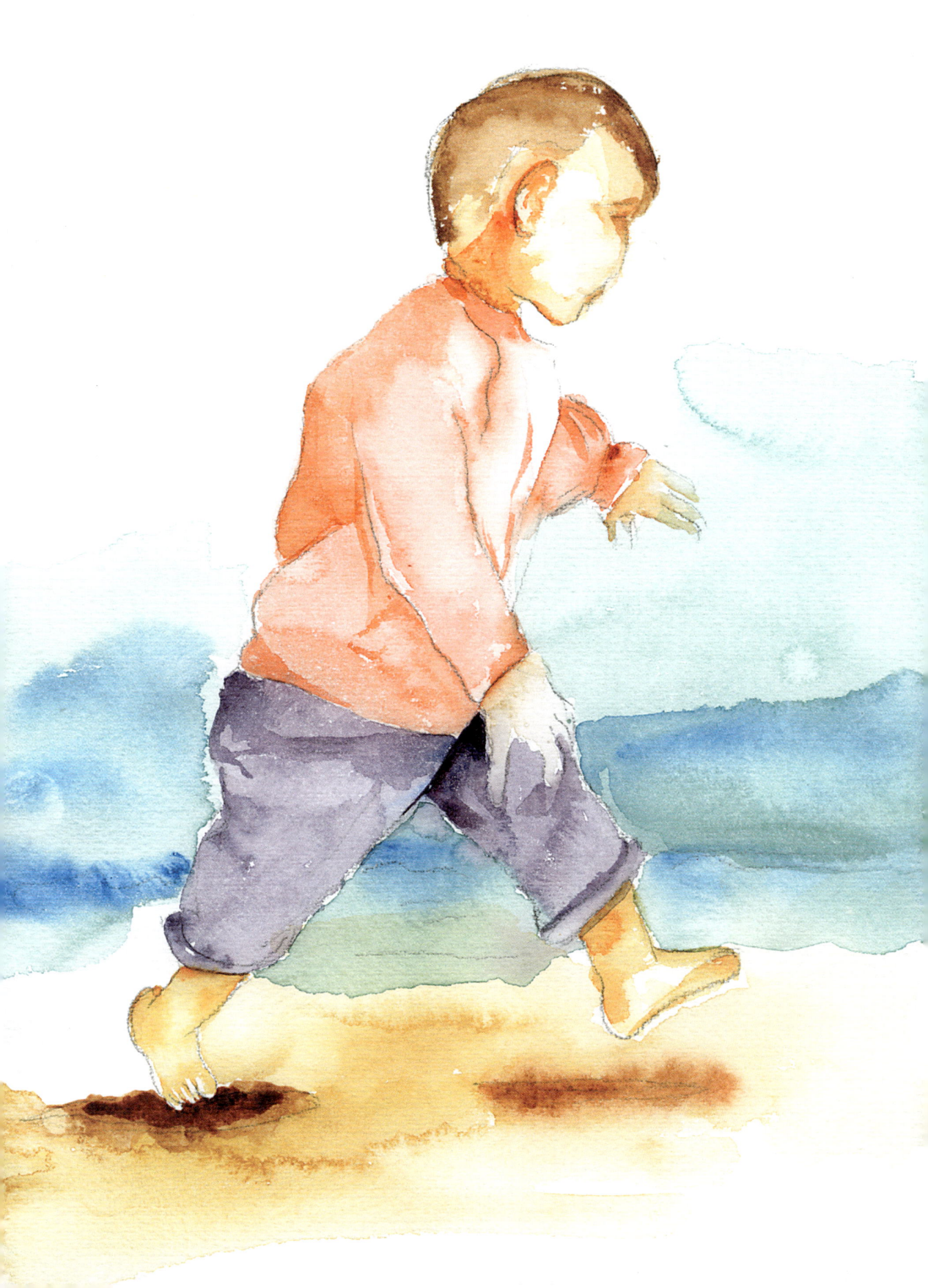

tante remodelagem, adaptando-as aos diferentes posicionamentos das partes integradas, de nosso pilar de consistências heterogêneas.

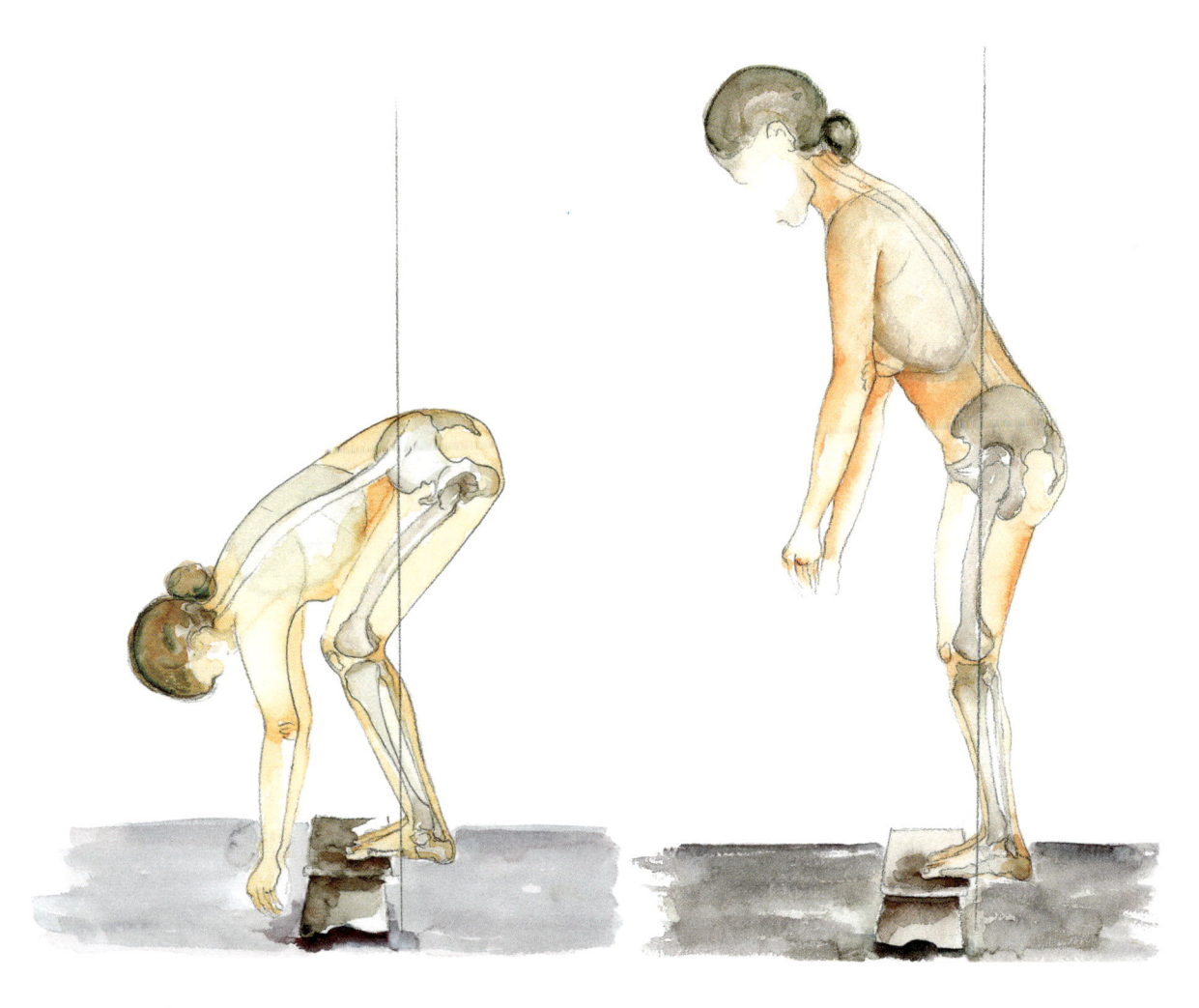

Experimente, apoiando os antepés em um banquinho e com a cabeça e o tronco soltos para baixo, retornar à posição vertical. Nesse ato, lance-se a um jogo inteligente de ajustes e encaixes, lembrando sempre que num corpo em movimento esses encaixes acontecem numa luta ininterrupta de suspensão, de ascensão contra o solo. Primeira preocupação ao iniciar a subida: faça com que a massa da bacia se desloque até se apoiar sobre os pés, veja no desenho que o trocanter maior se ajusta sobre a articulação do tornozelo. Do contrário, com a coluna solta para baixo, ela naturalmente se desloca para trás dos calcanhares, como contrapeso ao tronco. Prossiga ajustando a pedrinha referente ao peito sobre a bacia e finalmente apoiando o olhar na linha do horizonte. Eleve a cabeça sobre todo o conjunto. Esse jogo de ascensão ocorre através de uma intensa pressão dos antepés sobre o solo e, em se tratando de um corpo vivo, seus músculos lutam intensamente para o esqueleto não desabar. As massas se justapõem numa constante aposta pelo equilíbrio. Observe na ilustração que o modelo apoia seu antepé em um banquinho, sem perder a relação das solas com o plano horizontal, ajustando a articulação do quadril, ombro e cabeça, sobre a articulação do tornozelo.

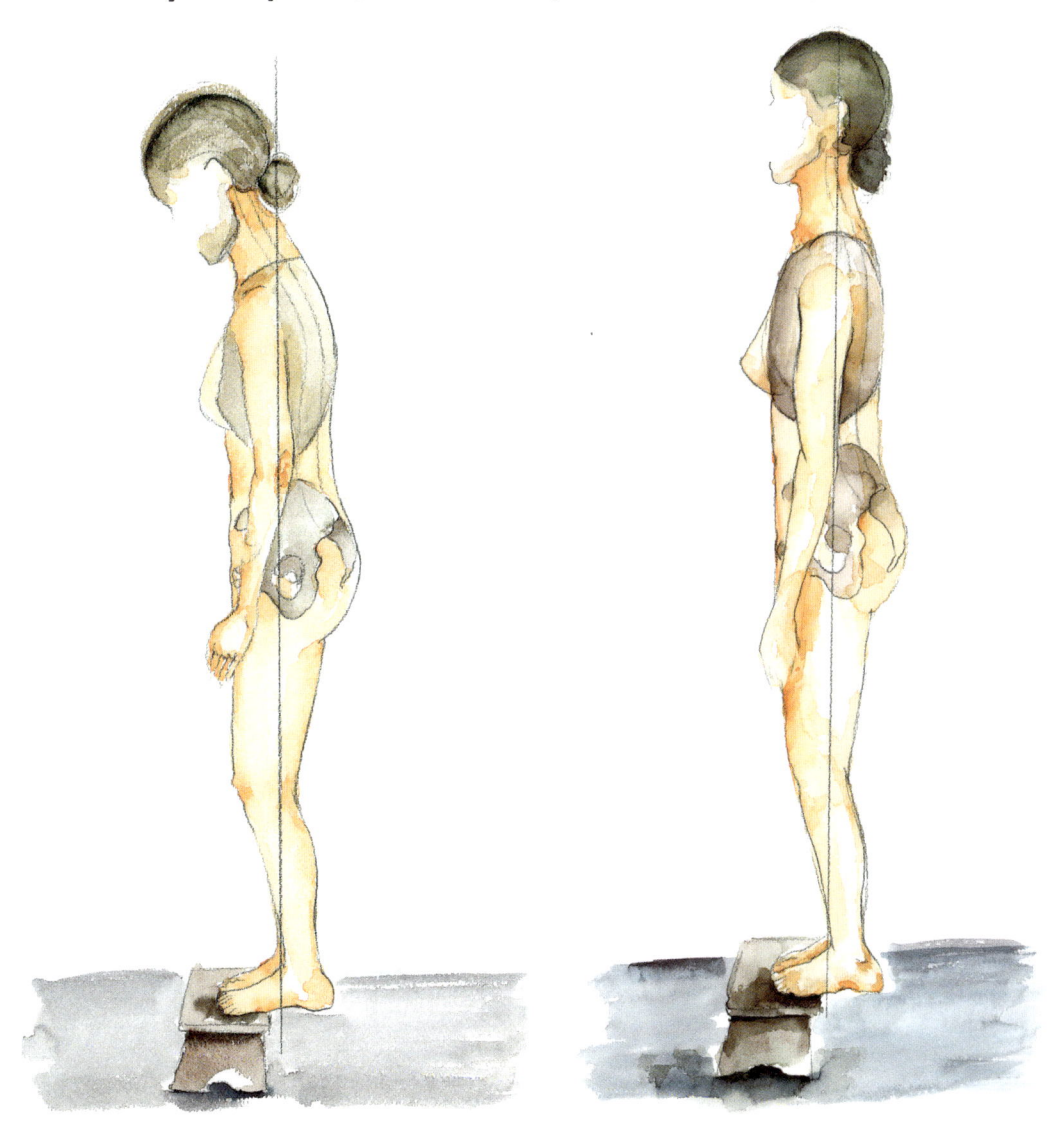

CAPÍTULO 2   Navegar é preciso

Quais escolhas permitirão harmonia e equilíbrio sem deformar o conjunto? A postura humana define-se pela sua plasticidade, por ser uma escultura sempre reesculpida. Eleger a pedra de base para a progressão e estabilidade das que se apoiarão sobre ela é uma tarefa a cargo de nosso sistema nervoso. A reeducação do movimento reside nesses ajustes, criando informações precisas para que o sistema nervoso central não se esgote em razão das exigências contraditórias e excessivas que o atingem. Afinal, sabe-se que o organismo humano comporta uma quantidade enorme de articulações, nitidamente percebida na gestualidade da criança. O corpo humano é uma estrutura feita de inúmeros ossinhos. Se empilhar as pedras foi difícil, imagine congregar esse quebra-cabeças orgânico, composto de múltiplas peças, que deverão constituir-se em unidades. É isso que fazemos: impedimos que um caótico desencaixe se estabeleça no organismo. Os encaixes articulares conferem aos músculos sua ação unificadora, organizando então o cérebro para ações mais finas.

Os pés apoiados no globo terrestre exigem que as pernas ajam como alavancas, de modo a ajustarem o apoio do volume da bacia sobre os pés. A bacia, por sua vez, confia à coluna lombar a função de alavanca, para que a caixa torácica propriamente dita se apoie sobre ela. E, finalmente, para que o crânio se apoie no topo dessas massas, o pescoço exerce o papel de regulador, permitindo que a quarta pedrinha encabece o pilar. Resta saber como cada indivíduo administrará o equilíbrio de suas massas corporais, como construirá estrutura muscular, ligamentar, óssea e nervosa para manter a cabeça firme sobre o tronco, este íntegro sobre os quadris, a bacia em cima dos pés e estes firmes no solo. Na eterna contenda de desequilíbrios potenciais, restará saber qual das duas tendências prevalecerá: o bêbado ou o equilibrista.

A alternância de apoios não representa uma equação complicada aos quadrúpedes. A pressão de suas quatro patas contra o chão e a forma abobadada de seu tronco garantem que ao menos duas patas estejam sempre no solo através de um sistema cruzado. O domo formado por suas costelas minimiza os desequilíbrios devido à horizontalidade das massas. Os pelos que revestem grande parte dos mamíferos, além da função amortecedora, funcionam como um radar para o sistema nervoso. Quanto aos humanos, cabe entender que se deslocam a partir do seu campo de visão: do alto de suas cabeças, norteiam a organização do seu fio de prumo, sem descompensarem o eixo para os lados. A qualidade da marcha por sua vez fornece as contenções do tronco, sua forma cúbica, mantendo a bacia, o tórax e o crânio em flutuação equilibrada. Possivelmente foram esses ajustes que aceleraram o crescimento e refinamento do cérebro humano.

Pilares laterais de sustentação

Da estrutura específica dos répteis, à soberania sobre as quatro patas dos mamíferos, às espécies voadoras, a cada uma, no domínio pelo espaço, pouco a pouco conquistaram sua graça própria. Suas virtudes se definiram e se estabeleceram a partir de uma íntima relação com a base sobre a qual seus corpos se apoiam sobre uma superfície. A estrutura humana, por sua vez, foi balizada pela alternância dos apoios dos pés contra o chão e dos braços pressionando a atmosfera.

Para que possamos preservar o equilíbrio de nosso corpo no espaço, necessitamos estreitar essa relação: para tanto, temos de estabelecer um plano de navegação.

O plano de navegação é onde coloco o corpo em experiência. Nele construo a noção de corporalidade que moldará a consciência do volume que ocupo no espaço. Nesse enquadre, as estruturas elementares da coordenação e da postura humanas impedem o corpo e o gesto de se deformarem. Seu padrão geométrico não é um legado dos ocidentais, mas de todo exemplar de nossa espécie que vive e viveu neste planeta. Independentemente da etnia de cada povo, não importa se longilíneos, atarracados, largos ou estreitos, todos se apoiam em uma geometria própria, obedecendo às mesmas equações da natureza. Dos autóctones da Austrália aos lapões do norte da Noruega, dos pigmeus aos esquimós, todos estão potencialmente inscritos nessa geometria. Incorporada e conquistada, ela operará como uma rede que contém transbordamentos. Os planos inscritos em nosso corpo o posicionam para navegar em dimensões bastante específicas, próprias às suas necessidades, possibilitando-nos maior plasticidade e a aquisição lúdica e segura de deslocamentos refinados.

Planos de navegação e a geometria

Nos planos de navegação inscreve-se a base para o desenvolvimento dos exercícios de reestruturação do movimento. Funcionam como um manual de instruções para as atividades dos próximos capítulos. Incorporados e assimilados, oferecem continente para nossa postura e orientam nossas atividades corporais. Uma vez que esses enquadres tenham sido registrados e consolidados no sistema nervoso, poderemos recrutá-los quando preciso, nos inúmeros momentos de precaução e deslize. Em sua constante luta contra a gravidade, o arcabouço corporal deverá manter sua soberania: trabalhando sentado em uma cadeira ou em deslocamento; em situações corriqueiras ou práticas performáticas, sempre se apresentarão desafios nos quais corpo e movimento se alimentam mutuamente.

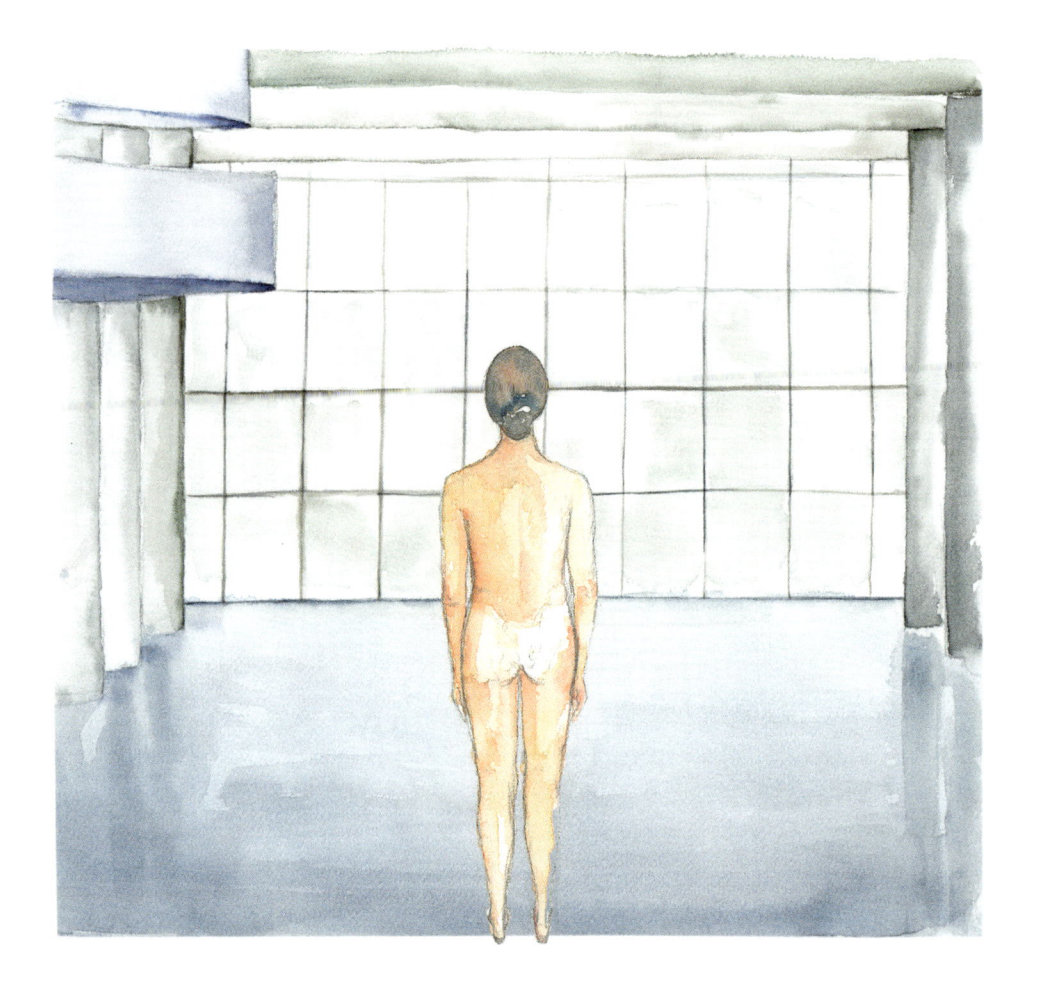

Cumpre entender que, num primeiro momento, desde as práticas mais simples às mais complexas, será preciso situar-se no espaço através do olhar. Defina seu campo de visão para estabelecer a referência frontal. Será necessário uma parede paralela à linha dos ombros como modelo de comparação; em outras palavras, estar frente a frente ao plano de uma parede. Em seguida, expanda a sensação de largura, perceba a existência de uma dimensão lateral ocupada pelo seu corpo. Passe em revista a percepção de altura, do alto de sua cabeça e olhos, descendo mentalmente até atingir a bacia, onde se estabelece a percepção de uma linha vertical. Não se esqueça das pedrinhas empilhadas!

Não existe consciência interna sem uma imediata relação com o espaço externo, sem que você reconheça a sala, o quarto ou o pátio onde se encontra. Serão estas as minhas referências: a profundidade e a altura definindo a vertical, a linha do horizonte atravessando o corpo de lado a lado. Horizontais e verticais do cenário serão o seu mapa, sua cartografia para que os sentidos estabeleçam um campo de percepção. Durante os exercícios, habitue-se a perceber sua posição no espaço: o que está diante de mim? E dos lados? Meus hemisférios expandem-se na mesma medida? Distribuem-se na luta contra o peso de meu corpo?

Qual a distância, na posição em que me encontro, entre cabeça e bacia, entre a bacia e as solas dos pés, e entre as mãos e os quadris quando meus braços suspendem-se para alcançar algo acima da cabeça? Qual a distância das mãos até as orelhas quando as estendo para o chão? Todas as direções citadas definem as linhas verticais de meu corpo. Só depois de estabelecidas e conquistadas as dimensões das partes anteriores, poderei começar a perceber as minhas costas. A parede traseira do meu corpo possui largura e altura: que distância existe entre suas estratificações? Todas essas referências deverão ser passadas em revista sempre que mudarmos de posição: deitados de lado, de costas ou de bruços, ajoelhados ou pendurados em uma barra. O reconhecimento do próprio corpo acontecerá sempre a partir de onde os olhos estão, contíguos ao sistema de processamento e inteligência — o cérebro. Depois de treinar um pouco, tudo isso se processará automaticamente. Curioso pensar que, há muito tempo, nos primeiros anos de vida, vivenciamos todas essas direções, ainda que sem anseios de manipulá-las. Girando no chão, nosso volume em torção sentia as partes da frente e de trás, de cima e de baixo, de um lado ou do outro. Hoje, em pé e de posse de um universo psíquico intelectual, precisaremos diferenciar, matizar, amadurecer e especializar no espaço nossa oficina de gestos.

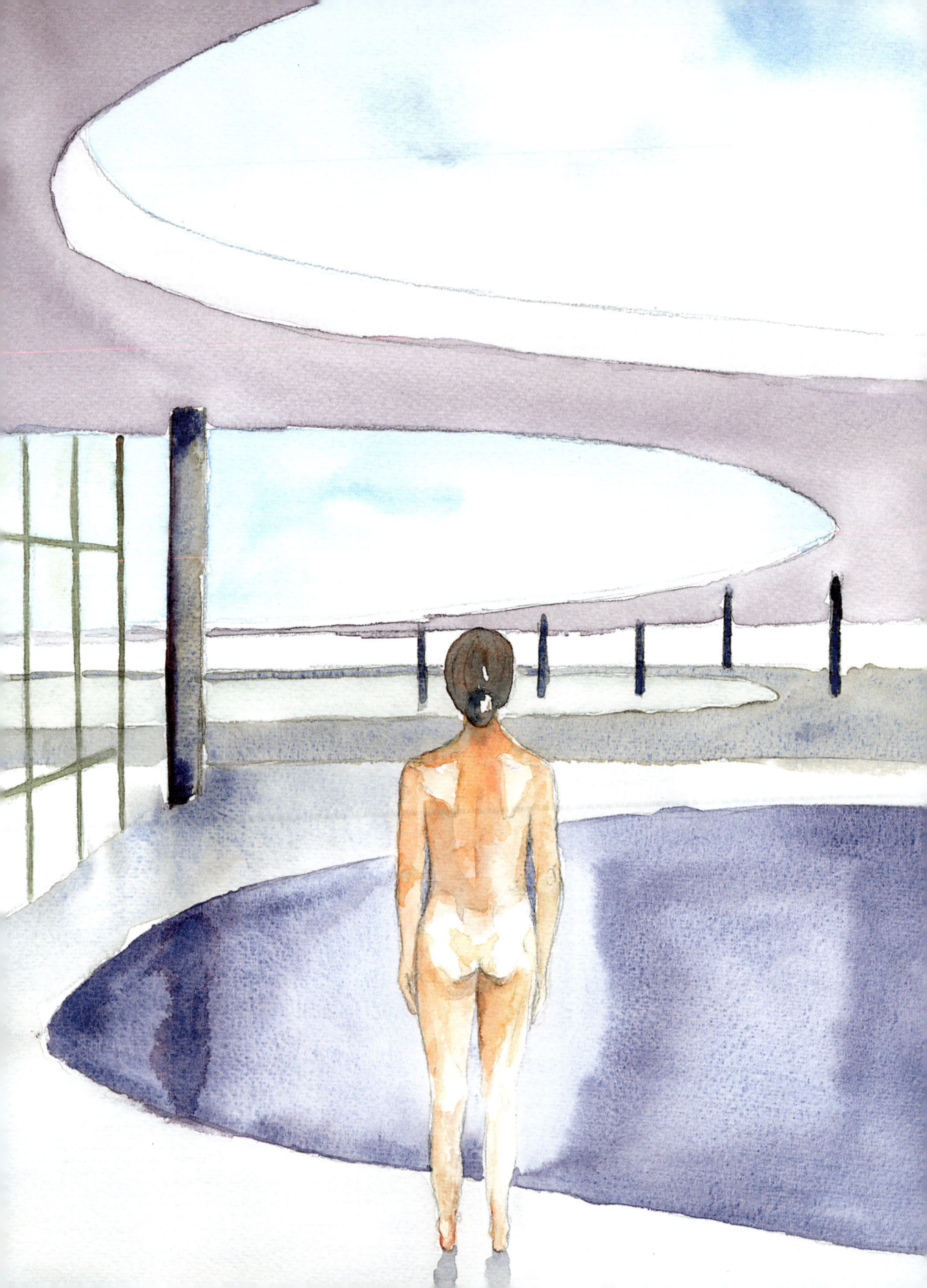

Sempre que ambicionarmos a reestruturação do movimento, recorreremos a perguntas que modelarão as intenções de nossa postura, educando-nos para um equilíbrio que a nossa motricidade desaprende constantemente: quando sentado, encontro-me sobre os ísquios, aqueles ossinhos que sinto através da pele contra a cadeira? Minhas pernas estão bem firmes, com os pés apontados para a frente? Os joelhos estão soltos para fora ou se mantêm estruturalmente paralelos? Há uma distribuição de peso entre os pés? Estarão eles ativos e atentos, mesmo em posição de descanso? Minha cabeça flutua sobre as primeiras vértebras, conferindo comprimento ao pescoço, como se o corpo estivesse na prontidão de se levantar? Ao caminhar, o meu quadril sustenta o peso da perna, suspensa no ar para alcançar o próximo passo, na ação de um pêndulo invertido? E quando dou um passo, ele se encontra alinhado, refletindo o meu domínio, ou transformo as pernas em estacas rijas sobre as quais atiro um peso morto? Minha visão orienta meu movimento? O crânio usufrui da largura dos ombros, atribuindo ao olhar sua genuína função, ou a cabeça se adianta ao corpo, submissa à minha ansiedade e insegurança? Meus braços ocupam o espaço, pressionando a atmosfera ao deslocar-se? Quando me encontro estacionado, meu peso se dirige à parte anterior dos pés, empurrando a massa do meu corpo para cima? O volume do meu tronco distribui-se entre as paredes dianteira e traseira do organismo, ou atiro todo ele sobre uma coluna comprimida, sobrecarregando suas curvas? Exercitada, essa atenção global aos princípios da ordem física imagética fornecerá estrutura e segurança.

A forma de nossa espécie está intrinsecamente ligada ao elemento de aproximação dos organismos biológicos ao planeta: a gravidade. É interessante observar que muitas culturas da Antiguidade, ainda que sem contato entre si, refletiram sobre as leis da forma, suas linhas e volumes no espaço, integrando suas descobertas a seu sistema de crenças e lógicas próprias. Existiu uma apreensão intuitiva sobre o tema, uma sabedoria dispersa em distintas e distanciadas civilizações, de onde podemos concluir a importância vital desse conhecimento. Tais reflexões culminaram na geometria, formalizada por Ptolomeu, cientista nascido no primeiro século depois de Cristo. Mas axiomas como a linha reta, os retângulos, os círculos, os ângulos retos remontam pelo menos ao século VI a.C. A geometria é um ramo da matemática que se ocupa das questões de tamanho, forma e posição relativa das figuras. Da terra para o homem foi um pequeno salto: ao longo dos séculos, físicos e artistas, estudando a anatomia humana, reconheceram os padrões geométricos de nosso corpo. Temos uma imagem emblemática desses estudos no célebre esboço de Leonardo da Vinci com o homem de braços e pernas estendidas no interior de um círculo perfeito.

Ao final do século XI, Da Vinci inspirou-se na obra *De Architectura*, redigida antes da era cristã pelo romano Marcus Vitruvius Pollio, para esboçar um homem de proporções perfeitas entre as partes do corpo. Por isso o famoso desenho se chama *Homem vitruviano*, no qual o umbigo se situa no interior de um círculo, em si mesmo um símbolo da perfeição e do infinito. Tal esboço serviu de inspiração.

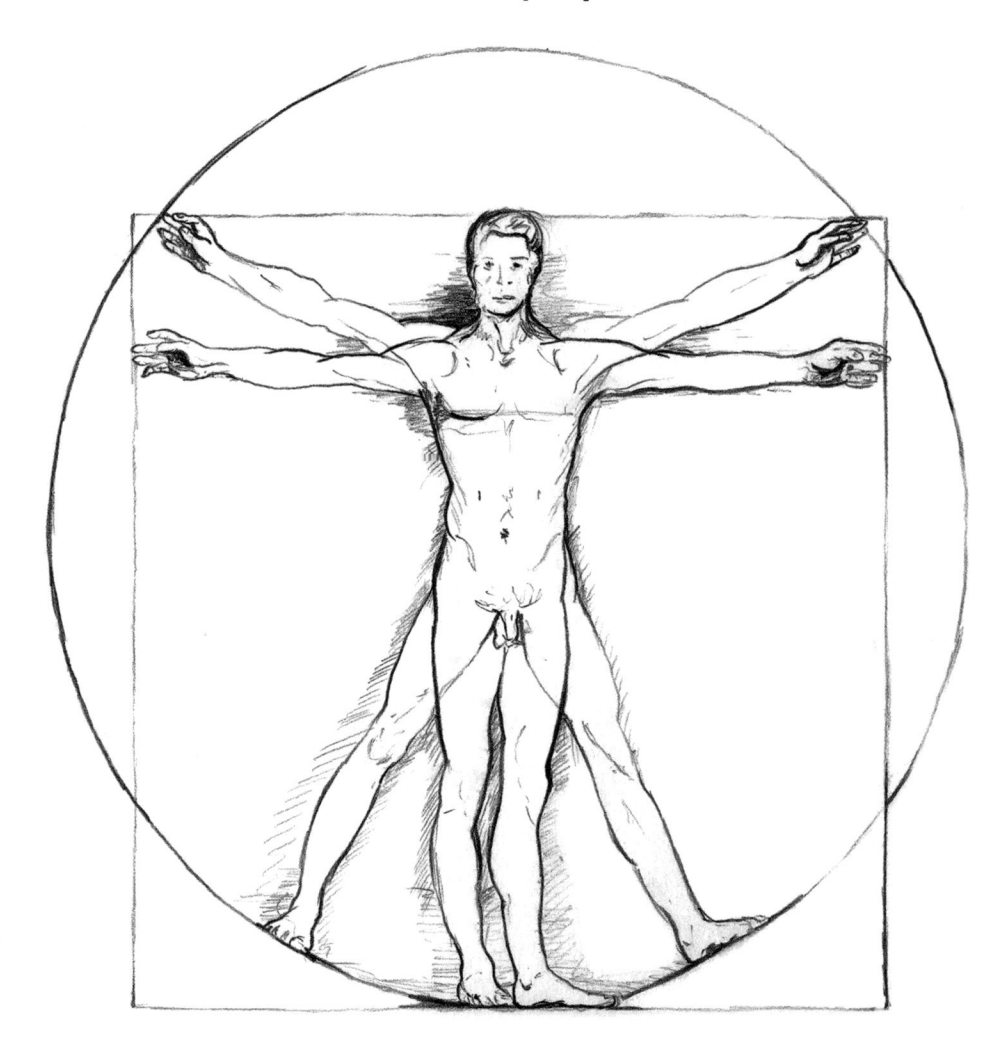

É bem possível que Agrippa conhecesse o *Homem vitruviano* quando em 1651 publicou seus *Três livros de filosofia oculta*. Nele, alguns desenhos ilustram a inscrição da figura humana em formas geométricas. De braços esticados para cima e de braços abertos, como no esboço de Da Vinci, Agrippa comprova relações entre círculos e quadrados inscritos e circunscritos ao corpo, bem como suas fabulosas proporções. Tais proporções não são mera coincidência. A maioria das pessoas de conformação harmônica possui uma certa proporcionalidade entre as partes do corpo, caracterizada por uma equação específica que os matemáticos denominaram razão áurea ou extrema razão, ou ainda proporção áurea, encontrada não apenas no homem, mas em toda a natureza: das particularidades de um girassol aos componentes de refração da luz. Essa proporção é conhecida também pela letra grega *Phi*, e sua expressão matemática, arredondada a três casas decimais, foi reduzida a 1,618. No corpo humano, muitas proporções se aproximam do *Phi*: a razão entre a altura de uma pessoa e a medida desde seu umbigo até o chão; a razão entre o comprimento da perna e a medida do joelho até o chão; a razão entre o comprimento do braço e a medida do cotovelo à extremidade do dedo médio, entre outras. Para que o corpo não se desfaça, o *Phi* precisa ser preservado. O *Phi* é a sustentação distribuída dos elementos naturais.

Uma arquitetura desintegrada

Essa impecável organização foi fragilizada pelo tempo. Para compreendermos isso, é importante ter em mente que o corpo possui na psique um duplo imagético que lhe confere um enquadre, um desenho que se configura em três dimensões, permitindo a construção subjetiva de imagens e as relações proporcionais do seu corpo. Nos arrítmicos tempos atuais, tal imagem se submete cada vez mais às suscetíveis e tempestuosas oscilações de humor de uma subjetividade acossada e privada de recursos.

Na falta de rigor mental durante a execução de nossos gestos, sem a percepção dos limites próprios de seu desenho, a arquitetura corporal perde suas fundações. Em pé, o retângulo estrutural de sustentação é deformado, descompondo nosso eixo fundamental. Um dos momentos em que se iniciam tais rupturas ocorre quando a massa corporal é deslocada sobre uma única perna, o que provoca um deslizamento da bacia e uma inevitável transferência do centro de gravidade para um dos lados. Uma das pernas, destituída do peso do corpo, perde sua função de sustentação. Por consequência, a parede lateral do tronco, que se localiza sobre a perna desinflada, perde sua base de apoio e se comprime.

Sobre a cintura deprimida, as costelas afundam umas sobre as outras a favor da gravidade. Sem um pilar lombar que as sustente, o peso desse achatamento termina por provocar o deslocamento de toda essa região para fora de seu eixo, culminando no que chamamos de gibosidade costal, o verdadeiro desenho de uma corcunda. A gibosidade se define por uma rotação, na região torácica, das vértebras e das costelas para o hemisfério traseiro do corpo. O desenho retangular formado por duas linhas verticais paralelas à coluna perde sua simetria, transformando a verticalidade linear do tronco nas sinuosidades da letra C ou S. Pouco a pouco, três quilhas horizontais se desenham no tronco, deslizando-se cada uma para um lado. A anomalia é observável também pelo comportamento do quadril e da cabeça, que se lançam numa direção, enquanto as costelas recaem para outra. A formação dessas estruturas triangulares dispostas horizontalmente pode ser observada mais nitidamente nos casos graves de escoliose.

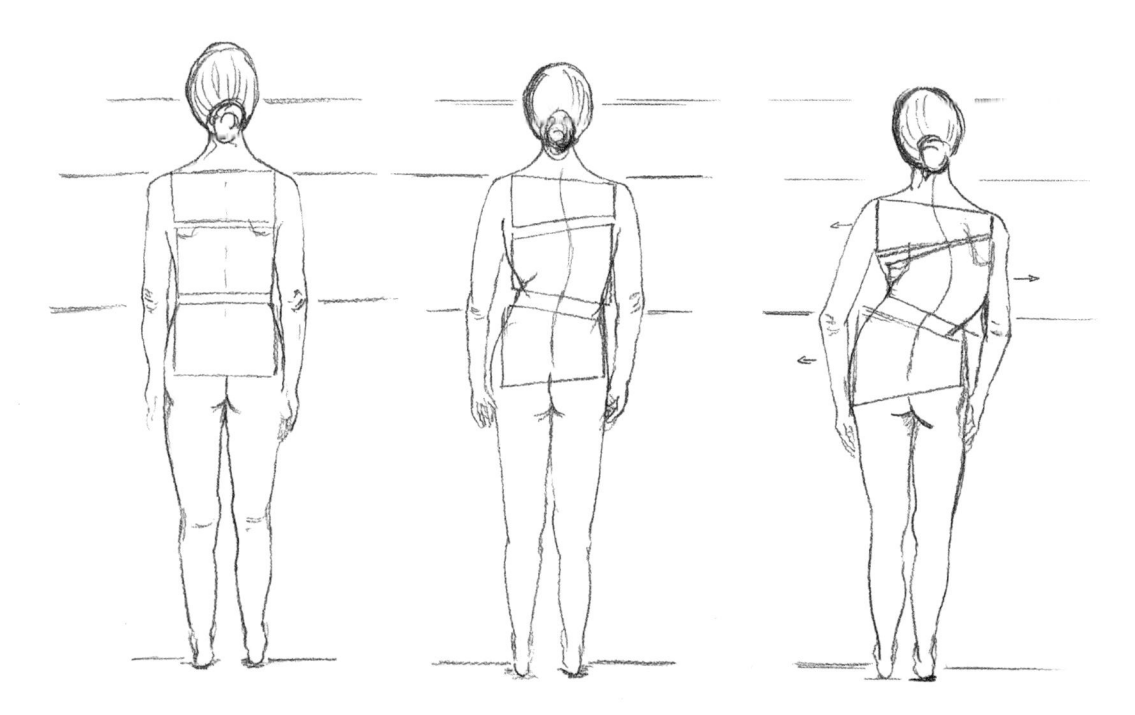

Tais quilhas são anatomicamente incompatíveis com a nossa estrutura. Seus deslizamentos são muito nocivos para a preservação das mobilidades essenciais. Com o corpo sentado esse quadro se agrava, pois nessa posição as pernas perdem o compromisso de sustentação e propulsão, e o tronco sofre um achatamento redobrado. A partir daí, inicia-se um círculo vicioso no qual a forma domina e compromete a função, e, reiterada pelo movimento, acaba deformando o desenho anatômico. O processo no qual a estrutura compromete a função e aprisiona o movimento foi mapeado por Katharina Lehnert Schroth, cujo legado em muito contribuiu para a reestruturação do corpo humano. No campo da fisioterapia, Schroth é hoje vista como uma verdadeira engenheira que reergueu arquiteturas estruturalmente desmoronadas.

Verticalidade e orientação

O primeiro passo que devemos tomar é orientar-nos no plano frontal. Antes de iniciar exercícios no chão, deitados sobre uma esteira, devemos buscar um alinhamento na vertical, em pé ou sentados, atentando para a preensão dos pés, a linha do quadril, ombros, olhar (veja nas páginas 50 e 51 as ilustrações que indicam um bom plano de partida). O processo se inicia pela introjeção dos planos frontais (mulher de frente com as linhas horizontais); em seguida, atentamos para o plano sagital (aquele que revela as curvas de nossa lombar e cervical, quando vistas de perfil).

Em muitos trabalhos corporais à disposição em nossos dias, o professor orienta o aluno a iniciar as atividades deitado no chão, antes de determinar e informar ao sistema nervoso central as vigas de sustentação hemisféricas, verticais, paralelas à coluna. Trata-se de uma orientação compreensível, tendo em vista que, deitado, o aluno se sente mais confortável, enfrenta menos riscos, diminui as compensações que o corpo constrói para se manter e encontra apoio para exercitar a mobilidade de cada parte do corpo.

O praticante, contudo, apenas conseguirá nortear-se deitado para efetuar um exercício após despertar a percepção de planos e dimensões. Somente nos orientamos deitados após um extenso trabalho de amadurecimento do sistema nervoso na vertical — um conhecimento das distâncias e volumes, planos e larguras mencionados. Deitado, sem prévias tomadas de consciência, tudo isso é vago e impreciso para o aluno ainda

CAPÍTULO 2 Navegar é preciso

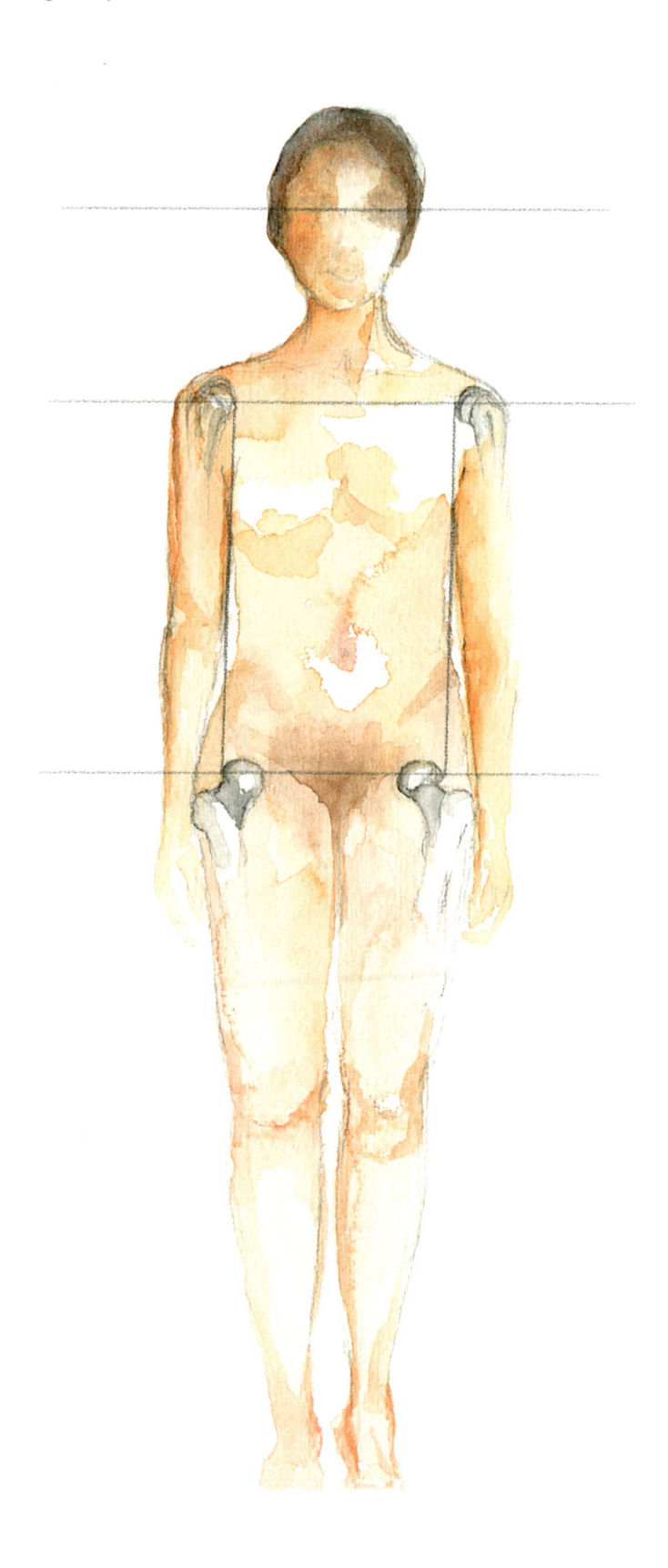

não experimentado. Exacerbam-se as inseguranças na conquista e conhecimento do seu corpo, alheio que estará o sujeito da percepção de larguras, comprimentos, distância, pressão, tração, graduação de força e compensações viciadas. É em pé que se percebe quanto o esqueleto e a gravidade se associam. Deitado ganha-se em comodidade, mas abandona-se o trabalho denso de postura. Na horizontal, o sistema vestibular destreinado não atinge quaisquer referências que orientem as dimensões necessárias às atividades. Apenas em um segundo momento a reestruturação do movimento passará a essa posição, já de posse de um mapa de orientação para se deitar de costas, de bruços ou de lado.

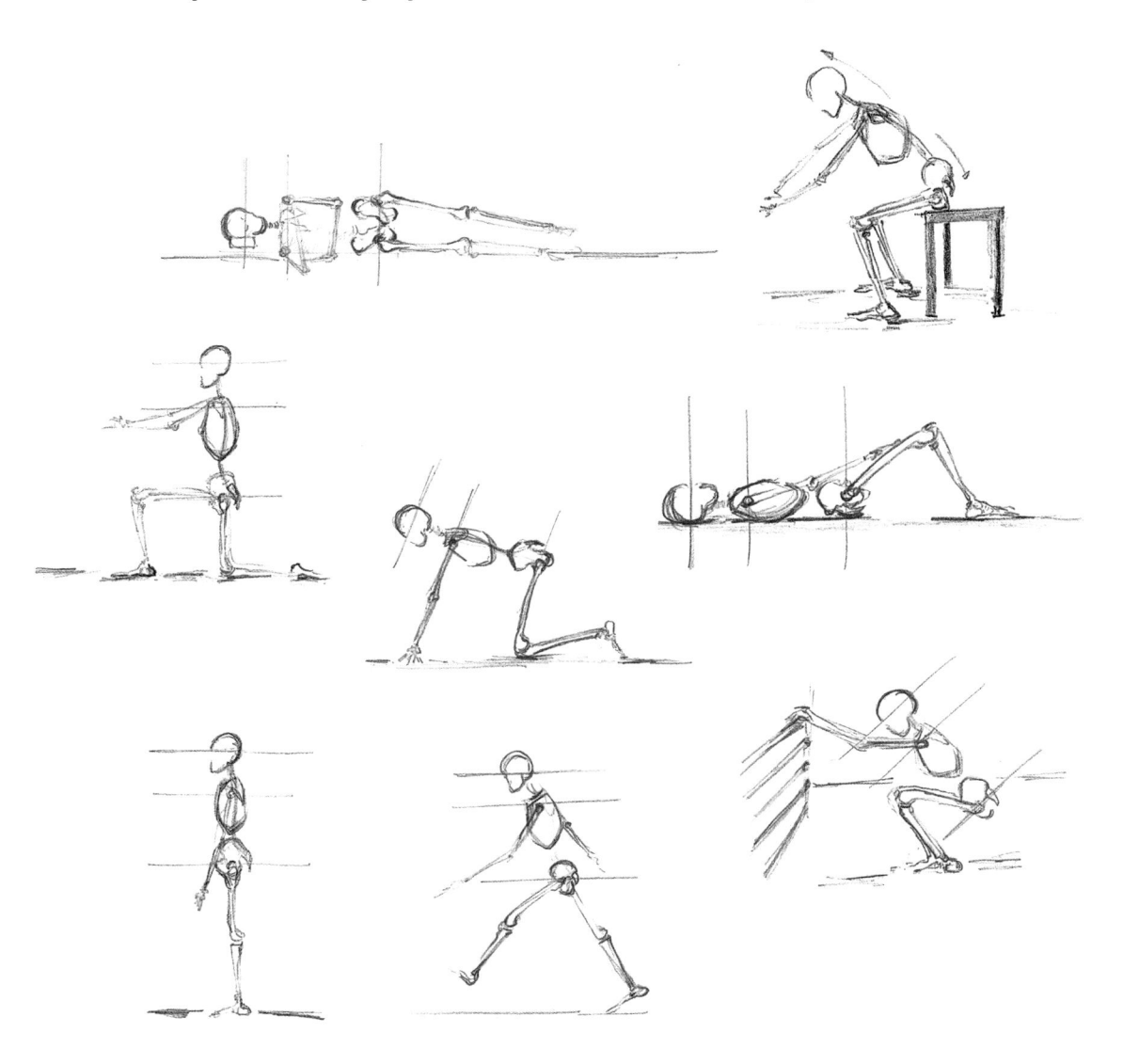

Muitos dos nossos alunos chegam com a cabeça e o olhar fixados no chão, sinais de envelhecimento e debilitação do equilíbrio. Não temos tempo a perder, por isso criamos atalhos. Que bem fará confundir o aluno? Como diria a injunção hipocrática, *Primum non nocere*: para começar a ajudar, primeiro não prejudique.

E, para ajudar, devemos ensinar novamente a gramática do gesto ao aluno. É preciso que ele estabeleça em primeiro lugar as linhas de referência fundamentais para a construção dos sentidos corporais: a linha do horizonte o proverá de larguras; a profundidade e a altura o brindarão com referências de distâncias e comprimentos. Percebendo a espessura entre as paredes da frente e traseiras do corpo, será possível definir volume e esfericidade. Todas essas conquistas sensoriais se consolidam por uma prática perceptiva criteriosa, e não apenas de uma aprendizagem intelectual sobre o tema. Para tudo o que estamos falando, o exercício é insubstituível, associado ao ritmo, vibração e missão sonora e, também, ao desequilíbrio.

Quando estamos em pé, sentados em uma cadeira ou mesmo ajoelhados sobre uma almofada, tornam-se perceptíveis as assimetrias dos apoios dos pés no chão, da bacia sobre o assento e dos joelhos entre si. Tais assimetrias revelam aos sentidos corporais o desequilíbrio de forças musculares existente entre os membros e os pilares do tórax, que serão futuramente uma das causas das torções deformantes do esqueleto. Daqui em diante, em todos os exercícios propostos, todos os esforços serao válidos para posicionar o aluno de pé: utilizaremos bastões para definir os pilares laterais de sustentação e elásticos para oferecer continência e suspender o próprio eixo, minimizando as compensações musculares e achatamentos estruturais. As verticalizações do tórax e da cabeça acionam o sistema vestibular, as zonas cerebrais de comando motor, revelando ao condutor onde este perdeu o prumo.

Parados ou em movimento, as caixas frontais devem ser preservadas. As caixas de contenção garantem que o corpo distribua o esforço demandado entre as alavancas, definindo a intenção do gesto. Elas preservam o equilíbrio e reduzem a chance de lesionar músculos ou ligamentos. Cumpre observar se, por exemplo, quando estico o braço para apanhar um objeto, o tronco mantém sua forma ou escapa dessa rede interna de contenção e segurança e descarrila do eixo de gravidade.

A referência primordial do plano de navegação humano é a crosta terrestre, a superfície horizontal sobre a qual erijo minha dinâmica verticalidade. Sob essa perspectiva, o horizonte é a medida entre a superfície de apoio dos meus pés e o campo do meu olhar, o que remete a uma ligação direta entre os meus pés em contato com o chão — a primeira das linhas de referência horizontal — e os meus olhos dirigidos ao horizonte. No plano físico, os pés. No plano superior, o olhar. Sentado reforçamos a sensação da linha do horizonte atravessando a bacia, igualmente apoiando os braços sobre o tampo de uma mesa, acentuamos a percepção da linha do horizonte cruzando os ombros.

Linhas de representação do horizonte

A primeira das linhas de representação é a dos pés. Durante a caminhada, o impulso da marcha ocorre a partir da transmissão de força pelos metatarsos e dedos dos pés aos músculos das pernas, transcendendo a região coxofemoral e firmando os quadris, onde passa outra linha representante do solo para nosso equilíbrio, uma linha horizontal que atravessa e une a articulação coxofemoral. A força propulsora dos passos atinge as costelas por meio dos pilares laterais que organizam e sustentam o tronco, alcançando e descomprimindo a parte superior da coluna. A cintura escapular — a junção do osso do braço com o tronco — apoia-se firmemente sobre as costelas, recriando nessa porção uma outra linha horizontal de referência para as caixas frontais, importante para que os braços encontrem concretamente os sentidos da linha do horizonte. A marcha humana, em seus movimentos cruzados, cria uma certa torção para nos inserir no espaço — uma torção que atinge as laterais do pescoço e as têmporas, enquadrando a visão. Nesse fluxo de forças entre pés e cabeça, onde me descomprimo para alcançar a altura sempre reconquistada, deverei manter o compromisso de representação desses patamares desdobrados do solo, das linhas dos pés à linha do horizonte.

Como se estivessem nadando, as mãos e os braços pressionam a atmosfera durante a caminhada. Utilizar os braços como barbatanas no ar regula as forças que me mantêm na posição ereta. A consistência dos braços nos deslocamentos e o apoio das mãos sobre superfícies e objetos proporcionam sustentação à cabeça. Consistência elaborada primordialmente na deglutição dos alimentos e sucção do leite materno, essas forças se disseminam durante o desenvolvimento, irradiando-se através dos músculos dos braços e do peito, conferindo estrutura à bacia e creditando às pernas a alternância propulsora da marcha.

A partir daí, de posse de um centro físico — localizado abaixo do umbigo —, a organização motora permite que cada membro do nosso corpo funcione como um planeta, gravitando em sua elipse própria. Tais elipses são a base da estrutura da coordenação motora para os movimentos, definindo-nos a tridimensionalidade dos gestos, promovida pelo desenho estrutural entre articulações e músculos.

A distribuição do tônus muscular

Os membros são aptos à flexão graças à torção de dois polos que se opõem, mediados pelos cotovelos e joelhos. As pernas se dobram porque as coxas, em sua junção com a bacia, torcem para fora, ao passo que as tíbias e os pés criam uma oposição, torcendo para dentro em direção à linha mediana do corpo. Podemos ilustrar essa configuração anatômica com o uso de uma toalha, como bem ilustrado e esclarecido por Piret e Béziers (1971). Se torcermos uma toalha, chegaremos a um ponto em que ela se dobra. O trabalho conjunto de nossas articulações e tecidos musculares e ósseos produz o mesmo efeito, em virtude da oposição dos polos esféricos, presentes nas extremidades de cada membro do corpo humano. A esfera das mãos torce em sentido contrário à esfera do ombro, onde se localiza o úmero — a porção do braço entre o ombro e o cotovelo gira no seu eixo na direção da linha mediana do tronco, enquanto as mãos se dirigem para fora; analogamente, os pés se pautam pela linha mediana do eixo corporal, contra a cabeça do fêmur que gira para fora. Nossos membros e o tronco constituem uma massa vultuosa. Braços e pernas não agem simplesmente como dobradiças de uma porta; eles proporcionam aos nossos sentidos imagens tridimensionais e integradas. Os gestos em torção se conformam às suas dimensões particulares, desenham elipses que progressivamente definem a flexão e a extensão. Uma flexão produzirá uma extensão que, de forma espontânea, resultará em outra flexão, e assim por diante. Tanto os ossos dos braços e pernas quanto os músculos que os revestem são torcidos. Seus movimentos operam no seio de sutis rotações. Reorganizar essas torções, por meio das oposições de dois polos, é a primeira providência necessária para a organização do movimento.

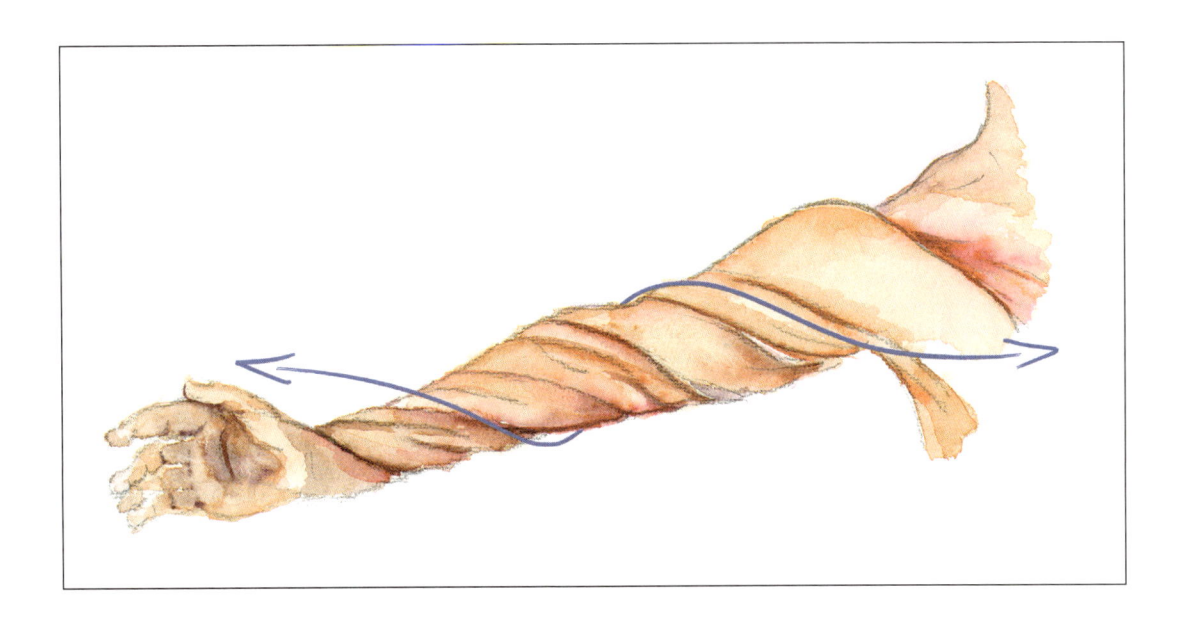

Se as torções geram o movimento, é a linha do horizonte, fisgada pelo olhar, que assegura a conclusão do gesto. De posse dos conhecimentos dessa anatomia e de suas hierarquias, indianos, chineses e gregos criaram suas escolas de movimento, recrutando o sentido das elipses da ação motora e suas passagens de força, facilitando a consciência das comunicações entre pés e cabeça, dos movimentos cruzados, das colunas laterais das costelas, das linhas horizontais que se desdobram do solo à altura do horizonte.

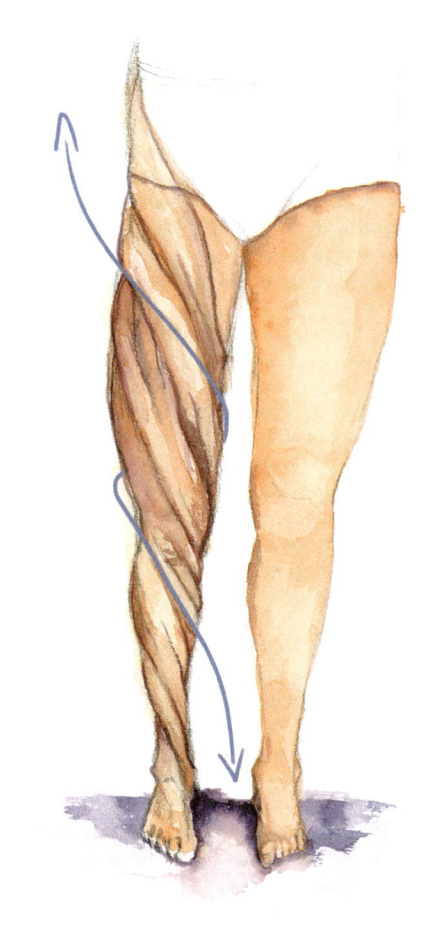

CAPÍTULO 2   Navegar é preciso

Pés no chão, olhar no horizonte

A visão orientada, como meio de aquisição de informações para o sistema nervoso central, é uma das chaves da navegação. O olhar regula a sensação do horizonte, alimentando as propriedades de distribuição da largura do corpo. O olhar apoiado na linha do horizonte impede o desequilíbrio e ajusta o sistema vestibular a uma estabilidade que irá se propagar e unificar todos os conjuntos articulados. Somente atentos ao horizonte é que podemos saber se estamos jogando mais peso sobre um dos pés ou distribuindo-o de modo sadio. Esse rigor é estimulado em todos os exercícios propostos neste livro.

O olhar é ferramenta essencial durante qualquer atividade. Trava-se um diálogo entre os olhos, as mãos e os braços em um gesto, como se um fio invisível ligasse a ponta dos dedos ao foco de visão. Nas danças indianas e nos movimentos do *Tai chi chuan*, essa integração pode ser observada de modo bastante visível e quase didático. A mirada orienta os braços, operando como um contraponto a eles, como uma balança de compensações. Os passos podem estar dirigidos para outra direção, exercendo um fino equilíbrio entre as polaridades do corpo. Com o tronco dando suporte à cabeça e exercitando-se a antecipação do olhar para as mãos, alcança-se uma sincronia muscular capaz de construir unidade ao gesto.

Na outra extremidade se encontra outro norte sensorial a que devemos atentar e pesquisar, o já mencionado contato dos pés com o solo. Os pés são preensores. Isso significa que eles caminham agarrando o chão. Os dedos estão ativos, tanto na caminhada quanto em posição estática. Não estão quebrados para cima. Não perdem a função que tinham quando éramos bebês e costumávamos segurar objetos com eles. Certifique-se, no contato dos pés com o chão, de fixá-los bem, formando com os arcos transversais e longitudinais das solas uma ventosa que produzirá um vácuo e firmará os membros no solo, garantindo estabilidade. Em todos os movimentos, a almofada dos pés (metatarsos) e os dedos trabalharão mais do que o calcanhar, que deve estar leve, apenas encostado no chão em todas as ocasiões. Atente-se ao tempo e cuidados dedicados aos pés nos exercícios que se seguem.

De posse de um plano, estamos livres e seguros para navegar

Dividindo o nosso corpo em duas metades, passando pelo umbigo, está a linha mediana, separando um olho do outro, dividindo o tronco em dois pilares, partindo a bacia em dois quadris, segmentando uma perna da outra e indicando a posição dos pés. Nessa linha a força gravitacional exerce a sua pressão ao solo, contrapondo-se a uma resistência igual e contrária que projeta o corpo para o alto. Nas atividades da reestruturação do movimento, experimentaremos essa linha ao curvá-la em nossos enrolamentos e, estendendo-a, ao desencurvar, conferiremos unidade e solidez ao tronco e aos membros. O ser humano constrói a postura ereta a partir dessa experiência de se enrolar em seu eixo, um atributo exclusivo da espécie humana e que converge todos os sentidos para a parte anterior do organismo: mãos e pernas em contato com o mundo, olhos, ouvido, olfato e paladar.

Paralelos a esse fio mediano, os pilares laterais abrandam a força que os músculos das costas assumem na sustentação da verticalidade, preservando a autonomia das linhas horizontais do corpo. Assegurada a solidez das cinturas e salvaguardando a forma retangular da caixa frontal, consigo preservar a estabilidade da massa corporal ao me deslocar, impedindo que o tronco se lance para os lados no momento em que meus pés se despregam do solo em cada passo. No interior da caixa de contenção, formada pelos patamares dos quadris e ombros e pelos pilares laterais (paralelos à linha mediana), orientada pelo olhar e distribuída pelos pés, moldarei esse campo de transmissão de forças durante o movimento, associando esqueleto e músculos na formação livre do gesto orientado.

Sem os pilares laterais, torna-se maior o compromisso do eixo de estruturar a verticalidade do organismo. Sobrecarregada, a linha mediana perderá a capacidade de se dobrar e desdobrar, culminando em uma postura encarquilhada e enrijecida, destituindo o corpo da adaptabilidade ao espaço. Tornam-se mais salientes as curvas da coluna vertebral quando vistas de perfil. Essa compressão excessiva irá romper todos os componentes rotatórios do meu corpo, desmanchando os pequenos

CAPÍTULO 2   Navegar é preciso

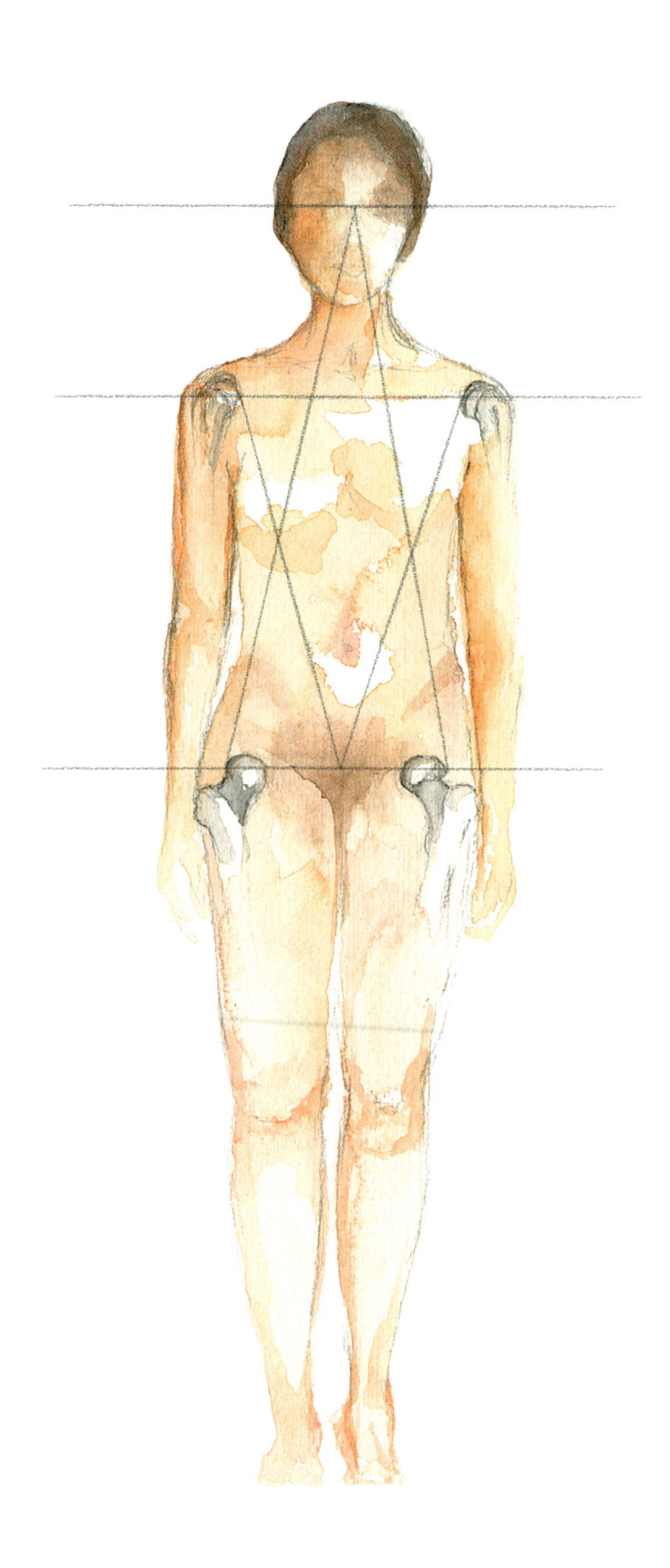

ajustes do que denominamos psicomotricidade fina. Sem os pilares laterais, não resta outra alternativa ao organismo senão agir como um monolito: o peso despencado sobre os calcanhares, o peito projetado como um pombo, as costas arqueadas para trás, comprimindo as vértebras e aproximando cabeça e quadris pela parte posterior.

A marcha bípede se realiza apenas em virtude da alternância, que precisará ser preservada a todo custo. Alternância entre a direita e a esquerda, entre a pressão de um pé e a de outro, entre a extensão de uma perna que pressiona o chão e a flexão de outra que busca o solo adiante, em revezamento cruzado com os braços pendulares que auxiliam na projeção do peso corpóreo. Nos braços, a alternância endossa um revezamento de funções: enquanto o direito oscila para a frente em resultado da pressão do pé contra o chão e dirige-se ao alcance de algo impalpável à frente, o outro pressiona a superfície para trás, impulsionando o movimento e oferecendo um importante contrapeso. Dessa forma, nenhum desequilíbrio, nenhuma preferência deverá marcar o corpo para não comprometer o livre fluxo dessa graciosa alternância.

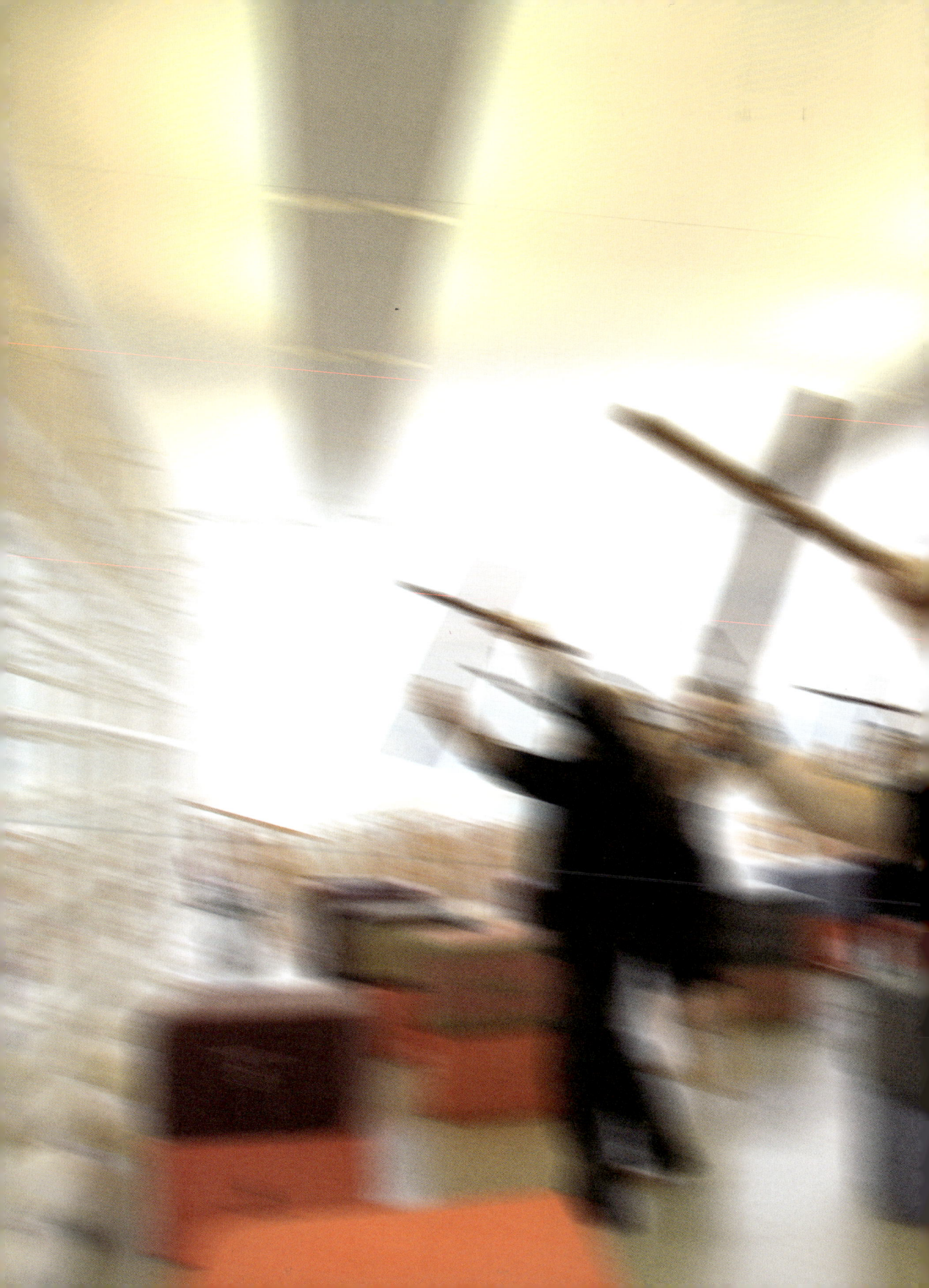

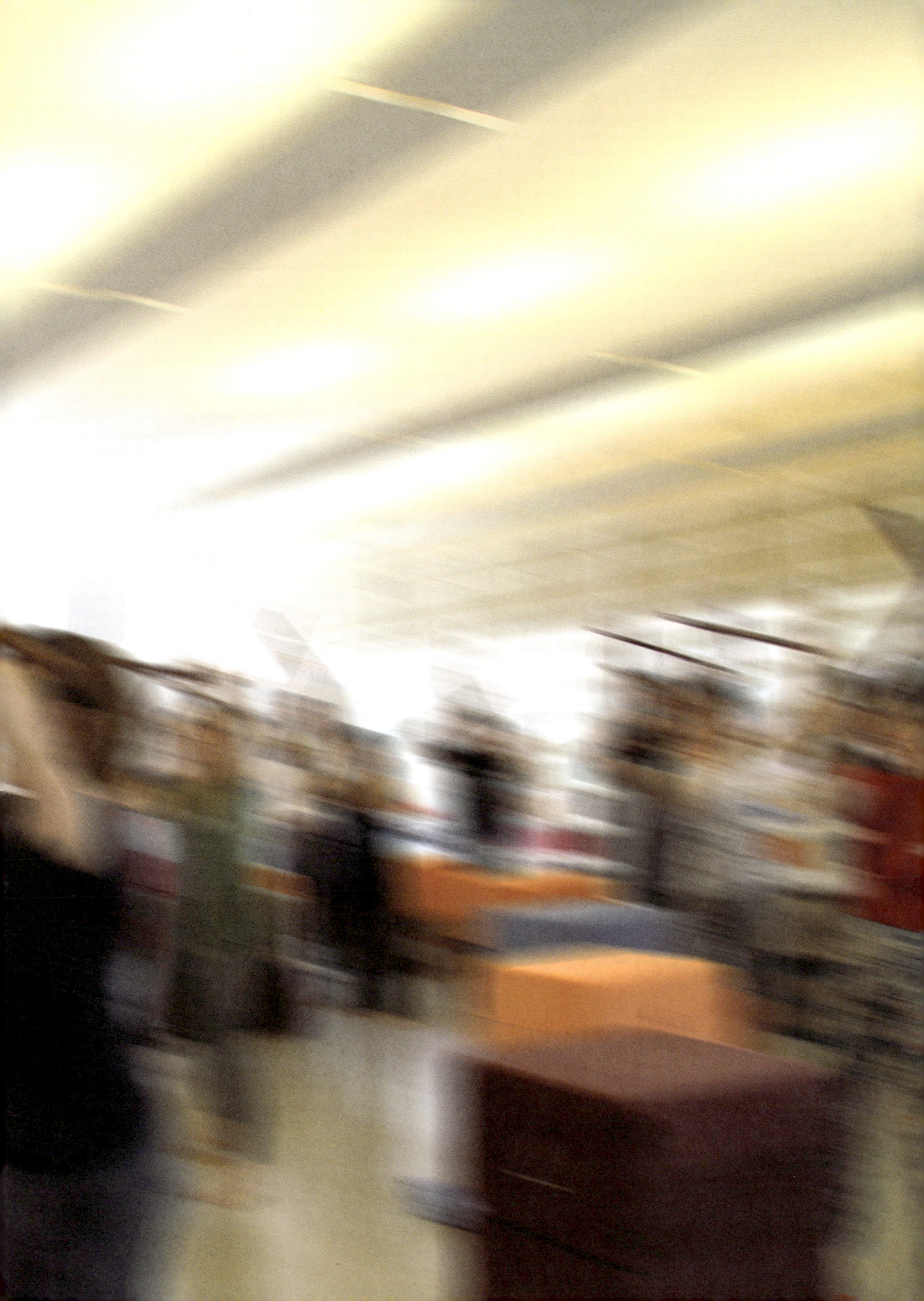

CAPÍTULO 3

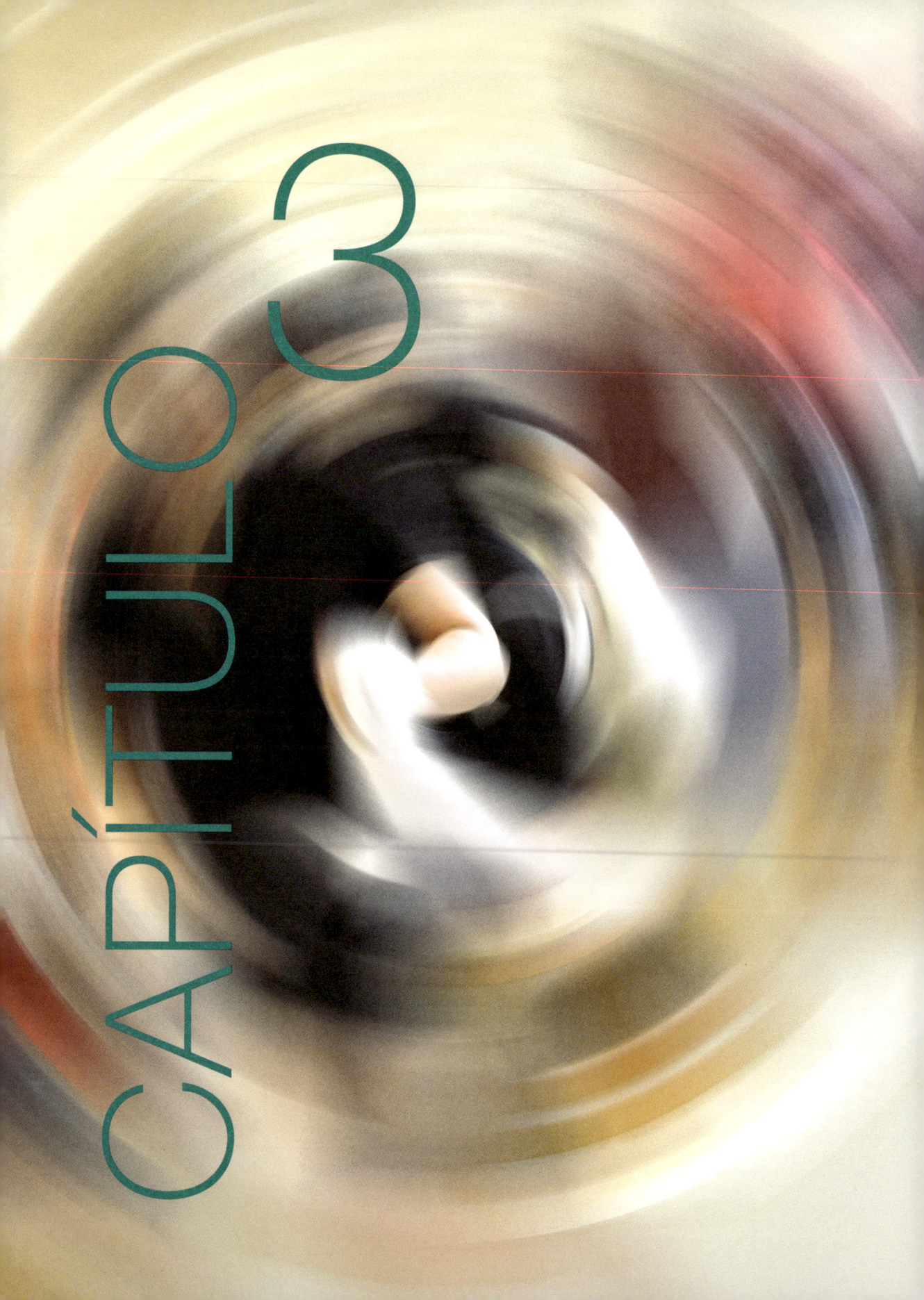

Em cada gesto, o infinito*

> O enigma consiste em meu corpo ser ao mesmo tempo vidente e visível. Ele, que olha todas as coisas, pode também se olhar, e reconhecer no que vê então o "outro lado" de seu poder vidente. Ele se vê vidente, ele se toca tocante, é visível e sensível para si mesmo.
>
> Merleau-Ponty

Ao esticar um braço em busca de algo à minha frente, percorro um trajeto no espaço e levo uma determinada fração de tempo para fazê-lo. No mesmo instante em que testemunho a deflagração deste movimento — em que vejo meu braço avançando — sou tomado por outras sensações: a posição das articulações dos dedos, do punho, do cotovelo e do ombro se modifica; o comprimento e a contração dos músculos e do braço se alteram; a pele estica em alguns pontos e enruga em outros. Todas essas informações (posição, estiramento, pressão) são detectadas por sensores específicos processados no sistema nervoso, contribuindo para a construção de uma imagem do corpo, de sua forma e de seu movimento. Essa sensibilidade profunda, procedente das articulações, dos músculos e ossos, garante a consciência de uma forma e de um volume. A pele é a fronteira continente, é o que delimita esse volume.

* Colaboração: Juliana Storto

CAPÍTULO 3 Em cada gesto, o infinito

O bebê vem ao mundo com uma percepção muito difusa de seu corpo e do mundo que o cerca. À medida que é tocado, carregado, contido, um limite muito concreto se estabelece entre seu corpo e o corpo do outro. Aos poucos ele passa a conquistar os próprios contornos. Os movimentos, inicialmente reflexos e imprecisos, gradualmente permitem a construção da percepção de formas e volumes. A dinamicidade de seus membros, ora distanciando-se de seu corpo, ora aproximando-se, dá a ele indicações sobre o espaço; as mudanças na velocidade desses movimentos brindam-lhe com a noção do tempo. É graças a experiências concretas, vividas pelo corpo, que o bebê poderá se individualizar, entrando em relação com o espaço e com aqueles que o cercam.

Esse processo de experimentação pelo movimento é intenso e primordial para o desenvolvimento do bebê no seu primeiro ano de vida. Fundamenta-se nas aquisições sensoriais, no repertório de experiências dinâmicas que ele acumula e sintetiza. À medida que o sistema nervoso se desenvolve, porém, os gestos voluntários passam a reger nossas atitudes. Mediados por motivações e objetivos, distanciam-se do puro deleite que as sensações corpóreas suscitam. Mesmo assim, o sensorial continua sendo a base para a construção de toda a nossa motricidade. Sem ele, quebraríamos o cálice ao tentar pousá-lo na mesa, ou derramaríamos sobre nós o vinho contido nele. Por que então, quando pensamos em exercício, não nos ocupamos de manter essas funções vívidas e acessíveis?

A esfericidade do corpo humano

Ao imaginarmos um bebê, logo nos ocorre a figura de um enrolamento. O que melhor traduz a ideia de maternidade se não a mãe, que, arredondando-se, envolve o seu filho com um enlace protetor de acolhimento?

O enrolamento permite que a criança se dê conta da própria existência: uma das mãos se aproxima da outra enquanto o olhar acompanha, uma a uma, todas as descobertas; os pés esbarram um no outro e, com o tempo, as mãos os apanham e trazem para a boca. Quem nunca viu um bebê, feliz da vida, chupar o dedão do pé? São esses gestos voltados para o centro que permitem que ele se sinta como uma unidade. Eles também permitem uma ampla gama de movimentos que, cruzando a linha mediana, engendram os deslocamentos em torção. É a partir de gestos realizados nesse universo da flexão que o bebê descobre a possibilidade de um eixo. "O corpo é orientado para dentro", afirmam Piret e Béziers[1]. E, de fato, é enrolando-se diante de si, dobrando o corpo e ligando os pontos de articulação, como um tatu-bola, que o bebê adquire ciência de existir.

Tomemos o banal exemplo de um almoço. Ao me preparar para comer, organizo o prato, os talheres e o alimento à minha frente em relação ao centro do meu corpo. Ao cozinhar, tecer, escrever ou manipular uma ferramenta qualquer, minhas mãos tendem a se aproximar, trabalhando em solidariedade, sempre defronte do corpo e acompanhadas pelo meu olhar. Ao me vestir, aproximo o pé das mãos para colocar a meia e o sapato, e nesse gesto reconheço uma atitude de enrolamento. Ao caminhar, quase sempre me desloco para a frente. O movimento alternado e contínuo de meus braços e pernas me informa o tempo todo de uma centralidade corporal. Quando alguém me chama pelo nome, volto-me para a direção de onde brotou o chamado, e meus braços imediatamente se organizam diante do corpo, acompanhando o sentido do olhar.

O ato de aproximar mãos, pés, bacia e cabeça produz uma força em direção ao centro. Todo o movimento humano acontece nesse percurso entre o enrolamento e o retorno ao eixo, sem que nesse retorno se perca a força que provocou o enrolamento. É essa característica da motricidade que dá ao corpo e ao seu movimento as características de coesão, concentração e segurança. Ela possibilita a sensação de unidade e de bem-estar. São as esfericidades do gesto humano.

Você já pensou em como nosso corpo e nossos gestos são redondos?

Costumamos conceber a coluna vertebral como uma estrutura reta quando, na verdade, ela é feita de curvas. Idealizo movimentos rijos e lineares para meus braços e pernas, esquecendo-me de que os ossos são torcidos e minhas articulações, cheias de côncavos e convexos. Procuro assumir uma postura ereta, mas meu tronco é um cilindro, delimitado pelas costelas, todas curvilíneas e torcidas em seus próprios eixos.

Nos braços, o infinito

A mão que avança até a maçaneta de uma porta percorrerá no espaço um gesto puramente linear? A partir de qual articulação transcorre o

---

[1] Suzanne Piret; Marie Madeleine Béziers, *La coordination motrice: Aspect mecanique de l'organisation psycho-motrice de l'homme*, Paris: Masson, 1971.

movimento de rotação necessário ao girar da maçaneta? Na verdade, tanto o movimento de dirigir o braço à frente quanto o de girar a maçaneta são carregados de esfericidades: pequenos componentes rotatórios medeiam a relação entre ombro e mão, entre a flexão e a extensão. Eles acontecem entre as falanges dos dedos, nos pequenos ossinhos que formam a palma das mãos, no punho, no cotovelo e no ombro.

No braço, dois elementos em especial possuem a função de rotação: as mãos e os ombros (a articulação do úmero com a escápula). Essa função está inscrita em sua forma: o úmero, com sua cabeça esférica, revolve-se na superfície articular da escápula nas três dimensões do espaço; e a mão, embora formada por pequenos ossinhos, organiza-se funcionalmente em forma de esfera, com dois arcos bem construídos, formando uma abóbada[2].

Essas duas esferas se opõem em suas rotações, construindo ao longo de toda a extensão do membro um estado de tensão, um tônus responsável pela manutenção do desenho anatômico. Com o exemplo da toalha mencionado no capítulo anterior, fica mais fácil entender como isso se dá. Ao torcer uma toalha, giramos suas extremidades em sentidos contrários. Ao fazê-lo, provocamos uma tensão no tecido a ponto de dobrá-lo.

O mesmo se passa com o braço: alternando a rotação interna do úmero com a rotação externa da mão, constatamos a irrupção de um tônus muscular que dá ao membro seu presente alinhamento (veja ilustração na página 67).

Entre o movimento de estender o braço para pegar um objeto e o de trazê-lo de volta para mim, acontece uma passagem entre uma atitude de extensão, necessária para alcançar o objeto, e uma atitude de flexão, necessária para aproximá-lo de mim. Podemos nos perguntar aqui: será essa passagem uma interrupção? Entre a extensão do braço e sua flexão, haverá uma quebra ou uma continuidade?

Se observarmos mais detidamente esse gesto, ou se o repetirmos várias vezes seguidas, veremos que essa transição não apenas é desprovida de quebra ou interrupção, como chega a descrever no espaço uma linha esférica, em forma de elipse[3]. A mão comanda o gesto e, em algum

---

2 Para mais detalhes recomendamos a leitura do capítulo 5 do livro Ivaldo Bertazzo, *Cérebro ativo — Reeducação do movimento*, São Paulo: Edições Sesc SP/Editora Manole, 2012.
3 *Idem, ibidem*, p. 147 (ilustração).

ponto do meu trajeto de extensão, uma ação flexora começa a operar, dando início ao arco do movimento, para completar a esfericidade. Mesmo durante o movimento de extensão, os músculos da flexão estão em funcionamento para dar uma contenção ao movimento de extensão; da mesma forma, no retorno, os músculos da extensão regulam o comprimento e a intensidade da ação flexora. Alternando funções, os músculos ora se encarregam do impulso, ora o contêm. Um músculo pondera e afina o deslocamento liderado por outro. Alinhados, complementam-se harmoniosamente.

Em cada passo, o infinito

Da mesma forma que o movimento essencial do braço é a preensão, o movimento primordial da perna é o passo, o desenrolar da marcha — e, nisso, a sustentação do peso do corpo na posição em pé.

É muito comum que o entendimento equivocado dessas ações nos faça crer que elas aconteçam num único plano, entre a extensão e a flexão: ou minhas pernas estão estendidas, quando estou em pé, como duas estacas verticais, ou se flexionam como uma dobradiça, encurtando-se.

Na verdade, vemos nas pernas uma organização muito parecida com a dos braços, que se evidencia na constituição torcida dos ossos e dos músculos: o fêmur, osso da perna, com sua cabeça esférica, articula-se com a concavidade articular do osso da bacia, manifestando sua mobilidade em todas as direções do espaço. Do mesmo modo que a mão, o pé se compõe de vários ossinhos e se organiza na forma de abóbada, com arcos que lhe garantem a possibilidade de adaptação em mínimas torções, além da força de sustentação, do impulso e do amortecimento necessários ao passo.

Desse modo, em um simples passo todo um universo tridimensional se apresenta. A cabeça do fêmur roda para fora e flexiona em relação ao osso da bacia. O pé se coloca à frente, em flexão, próximo da linha mediana, pela rotação interna (adução) da tíbia. Logo, inicia seu trajeto em direção ao solo, onde funcionará como apoio para que a perna se organize em extensão.

Como no exemplo da toalha, a cabeça do fêmur e os pés funcionam como os dois polos de força, nos quais as rotações em sentido contrário geram um tônus, que se mantém, seja na flexão, seja na extensão (veja ilustração na página 67). O desenho da perna, o alinhamento entre ossos

CAPÍTULO 3   Em cada gesto, o infinito

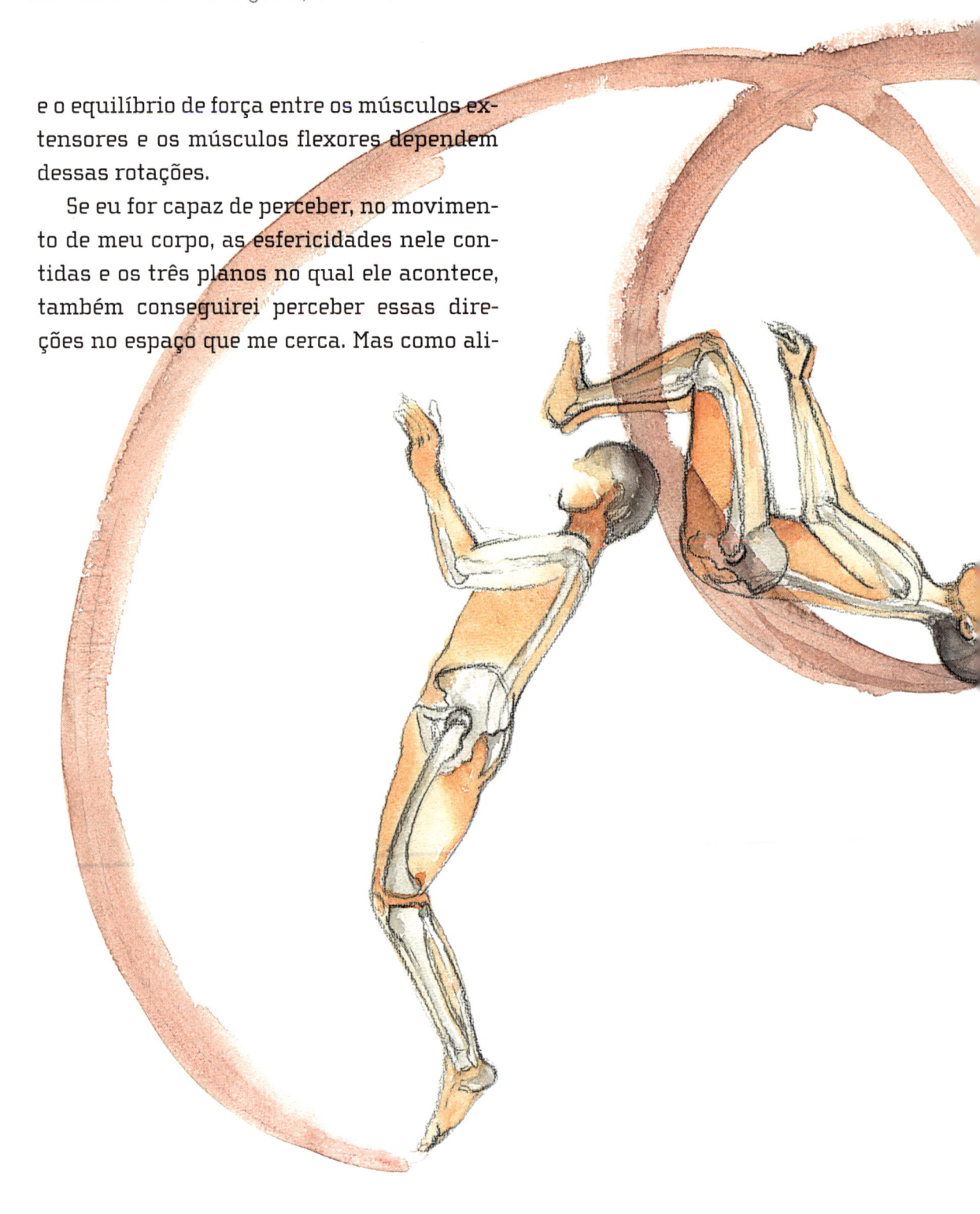

e o equilíbrio de força entre os músculos extensores e os músculos flexores dependem dessas rotações.

Se eu for capaz de perceber, no movimento de meu corpo, as esfericidades nele contidas e os três planos no qual ele acontece, também conseguirei perceber essas direções no espaço que me cerca. Mas como alimentar essas direções em nosso cotidiano, se os exercícios que aprendemos não levam em consideração as leis da coordenação motora, restritos que ficam ao plano bidimensional e segmentário? Precisamos modificar nosso entendimento da forma do gesto, para então conceber uma nova maneira de exercitá-lo. Basta observar um corredor, um arremessador de peso, uma pessoa modelando um vaso em um torno para constatar que os exercícios usuais pouco preparam o corpo para a complexidade articular e muscular (mecânica) inerente a essas atividades.

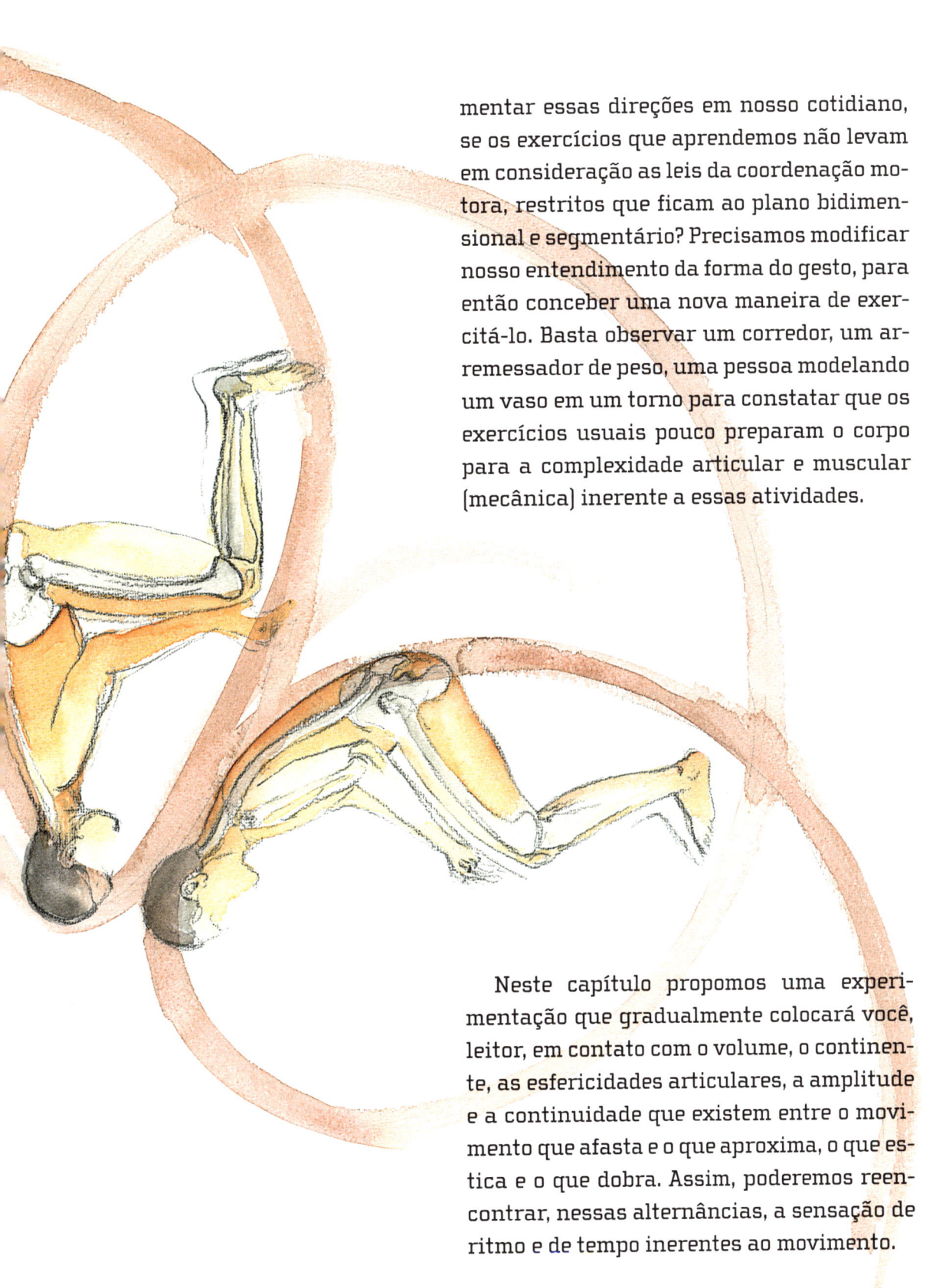

Neste capítulo propomos uma experimentação que gradualmente colocará você, leitor, em contato com o volume, o continente, as esfericidades articulares, a amplitude e a continuidade que existem entre o movimento que afasta e o que aproxima, o que estica e o que dobra. Assim, poderemos reencontrar, nessas alternâncias, a sensação de ritmo e de tempo inerentes ao movimento.

ATIVIDADE I
A PELE INFORMA AS DIREÇÕES MUSCULARES

A pele é um meio privilegiado de condução dos sentidos. Ativar a pele, orientando-a sobre a intenção e direção do movimento, será para nós uma fundamental etapa preparatória para todos os exercícios que seguem. Dessa forma, o músculo acionará a alavanca óssea com muito mais propriedade. Utilizando o estímulo da pele a nosso favor, colaboramos para a adequada associação entre forma e função, despertando a consciência condutora do movimento e trazendo à baila uma exploração dos pormenores de nossas atividades cotidianas. Por exemplo: de que maneira conduzo a faca para descascar a laranja; ou como firmo a chave de fenda na fissura do parafuso para girá-lo? É vasto o universo adaptativo do corpo aos objetos que manipulamos, às superfícies onde o corpo se apoia, aos planos onde se deslocam os nossos segmentos corporais.

Fricção e escovação, ao mesmo tempo em que estimulam a sensibilidade articular[1], constroem a percepção dos distintos desenhos que o corpo assume durante seu funcionamento, ativando a circulação de sangue local e a expansibilidade das fibras musculares[2].

É com esse intuito que, neste capítulo, faremos uso da toalha. Ao deslizá-la pela superfície do corpo, esperamos despertar o sentido espacial da região friccionada. Em seguida, comprimindo-a contra o corpo, provocaremos uma torção de todo o conjunto envolvido: pele, músculos, ossos. Assim, estaremos indicando uma direção ao movimento, induzindo segmento por segmento por meio de torções ou trações. Como poderemos observar, solicitaremos que se imprima internamente uma força contrária, encaixando as articulações concernentes, conduzindo a força muscular e modelando um novo desenho corporal.

---

1 Ivaldo Bertazzo, *Corpo vivo — Reeducação do movimento*, São Paulo: Edições Sesc SP, 2010, pp. 42-43.

2 *Idem, Cérebro ativo — Reeducação do movimento*, São Paulo: Edições Sesc SP/ Editora Manole, 2012, pp. 225-232.

Desse modo, a toalha não serve apenas para estimular a circulação e oferecer um sentido por meio do atrito da pele com o tecido. A força de resistência à pressão da toalha, exercida por nossos músculos, provoca um deslocamento da alavanca óssea, ensinando o corpo a atuar contra a gravidade. Ao comprimir a toalha contra o tórax enquanto soltamos o ar dos pulmões, a resistência ao afundamento das costelas irá garantir que elas não percam volume. A reação isométrica contra a pressão da toalha produz uma ação muscular excêntrica que incorpora comprimento e tônus ao movimento, ampliando o volume do tórax. Ao mesmo tempo, a informação tátil da toalha contra a pele define um contorno para o corpo e confere limites e continência.

Dessa forma, nossa estratégia se inicia pela indicação dos contornos pela toalha. Em seguida, propomos informar a direção do movimento ao segmento concernente. E então, sobre uma articulação, imprimir trações deformantes e exigir que esse segmento, integrado ao conjunto corporal, lute contra o peso e a dismorfia.

Nas ilustrações dos exercícios, atente para os traços e setas em preto, que indicam a ação, o movimento provocado, um deslocamento espacial. Em vermelho, são forças que se opõem ao movimento provocado. Em verde, veremos com clareza as forças resultantes que estimularão a modificação do desenho corporal.

DESCRIÇÃO DOS EXERCÍCIOS

OBJETIVO Aplicaremos a fricção da toalha na pele para estimular direções musculares, diminuir eventuais retrações e estimular a sensibilidade.

MATERIAL Utilize uma toalha de banho cortada ao meio no sentido longitudinal. O resultado será uma tira comprida. A que utilizamos tem 1,90 m por 30 cm. Um banco sem encosto com 40 cm de altura.

EXERCÍCIO 1

Preparação

Em pé e com os pés paralelos, distribua bem o seu peso. Posicione a toalha por trás da nuca, na transição entre o crânio e o pescoço. Aí estão localizadas as duas primeiras vértebras cervicais. Segurando a toalha com as duas mãos, mantenha-a bem esticada, abrindo os braços à frente do corpo.

Execução

1. Exerça uma sutil pressão contra a nuca. Tracione a toalha ligeiramente para cima, produzindo alongamento e contração que descomprimem a nuca. Mantendo essa tração e com o intuito de aquecer a região e acordar os músculos, faça inicialmente uma rápida fricção de um lado para outro. Atenção! São as mãos que realizam esse movimento de fricção, não os ombros. Tanto eles quanto o tronco e a cabeça precisam estar imóveis.

2. Partindo da mesma posição, tracione a toalha lentamente para o lado direito, estendendo o braço direito e flexionando levemente o esquerdo. A cabeça permanece imóvel, mantendo a resistência contra a toalha. O braço esquerdo permite o deslocamento, retesando a toalha como a corda de um arco.

Sequência

Repita a mesma tração para o lado esquerdo, agora resistindo com a mão direita.

Observe

A toalha estimula a nuca e ativa a região cutânea. A cabeça também trabalha para se manter alinhada ao tronco, realizando uma contenção à força da toalha.

1

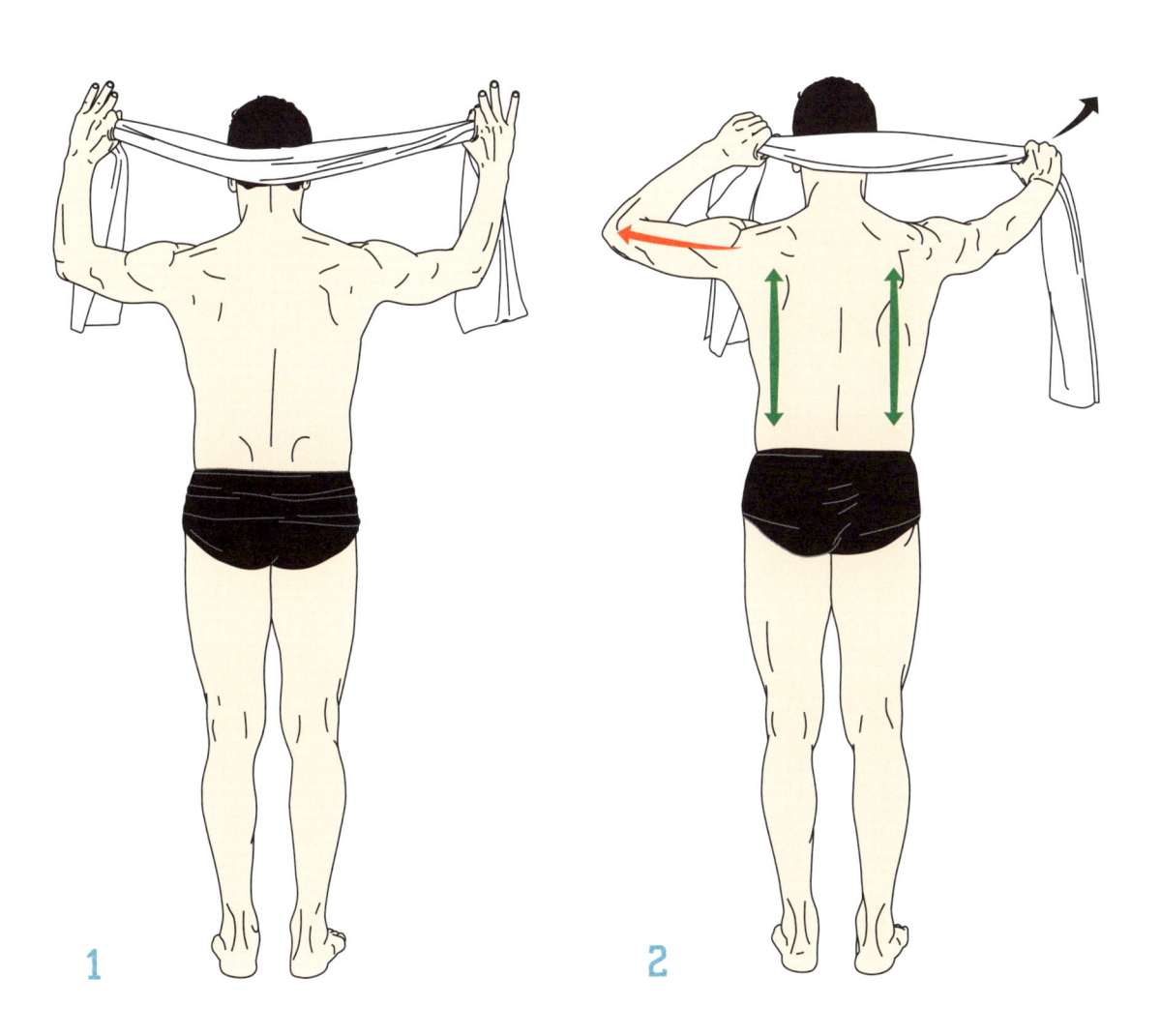

2

85

EXERCÍCIO 2

Preparação

Mude a posição da toalha, colocando-a na parte mais baixa do pescoço, logo acima dos ombros. Nessa região, é comum encontrarmos uma saliência ou calombo que nada mais é do que as vértebras da coluna que, com o tempo, deslizaram para trás, comprimidas pela cabeça. É como se o crânio estivesse sentado sobre o tronco. Da mesma forma que no exercício anterior, garanta que a toalha esteja bem esticada e que pressione a área de contato. Mantenha os braços abertos e à frente de seu corpo. A cabeça não pode avançar.

Execução

1 Realize uma fricção, tracionando rápida e alternadamente a toalha para a direita e para a esquerda.

Sequência

Mantendo um ritmo e estabilizando cabeça, ombros e tronco, realize esse movimento por um ou dois minutos. Descanse e repita três vezes.

Observe

A fricção da toalha deve aquecer e ativar a região. Procuramos, assim, minimizar as fibrosidades teciduais aí existentes.

1

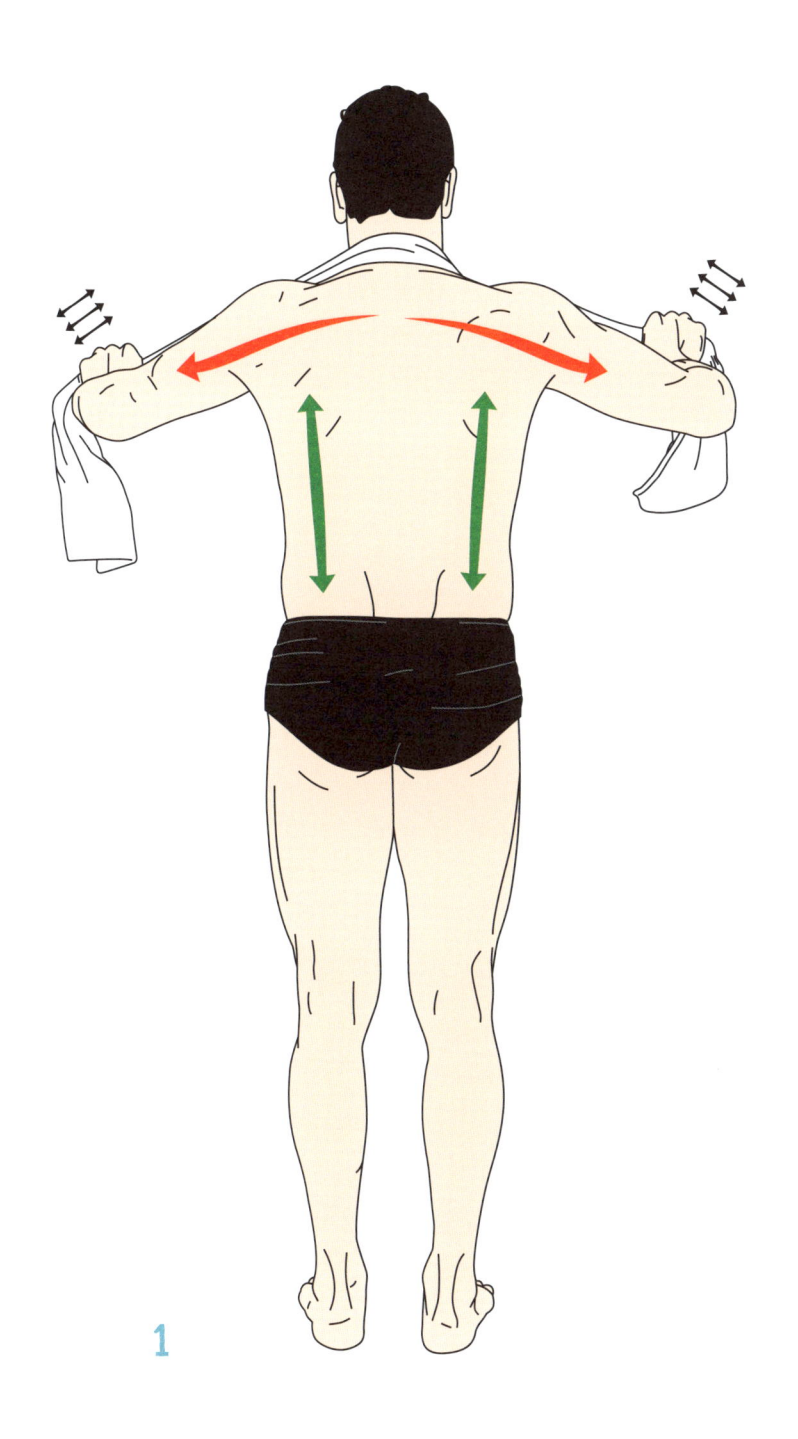

CAPÍTULO 3   Em cada gesto, o infinito   ATIVIDADE I

EXERCÍCIO 3

Preparação

Posicione a toalha em torno dos ombros, na altura das escápulas. A imagem ilustra como segurar as extremidades do tecido, que contorna o ombro e é firmado entre o polegar e o indicador. Tracione cada uma das pontas para os lados e para a frente, mantendo a toalha bem esticada e preservando o comprimento dos braços e os cotovelos para fora. Você verá que o braço precisa fazer uma força contra a toalha para se manter aberto. Sinta bem o contato das escápulas com a toalha. As costas oferecem resistência.

Execução

1 Vibre a toalha com movimentos rápidos e firmes, mantendo estáveis as articulações das escápulas e dos ombros. Essa vibração irá aquecer e conferir elasticidade à pele.

2 Puxe a toalha com a mão esquerda, alongando esse braço enquanto flexiona o braço direito. Mantenha o cotovelo direito apontado para fora e resista à tração da toalha para a esquerda. O olhar se dirige para a mão esquerda e a cabeça segue orientada para o horizonte. Mantenha o peso do corpo distribuído entre os pés.

Sequência

Repita o mesmo movimento para a direita. Realize o ciclo completo algumas vezes, alternando os lados. Ao tracionar o braço, expire o ar pela boca, emitindo um som de S. Depois, inspire sentindo a resistência do braço direito contra a toalha.

Observe

O alongamento do braço esquerdo se opõe à resistência que o braço direito realiza contra a pressão da toalha e na mão. O resultado é a sensação de largura do tronco e da cintura escapular. A manutenção do peso bem distribuído entre os dois pés também favorece essa sensação de largura.

89

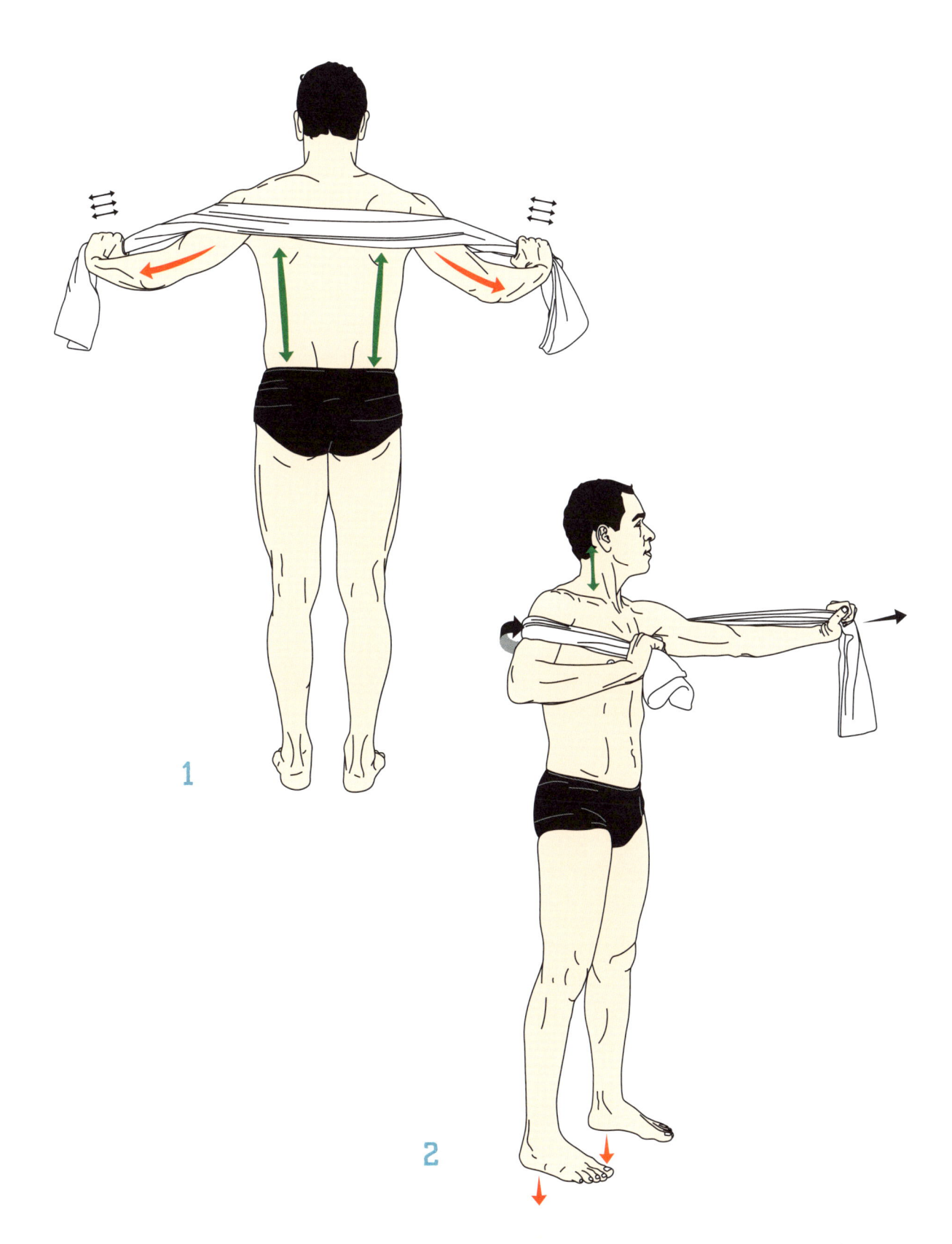

CAPÍTULO 3   Em cada gesto, o infinito   ATIVIDADE I

EXERCÍCIO 4

Preparação

Afaste um pouco os pés, que continuam paralelos. Flexione o tornozelo, levando a canela à frente. Cuide para não soltar o peso do corpo sobre os pés relaxados, para não sobrecarregar os joelhos: pense na pressão que os pés fazem contra o chão, em resposta ao peso que recebem. A toalha descerá até contornar as costas na altura do diafragma, como mostra o desenho.

Execução

1. Esfregue a toalha em movimentos laterais curtos e rápidos, estabilizando tronco e ombros. Mantenha a toalha bem esticada pela força dos braços, atentando para o contato com a pele. Observe que, se você ceder à pressão da toalha, as costelas afundam. Não se esqueça da resistência: as costas pressionam a toalha, a toalha empurra as costas. Assim, mantém-se o volume das costelas.

2. Expirando devagar pela boca, puxe lentamente a toalha com o braço direito, enquanto desloca sua bacia para esse mesmo lado. Como no exercício anterior, o cotovelo esquerdo, apontado para fora, flexiona-se, mantendo a toalha bem esticada.

Perceba a tração que a toalha exerce sobre sua pele. Mantenha-se nessa posição e inspire lentamente.

Sequência

Repita a mesma tração para o lado esquerdo, expirando durante o deslocamento e inspirando na permanência da posição. Refaça o ciclo completo quatro vezes, atentando sempre ao trabalho da respiração.

Observe

O deslocamento é da bacia, não do tronco. Ao deslocar lateralmente a bacia, o peso do corpo é transferido para esse lado, aumentando a pressão no pé. O tronco acompanha o deslocamento da bacia, mantendo-se alinhado a ela numa linha vertical. Ao inspirar, sinta ampliar o volume na lateral do tronco que está em contato com a toalha. *A cabeça não pode inclinar-se.*

1

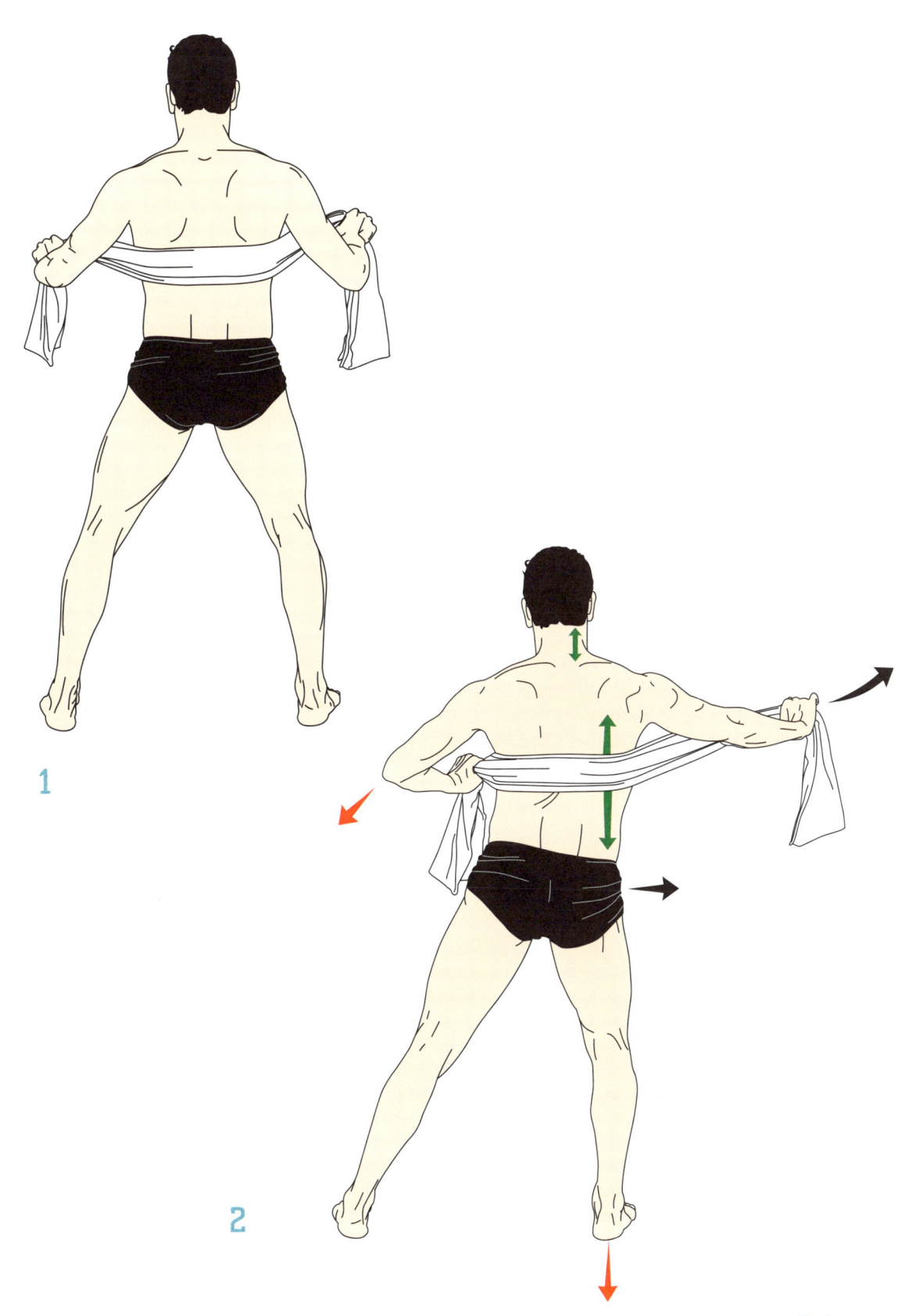

2

91

EXERCÍCIO 5

Preparação

Permaneça com a toalha em torno das costelas inferiores, os pés pressionando o chão, afastados e paralelos, e os tornozelos flexionados.

Execução

1 Expirando entre os dentes, desloque a bacia para o lado direito, ao mesmo tempo em que os dois braços tracionam a toalha no sentido contrário, girando o tronco. À medida que o peso se desloca para a direita, o tornozelo se dobra e o pé empurra o chão. Já a perna esquerda ficará bem esticada, mantendo toda a sola do pé em contato com o solo.

A tração na toalha exercerá uma pressão na lateral direita de suas costelas, que por sua vez exercem resistência contra a toalha. Mantenha-se nessa posição e inspire lentamente pelo nariz, sem fazer esforço e percebendo o volume que se cria na lateral direita do tórax, onde a toalha exerce a pressão (ver detalhe).

Sequência

Repita devagar a mesma sequência para o lado esquerdo, experimentando com cuidado o deslocamento da bacia, a força resultante na perna e a tração da toalha. Depois, alterne entre um lado e outro, expirando durante o deslocamento e inspirando contra a pressão da toalha, sem estufar o peito nem a barriga.

Observe

A torção do tronco é um movimento global e não se limita à coluna vertebral. É a projeção da mão direita em direção ao lado esquerdo que conduz essa torção, acompanhada pelas escápulas e pelas costelas, enquanto a bacia tenta manter-se voltada para a frente. A oposição entre a bacia e o tronco amplia o espaço entre o osso da bacia e as costelas inferiores, favorecendo a ação de músculos muito importantes para a estabilidade lateral do tronco.

1

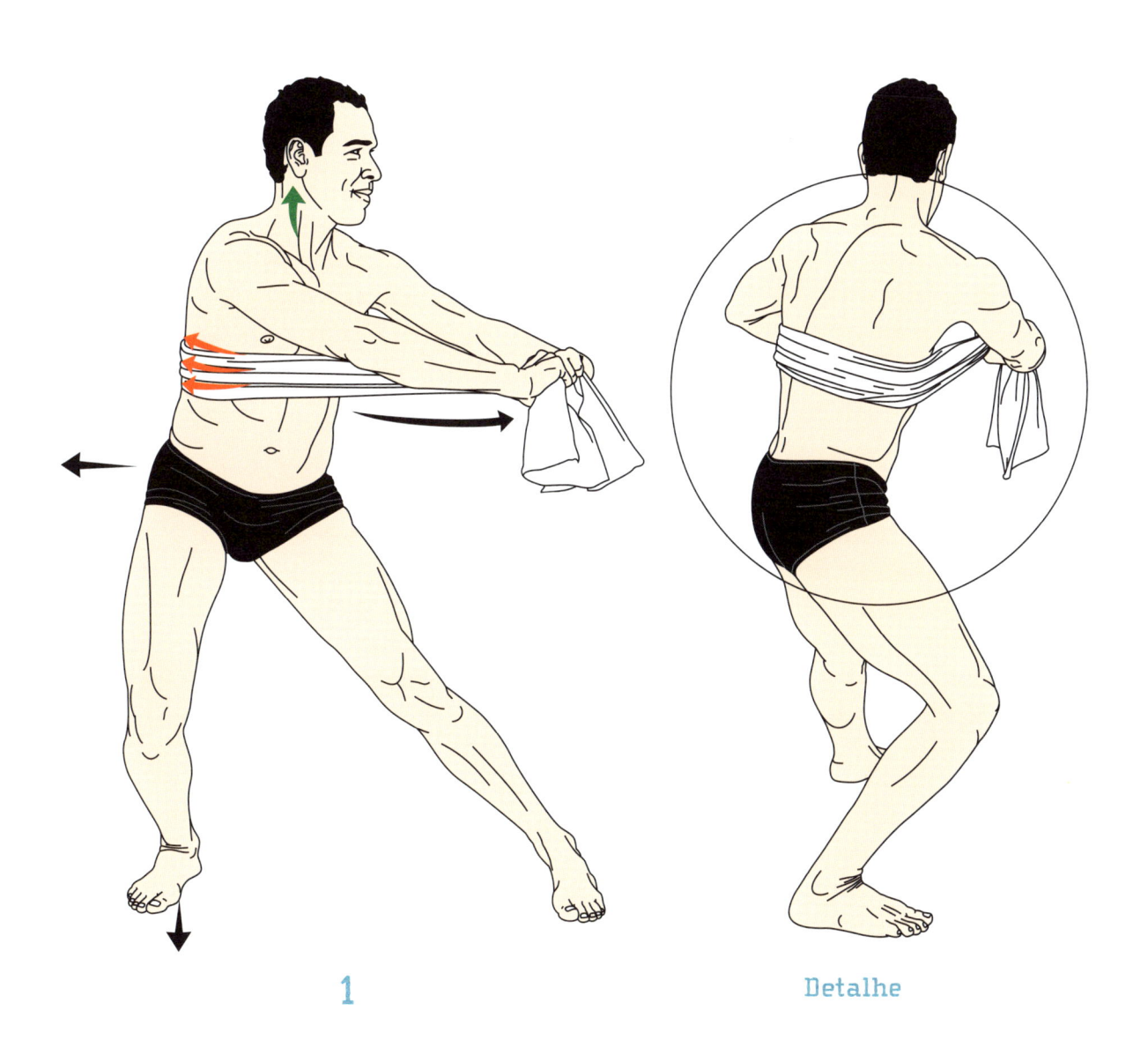

Detalhe

CAPÍTULO 3   Em cada gesto, o infinito   ATIVIDADE I

EXERCÍCIO 6

Preparação

Posicione a toalha na região lombar, entre a coluna e a bacia, e mantenha-a tracionada com as mãos. Coloque o pé direito à frente do corpo e o esquerdo atrás.

Execução

1. Expire devagar e transfira o peso do corpo para a frente e sobre o pé direito, enquanto traciona a toalha adiante com a mão esquerda. A mão direita oferece resistência. Lembre-se da pressão que o pé exerce contra o chão, enquanto a tíbia avança um pouco, e mantenha a força do calcanhar esquerdo no solo. Você sentirá que a toalha irá ativar a porção esquerda da lombar, puxando-a para a frente. Resista e inspire devagar, a fim de manter e ampliar o volume nessa região.

2. Agora, desloque seu peso para o pé esquerdo, que está atrás, dirigindo a bacia para essa direção. Ao mesmo tempo, solte o ar devagar e tracione a toalha com a mão direita, esticando esse braço. Aplique a resistência antagônica da mão esquerda para manter a toalha esticada. Observe que a pressão da toalha empurrará sua lombar para a frente. Resista, para manter a força nessa região e a estabilidade da curvatura, e inspire ampliando o volume nessa região.

Sequência

Repita quatro vezes o movimento, alternando o peso entre os pés e cuidando da respiração. Em seguida, realize a mesma sequência, agora com a perna esquerda à frente e a direita atrás.

Observe

Enquanto transfere o peso de um pé para outro, constate se o deslocamento ocorre apenas no sentido ântero-posterior. Não deve acontecer nenhuma rotação ou inclinação da bacia ou do tronco, o que exigirá um grande controle das pernas e do apoio de seus pés no chão.

1

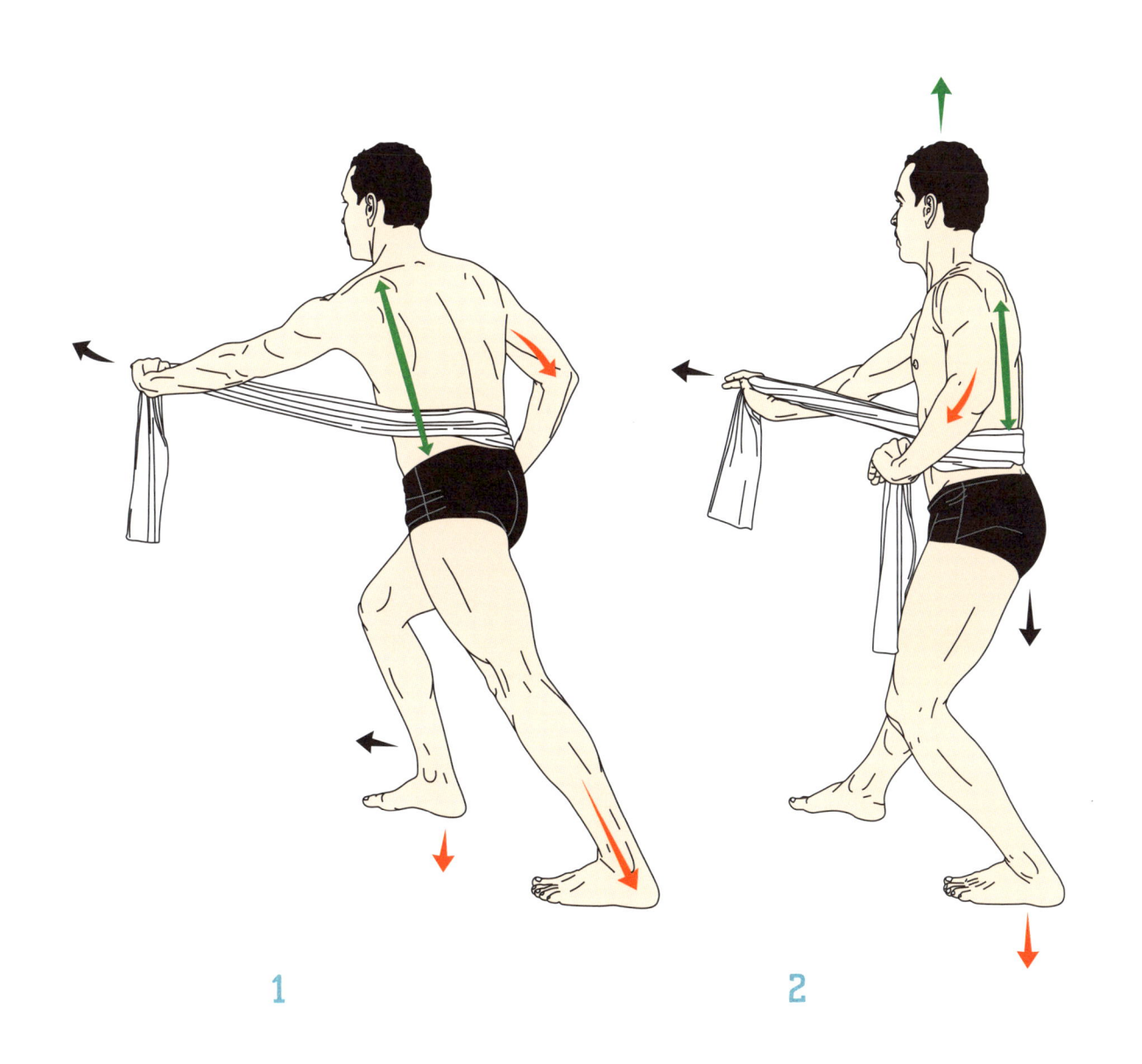

2

95

EXERCÍCIO 7

Preparação

Apoie as costas em uma parede, avançando os pés uns 30 cm à frente. Desça um pouco o tronco, sustentado integralmente pelos pés, firmes no chão. Verifique se toda a bacia, a coluna lombar e a caixa torácica estão em contato com a parede.

Execução

1. Passe a toalha por trás das coxas e segure as pontas com as mãos. Com a toalha bem esticada, puxe-a com a mão direita para cima e para o lado, mantendo uma resistência com a mão esquerda, que está mais perto da perna.

2. Tracione então a toalha com a mão esquerda, para cima e para o lado, resistindo agora com a mão direita.

Sequência

Alterne a tração da toalha de um lado para outro, começando perto da bacia e descendo aos poucos até os joelhos, a fim de estimular toda a extensão da coxa. Repita algumas vezes esse percurso até sentir a região desperta e mobilizada.

Observe

A fricção ritmada aquece os músculos e mobiliza suas fibras, favorecendo ganho de elasticidade. A musculatura posterior das coxas é muito exigida quando ficamos em pé e encurta-se com facilidade. Ela precisa ser constantemente aquecida e estimulada.

1

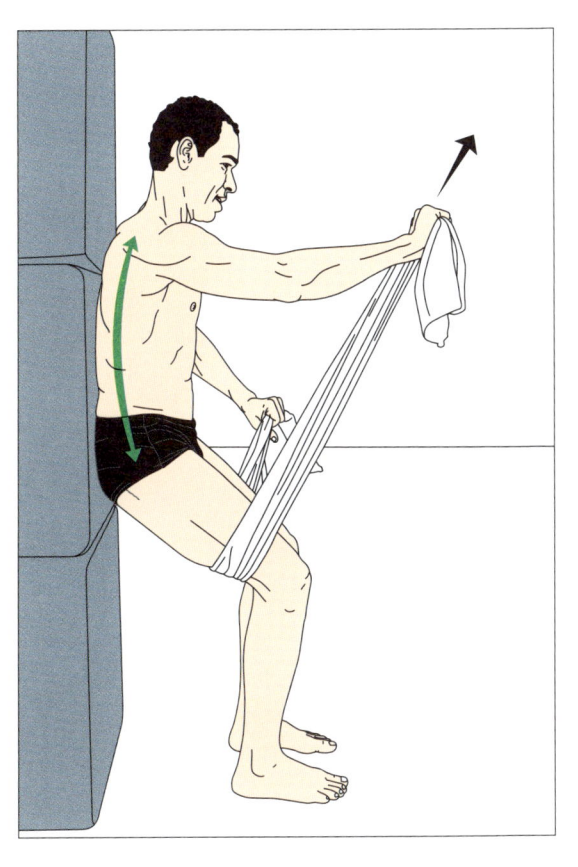

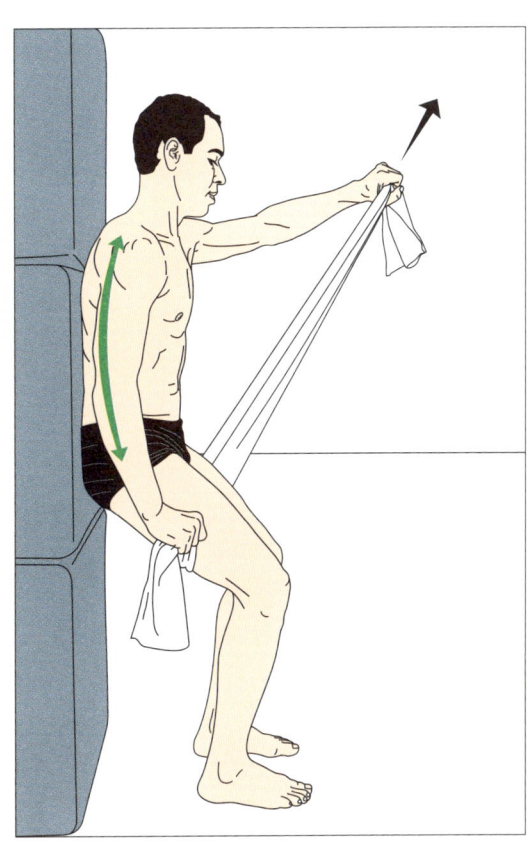

2

97

EXERCÍCIO 8

Preparação

Na mesma posição, apoie apenas os calcanhares no solo, mantendo o peito dos pés suspensos, sem empinar os dedos (em *dorsiflexão*, portanto). Caso sinta necessidade, use um colchonete sob os calcanhares. Você sentirá que, para manter essa posição, os potentes músculos da tíbia se contraem. São esses os responsáveis pela flexão da perna durante o passo, bem como pelo bom equilíbrio muscular, já que é essa força que regula a contração excessiva dos músculos posteriores, mantendo seu comprimento ideal.

Execução

1. Posicione a toalha abaixo dos joelhos; tracione a extremidade direita para cima e para o lado, mantendo uma resistência com a mão esquerda.

2. Tracione a toalha agora com a mão esquerda, para cima e para o lado, mantendo-a esticada pela resistência da mão direita.

Sequência

Repita a massagem realizada na coxa, alternando a tração da toalha de um lado para outro, começando logo abaixo do joelho e descendo progressivamente até o tendão de aquiles. Repita ao menos três vezes esse percurso.

Observe

Sinta como a batata da perna se aquece e os músculos dessa região ficam mais elásticos.

1

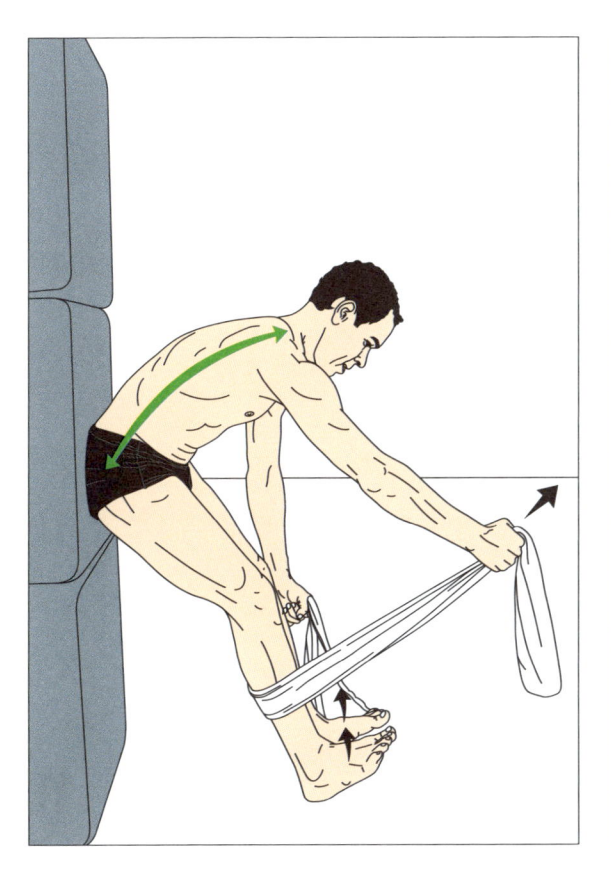

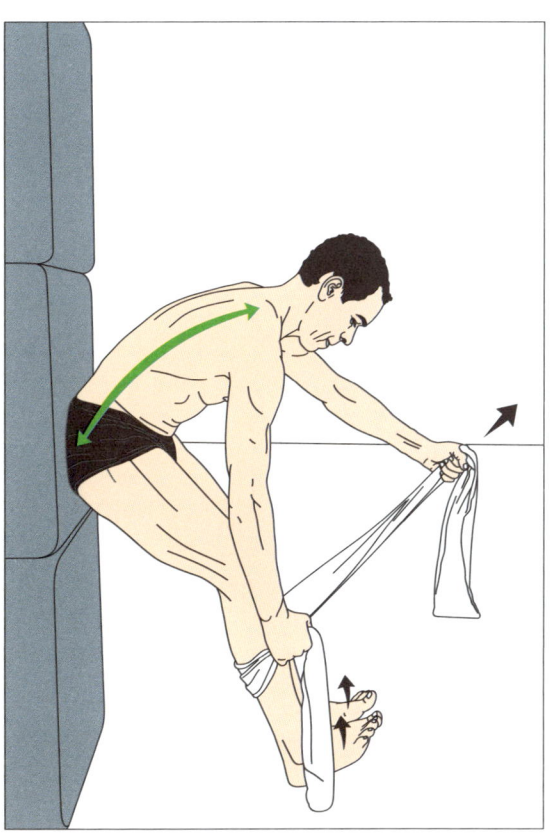

2

99

EXERCÍCIO 9

Preparação

Sente-se em um banco, com os pés paralelos e firmes no chão. Verifique se sua bacia está bem apoiada, evitando deslocá-la para a frente ou para trás. Tronco e bacia devem estar alinhados e um pouco inclinados para a frente, para que seu peso se distribua sobre as coxas e os pés. Sinta com as mãos a linha mediana entre o osso esterno (do peito) e o púbis (na bacia), e veja se é possível perceber uma linha reta, vertical, entre eles. Da mesma forma, passe a mão por trás, nas costas, e veja se consegue sentir uma linha vertical entre a bacia e o tronco. Organize seu braço direito à frente: na altura do peito, cotovelo apontado para fora, mão em abóbada um pouco virada para dentro.

Execução

1 Com a mão esquerda, pendure a toalha no antebraço direito, perto do cotovelo, como se este fosse um cabide. Apanhe a extremidade mais afastada de seu peito e enrole-a uma ou duas vezes em torno do antebraço, passando-a por baixo e atirando-a por cima, como se envolvesse o antebraço com um cachecol.

2 Com a mão esquerda, tracione devagar essa extremidade da toalha para a esquerda, mantendo o braço direito firme. A toalha irá girar em torno do antebraço, informando a pele do sentido da rotação externa. Repita ao menos quatro vezes, ou até sentir essa orientação bem presente.

3 Agora pendure a toalha acima do cotovelo. Com a mão esquerda, passe a extremidade de dentro por baixo da axila e enrole-a em torno do ombro, por cima.

4 Puxe essa extremidade com a mão esquerda, mantendo o braço direito bem firme. Com a toalha deslizando em torno do braço para dar à pele o sentido da rotação interna, ofereça resistência, impedindo que o osso do braço acompanhe essa orientação. Mantenha internamente a contrarresistência sobre a tração provocada, o que causará um

alargamento na escápula. A oposição entre a direção da toalha e essa força concede uma sensação de espaço articular. Mantendo a tensão, desfrute desse espaço por alguns segundos.

Sequência

Repita o mesmo procedimento quatro vezes.

Observe

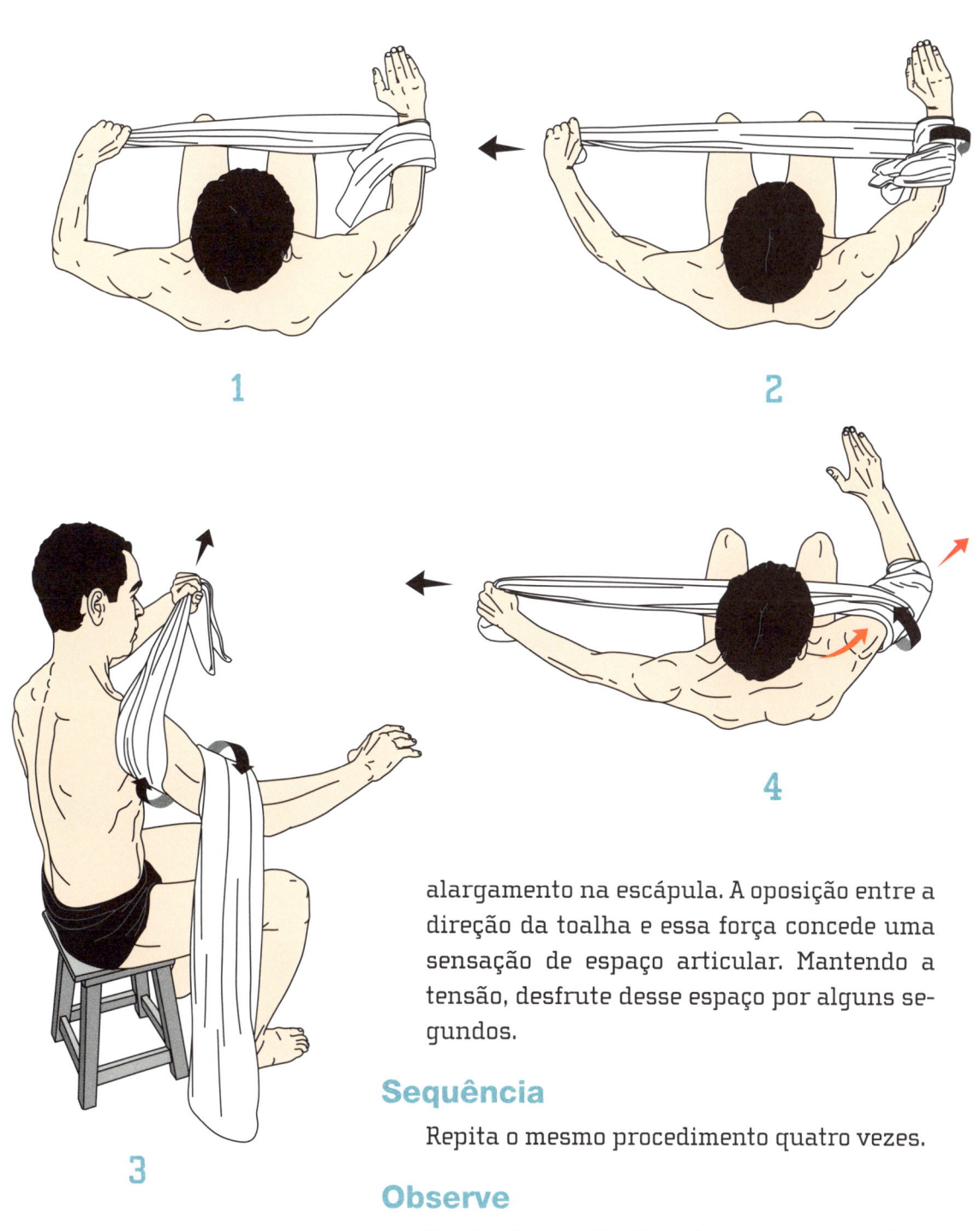

Apoie o braço direito sobre a coxa, sem a toalha, e perceba qual a sua sensação depois de estimular o antebraço e o braço em direções opostas. Só então repita a série no braço esquerdo.

EXERCÍCIO 10

Preparação

Em pé, apoie o pé direito no banquinho e regule a distância para que a sola esteja inteiramente em contato com o assento. Pendure a toalha sobre a coxa direita e apanhe as extremidades de forma cruzada. Confira na ilustração que a ponta externa é apreendida com a mão esquerda e a interna, com a direita.

Execução

1. Com a mão direita, puxe a toalha para cima, girando a coxa em rotação interna. Mantenha a perna bem firme, impedindo que ela se incline no sentido da tração.

2. Puxe a extremidade que você está segurando com a mão esquerda, impondo uma rotação externa na coxa. Repita várias vezes essa alternância entre as duas direções, gerando uma percepção do movimento rotatório da articulação do quadril.

3. Em seguida, apoie apenas o calcanhar no banco, mantendo o pé em dorsiflexão. Aumente um pouco sua distância em relação ao banco, para diminuir o grau de flexão do joelho. Enrole a tira em torno da canela, como mostra a ilustração: iniciando pelo tornozelo, deixe uma sobra do tecido pelo lado de fora e comece a enrolar a perna por cima, criando uma espiral completa com a toalha. Segure a outra extremidade pelo lado de fora, próximo ao joelho, e, usando as duas mãos, tracione-a para cima. O movimento da toalha ao redor da perna construirá na pele a sensação de uma torção para dentro. Firme bem a perna e o pé, para que a fricção seja eficiente. Mantenha os ombros largos e evite elevá-los, apesar do movimento das mãos para cima.

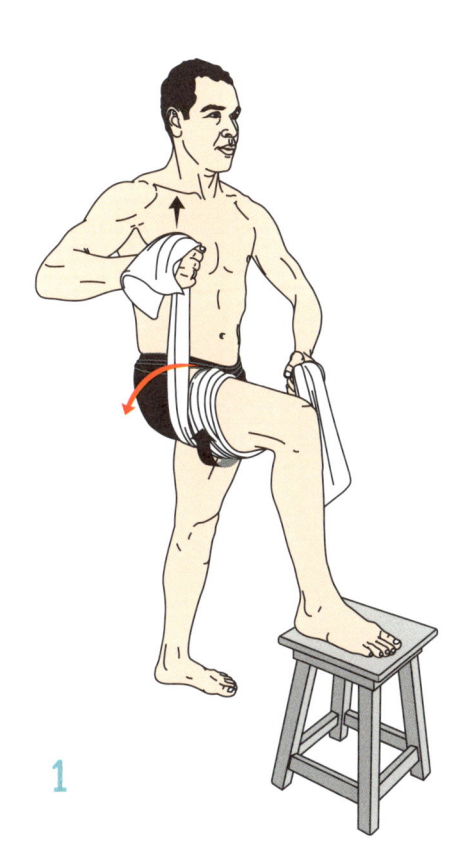

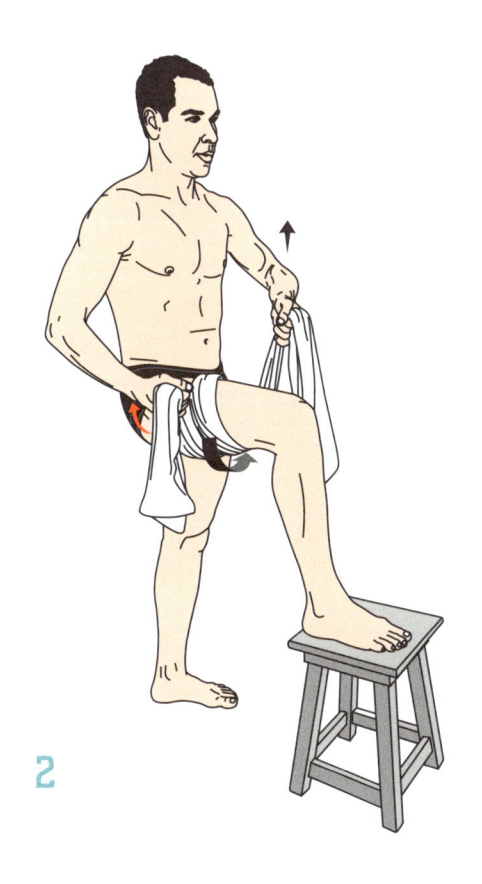

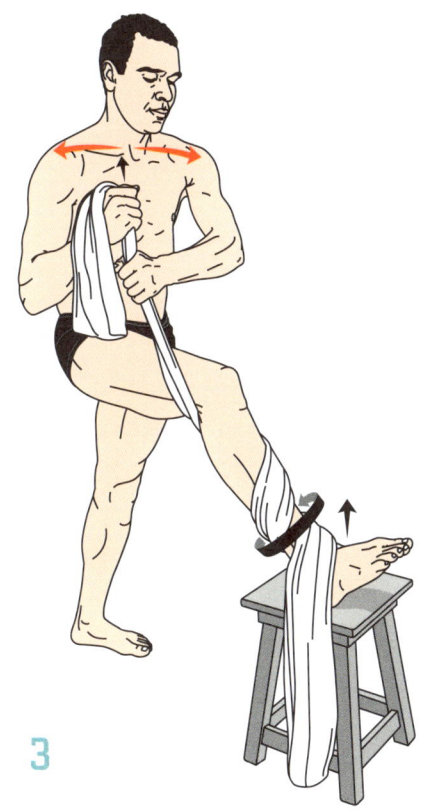

Sequência

Repita o exercício no mínimo quatro vezes. Em seguida, realize a sequência completa na perna esquerda.

Observe

Ao finalizar a sequência com a perna direita, apoie os dois pés no chão. Atente para a sensação que a fricção em torções opostas, na coxa e na canela, gerou na perna trabalhada. Ela deve estar aquecida, mais forte (mais tônica) e mais presente na sua percepção do que a perna esquerda.

EXERCÍCIO 11

Preparação

Em pé e alinhado, certifique-se de que o peso de seu corpo está entre os pés. Passe a toalha por sob o queixo e mantenha-a bem esticada em contato com sua pele, segurando firmemente, de cada lado, com as mãos.

Execução

1 Tracione lentamente a toalha para cima e para a esquerda, mantendo a cabeça estável e o olhar em uma linha imaginária do horizonte; controle a expiração entre os dentes cerrados enquanto realiza a tração. A mão direita permite o deslocamento, flexionando o cotovelo, mas mantém a resistência necessária.

Tracione agora a toalha com a mão direita, para cima e para fora, mantendo os mesmos controles.

ATENÇÃO

Ao usar os braços, lembre-se de manter os cotovelos abertos e os ombros alongados, sem elevá-los.

Sequência

Alterne entre a tração de um lado e de outro ao menos oito vezes.

Observe

A alternância entre os lados cria uma sensação de espaço e educa a ação de músculos importantes, tais como o digástrico, que, como as rédeas de um animal, regula a posição da cabeça, puxando-a para fora e para cima, no sentido que demos à fricção. A ausência de uma ação coordenada desses músculos resulta em um pescoço flácido, sem tônus, bem como na perda do assoalho da boca e na hipotonia dos músculos da deglutição, associados fortemente às apneias noturnas.

1

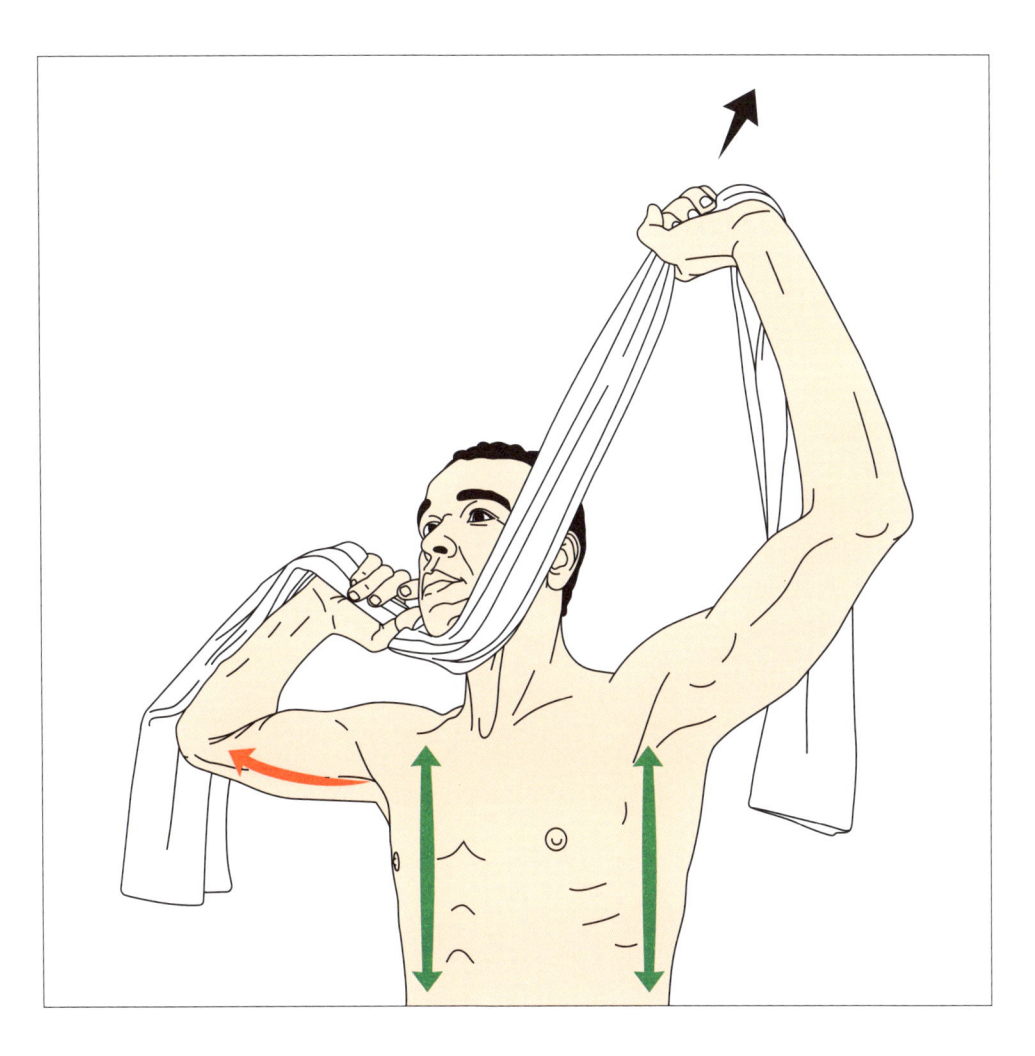

EXERCÍCIO 12

Preparação

Na mesma posição, pendure a toalha em torno do pescoço, deixando-a bem centralizada.

Execução

1 Com a mão esquerda segure a ponta direita da toalha. Tracione essa extremidade da toalha para a diagonal esquerda, para cima e para trás, alongando bem o braço esquerdo nessa direção, enquanto gira levemente a cabeça para a diagonal oposta (para a frente e para a direita).

Sequência

Volte à posição inicial e repita ao menos quatro vezes a tração para esse lado, antes de realizar o mesmo exercício tracionando a toalha para a direita.

Observe

O deslizamento da toalha mobiliza a pele das paredes laterais do pescoço e dá direção aos músculos ali presentes.

1

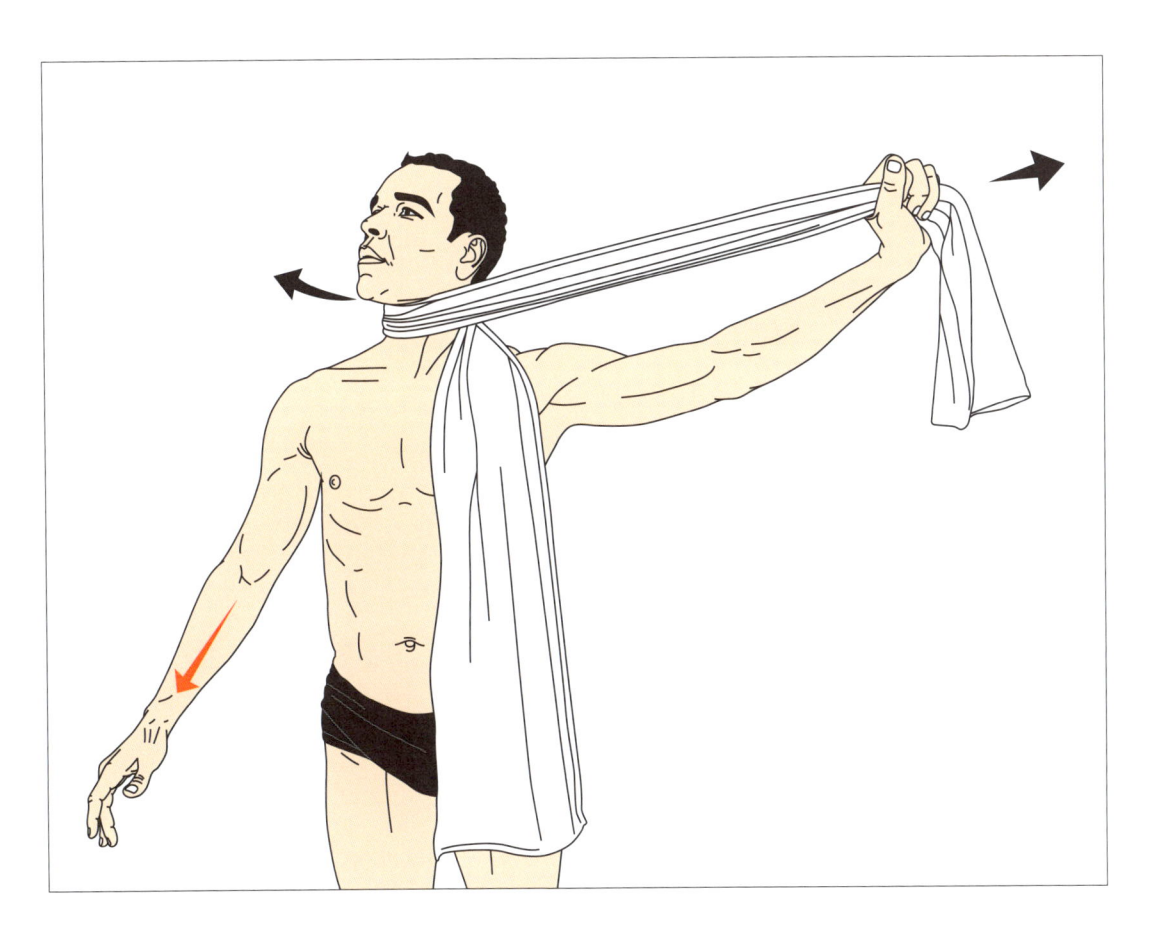

ATIVIDADE II
DESCOBRINDO AS ESFERICIDADES DO CORPO

DESCRIÇÃO DOS EXERCÍCIOS

OBJETIVO Vamos explorar o movimento rotatório das articulações dos ombros e dos quadris, a fim de aumentar sua percepção e mobilidade durante os movimentos cotidianos. As torções dos membros (braços e pernas) trazem rapidamente um aumento do tônus muscular e, portanto, são fundamentais para conquistar as noções de volume no espaço, discutidas anteriormente.

MATERIAL Para esta sequência de exercícios você precisará, inicialmente, de um banco sem encosto com 40 cm de altura. Em um segundo momento, de um colchonete para se deitar no chão.

CAPÍTULO 3   Em cada gesto, o infinito   ATIVIDADE II

EXERCÍCIO 1

Objetivo

Introduzir você no campo sensorial, onde se encontra a raiz do movimento, além de precisar onde a perna se articula com o tronco. Essa percepção é fundamental para que a flexão e a extensão da perna aconteçam sem que haja sobrecarga da bacia e da coluna lombar.

Preparação

Sente-se no banco, de frente para uma das paredes ou janelas da sala. Abra bem as pernas, afastando um pé do outro. Os joelhos devem estar dobrados em um ângulo pouco menor que noventa graus, para que você consiga sentir as plantas bem apoiadas e pressionando o chão. Mantenha o olhar no horizonte.

Execução

1. Coloque as mãos em torno das virilhas, como mostra a figura, e acentue com elas a rotação das coxas para fora. Atenção: mantenha os joelhos alinhados aos pés, que estarão voltados para frente, resistindo um pouco à abertura das coxas.

2. Erga o calcanhar direito, concentrando o peso sobre a parte anterior do pé, e gire a coxa direita para dentro, sentindo a rotação na virilha. Exagere nessa rotação, conservando a bacia firme em seu lugar. Veja no detalhe a elevação correta do calcanhar.

3. Retorne devagar à posição inicial, percebendo o movimento de rotação externa da coxa, ainda com o calcanhar fora do chão. Cuide para que a coxa esquerda não vire para dentro. Apoie lentamente o calcanhar.

Sequência

Repita o movimento quatro vezes. Depois faça a mesma coisa no lado esquerdo.

1 **2** **3**

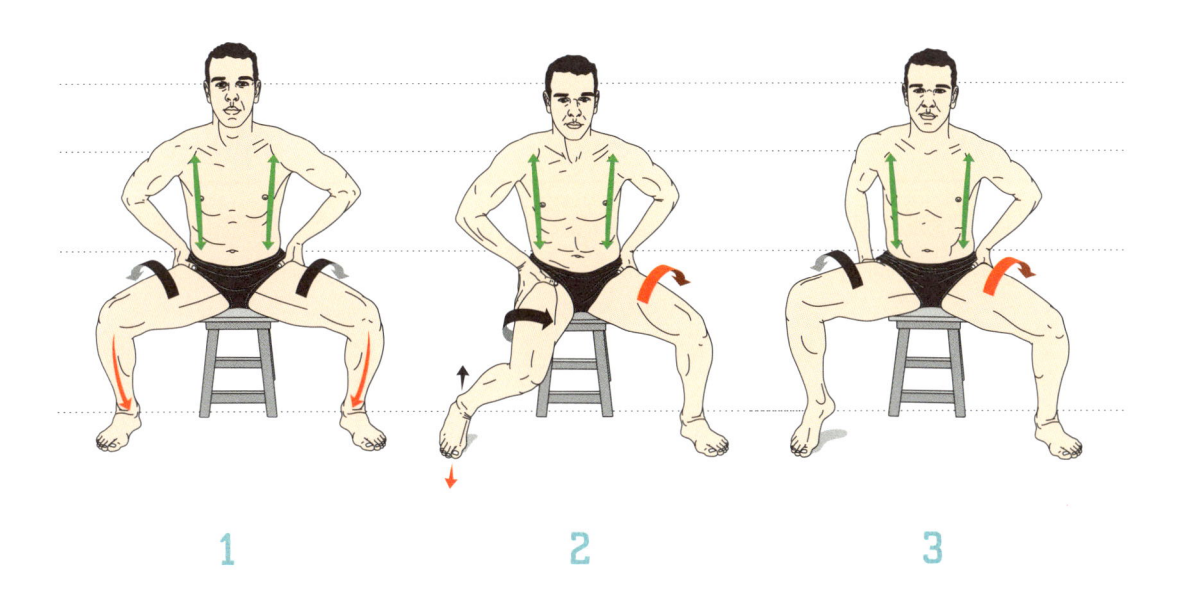

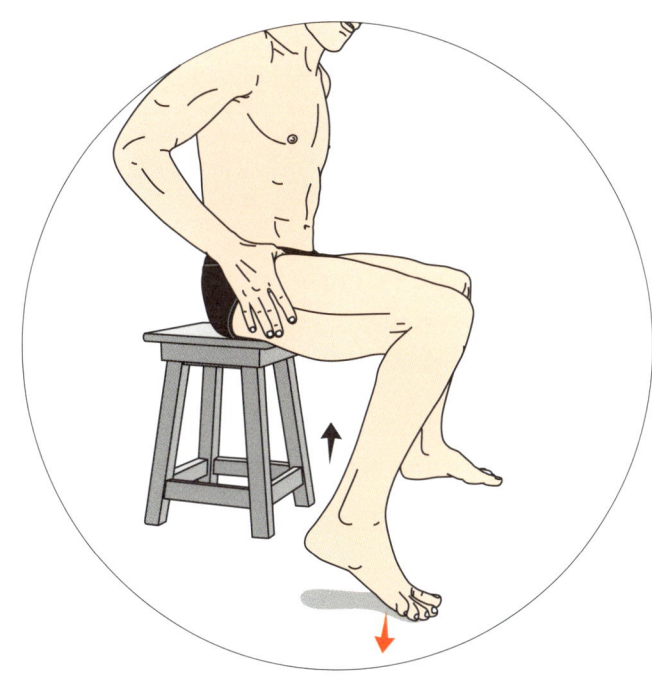

Detalhe da ilustração 2

Observe

Confira se a articulação do quadril ficou mais presente em sua percepção e se as pernas estão aquecidas. Para que isso aconteça, é importante que o exercício seja realizado com uma certa densidade e prontidão, atento às oposições.

Aproxime os pés e descanse com as mãos sobre as coxas. Feche os olhos e tente traçar, mentalmente, uma linha horizontal entre as articulações trabalhadas. Essa linha servirá como referência de posicionamento em relação ao plano frontal.

CAPÍTULO 3   Em cada gesto, o infinito   ATIVIDADE II

EXERCÍCIO 2

Objetivo

Este exercício pretende trabalhar a percepção da articulação do ombro, que constitui o elo entre os braços e o tronco. Essa percepção é necessária para que possamos parar de sobrecarregar os ombros e o pescoço, encurtando-os a cada movimento dos braços.

Preparação

Ainda no banco, aproxime os pés, mantendo-os paralelos. Conserve os joelhos sobre a tíbia, dobrados a noventa graus. Quando afastamos os pés à frente, todo o peso do corpo se desloca para trás, desfazendo o alinhamento do tronco em relação à bacia.

Execução

1. Coloque a mão esquerda sobre a articulação do ombro direito, que está relaxado.

   Demore-se ao explorar essa articulação: siga a clavícula desde o centro de seu corpo até a extremidade de fora, perto do ombro. Perceba como nesse ponto a clavícula se articula com a parte mais saliente da escápula, que você poderá apalpar desde as costas. A união dessas duas saliências ósseas se assemelha ao vértice de um triângulo. Logo abaixo, você vai sentir uma bolinha: é a cabeça do úmero, osso do braço, em articulação com a escápula.

2. Mantendo o tronco estável, suspenda o braço direito flexionado e gire-o para dentro, à frente do corpo. Sinta com a mão esquerda o movimento da cabeça do úmero nessa posição.

3. Agora, gire o úmero para fora, abrindo o braço com a palma da mão voltada para cima. Não se esqueça do olhar orientado e do tronco estável.

   Ao alternar a rotação interna e externa do úmero, a mão desenha uma elipse no ar (ver detalhe).

1 **2** **3**

Sequência

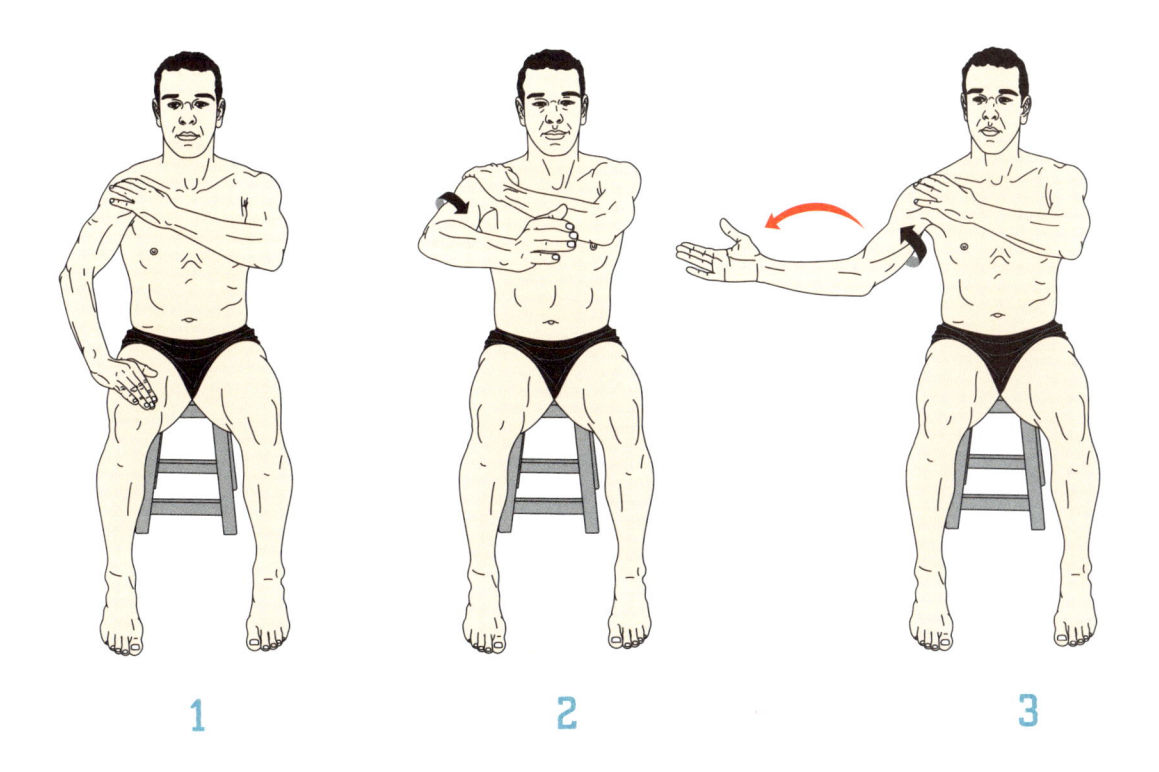

Repita quatro vezes o movimento, buscando aguçar a percepção interna da articulação do ombro direito. Apoie as mãos sobre as coxas e compare a percepção articular entre o lado direito, já trabalhado, e o esquerdo, ainda não estimulado. Realize o exercício com o braço esquerdo, agora mantendo a mão direita na articulação do ombro esquerdo.

Observe

Ao descansar, repouse as mãos sobre as coxas, feche os olhos e sinta ambas as articulações. Trace mentalmente uma linha horizontal unindo esses dois pontos. Essa linha — um dos eixos horizontais abordados no capítulo 2 — opera como uma referência para os próximos exercícios e para as atividades do dia a dia.

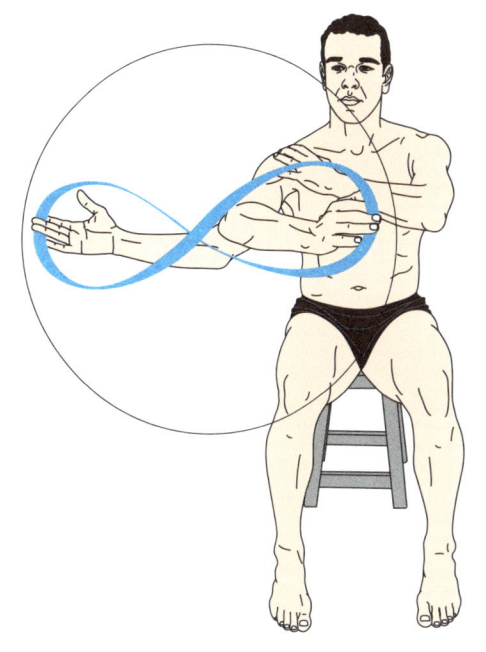

Detalhe

113

EXERCÍCIO 3

Você realizará agora uma sequência de movimentos em torção com o braço direito, torção esta conduzida pela mão. Ao perfazer a sequência, sinta que o movimento do braço não está solto; construa cada uma das etapas propostas com intensidade e lentidão, como se o ar exercesse uma resistência imaginária ao movimento que você executa.

Preparação

Continue sentado no banco, com as mãos sobre as coxas. Prepare-se, tomando a parede à sua frente como referência.

Execução

1. Feche os dedos e traga a mão direita na direção do peito, flexionando o cotovelo e mantendo-o apontado para fora. Deixe o tronco imóvel.

2. Gire a mão para dentro (exagere nessa direção) e, como se desse um soco no ar, leve-a de modo enérgico para a frente, estendendo o braço. Observe que todo o braço estará em rotação interna.

3. Sem modificar a postura, abra a mão e dobre o punho.

4. Agora gire a mão para fora, mantendo os dedos bem esticados e o punho devidamente dobrado. Esse movimento conduz a rotação do osso do antebraço para a mesma direção. Conserve o cotovelo estável na horizontal.

5. Mantenha a flexão do punho e traga a mão aberta na sua direção, dobrando o cotovelo. Conserve o cotovelo apontando para fora, de modo a garantir a largura das clavículas.

6. Feche a mão e reinicie a sequência.

Sequência

Repita o ciclo completo quatro vezes e descanse apoiando a mão direita sobre a coxa. Sinta o tônus do braço direito em comparação com o esquerdo, ainda não trabalhado. Refaça as etapas, agora com o braço esquerdo.

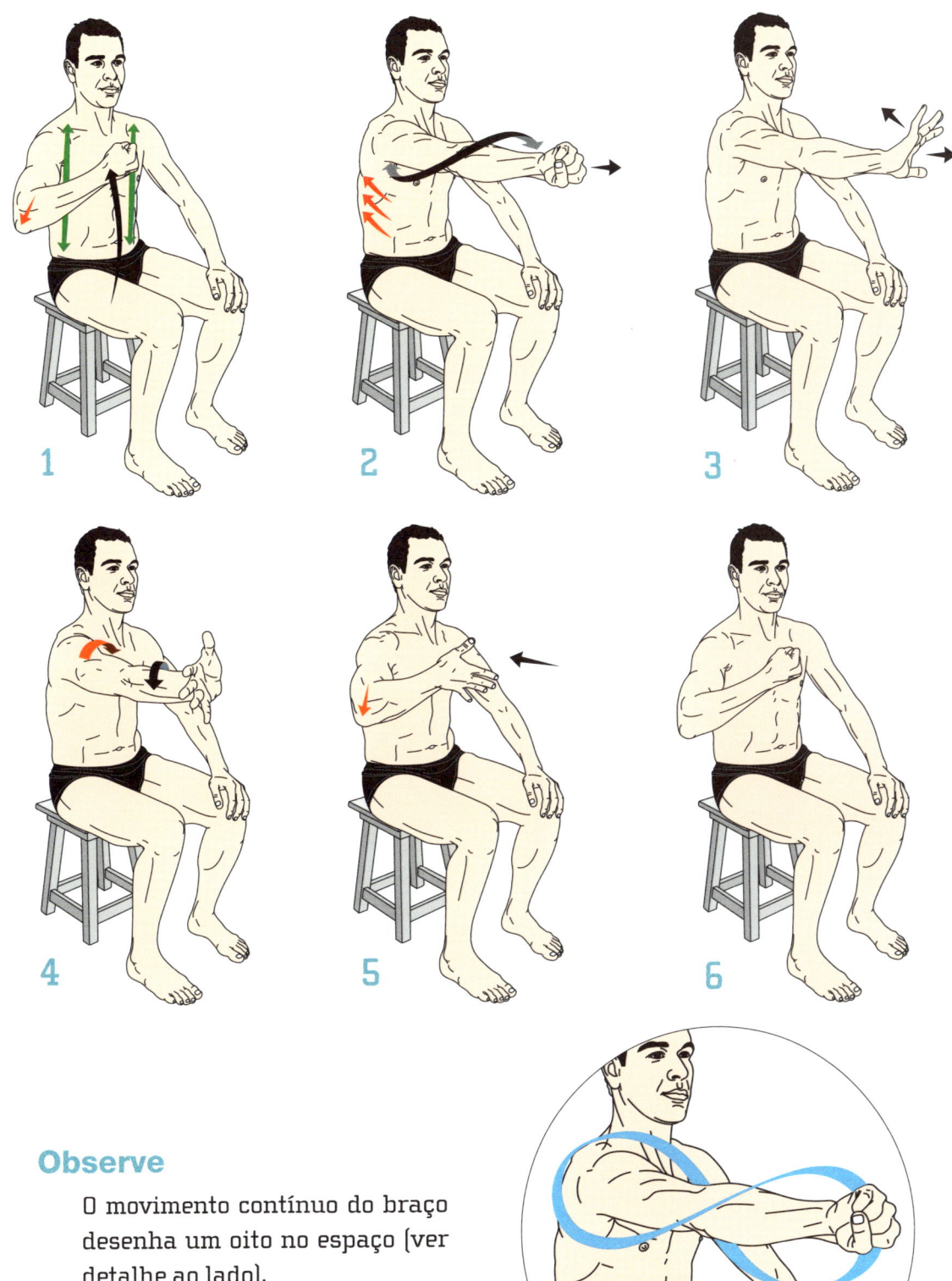

Observe

O movimento contínuo do braço desenha um oito no espaço (ver detalhe ao lado).

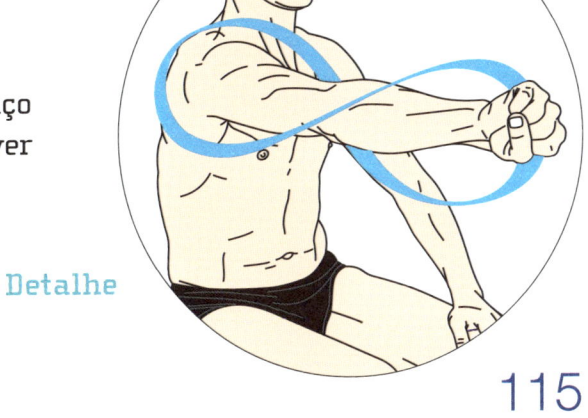

Detalhe

115

EXERCÍCIO 4

Objetivo

Agora que você já experimentou o movimento de rotação da coxa e do braço, vamos brincar de construir *oposições* entre braços e pernas, sempre no âmbito das torções. Por oposições entendemos os movimentos que se dirigem a sentidos contrários, construindo uma resistência na direção trabalhada, que, em última análise, é um *estado de tensão* entre os segmentos que se opõem.

Preparação

Comece ainda sentado no banco, com o tronco organizado à frente (lembre-se daquela linha horizontal que une os dois ombros). Abra as pernas, com as coxas viradas para fora e os pés afastados, mas paralelos e alinhados às tíbias.

Vamos começar trabalhando o lado direito.

Execução

1. Feche os dedos da mão direita como se fosse dar um soco e dirija de forma direta a mão para a diagonal esquerda, estendendo e girando o braço para dentro (lembre-se de que é o movimento da mão que conduz o movimento do braço nessa direção). Ao mesmo tempo, gire a coxa direita para fora, concentrando-se no movimento da virilha. Sinta o estado de tensão que surge no tronco, à direita, na oposição entre esses dois movimentos.

2. Agora leve a mão para a diagonal oposta, girando o braço para fora, atrás de si e à direita, enquanto levanta o calcanhar e gira o fêmur para dentro. Estabilize o tronco e a bacia para que o movimento aconteça apenas nas articulações do quadril e do ombro direitos.

Sequência

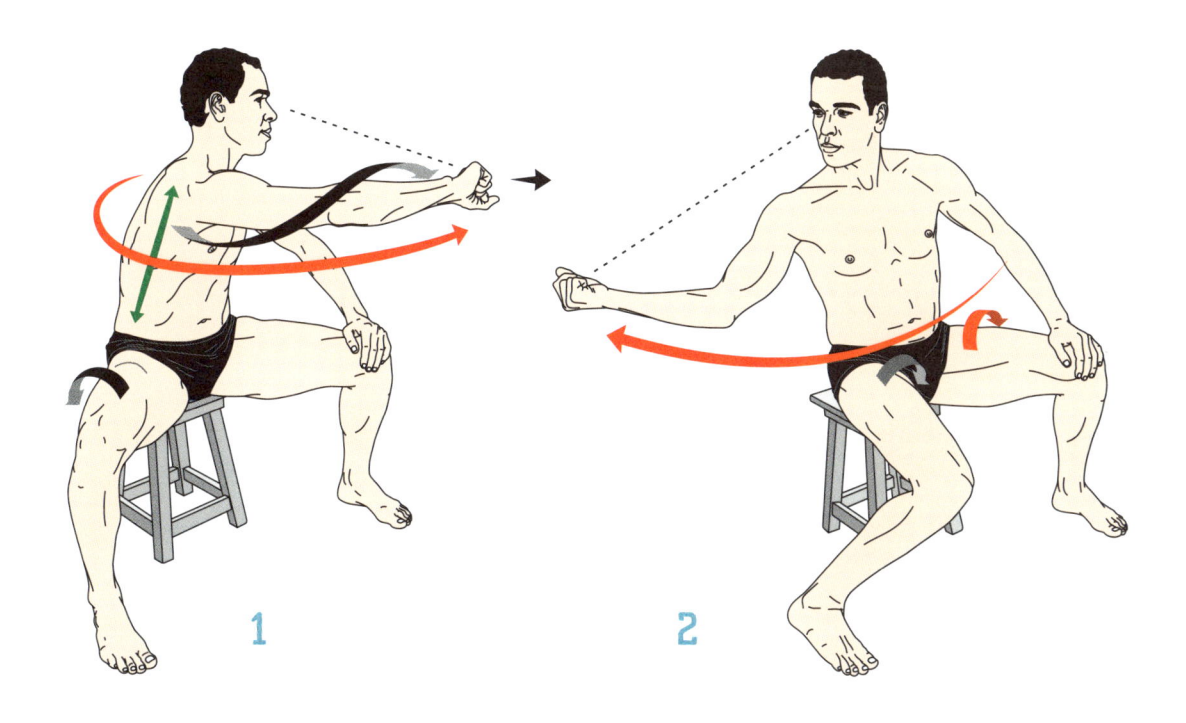

Alterne os dois movimentos no mínimo quatro vezes, conferindo densidade ao gesto. Descanse com o tronco e o olhar centralizados e perceba as modificações que o exercício trouxe. Repita os mesmos movimentos no lado esquerdo.

Observe

O olhar sempre acompanha a direção da mão, gerando uma sutil rotação do tronco nessa direção, que nunca é acompanhada pela bacia, graças à força de oposição da perna.

EXERCÍCIO 5

Você agora irá opor o movimento simétrico dos dois braços ao movimento simétrico das pernas. Observe que neste exercício seu tronco se manterá virado para a frente todo o tempo, sem torcer com o movimento realizado nos membros.

Preparação

Retorne à posição inicial, sentado e com as mãos sobre as coxas.

Execução

1. Com as mãos fechadas, rode exageradamente os braços para fora e para trás, ao mesmo tempo em que gira as coxas para dentro. Lembre-se de que, como nos exercícios anteriores, ao torcer os fêmures para dentro você terá de erguer os calcanhares.

2. Dirija suas mãos para a frente e para dentro, provocando uma rotação interna em toda a extensão dos braços. Ao mesmo tempo, torça as coxas para fora e apoie lentamente os calcanhares.

Sequência

Alterne entre esses dois movimentos no mínimo quatro vezes, conferindo ritmo à execução. A alternância construirá, mais uma vez, o desenho de um oito no espaço.

Observe

Conserve a orientação do olhar e mantenha o tronco estável, a despeito da franca mobilidade de todos os membros. Perceba a independência e a amplitude de movimento de braços e pernas em relação ao tronco.

1

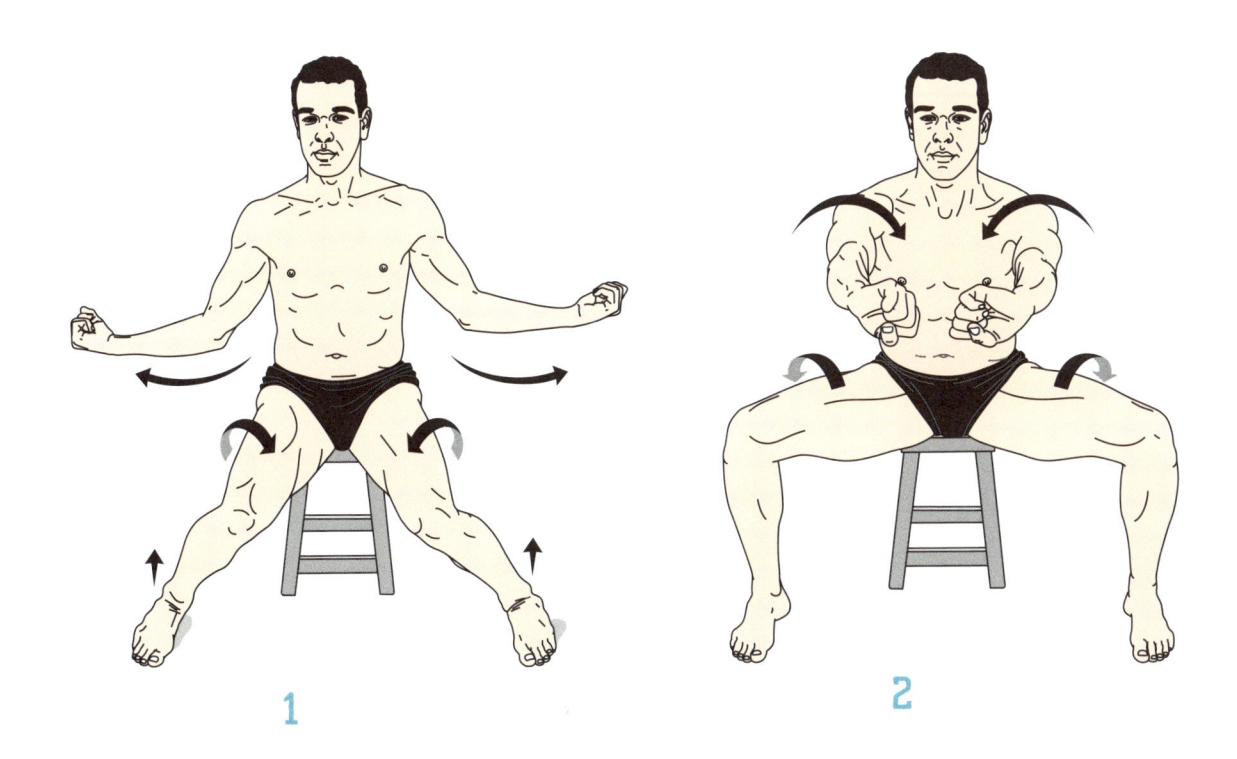

2

Se você realizou todos os exercícios propostos até aqui, certamente já deve ter conquistado a sensação da mobilidade em torção de seus membros. Adquiriu também a força de estabilização necessária para manter essa mobilidade sem perder as linhas de referência e o plano de navegação de seu corpo no espaço.

A toalha permitiu a delimitação de um continente. O uso articular realizado nas alternâncias entre rotação interna e externa de braços e pernas conferiu-lhe a percepção de uma forma e permitiu que você construísse um mapa com caminhos bem definidos.

Agora veremos como todos esses caminhos levam a um centro.

ATIVIDADE III
TODOS OS CAMINHOS LEVAM AO MEU CENTRO

EXERCÍCIO 1

Objetivo
Este é um exercício simplesmente preparatório. Tem como objetivo ativar a mobilidade da articulação do quadril, aquecendo e alongando os músculos da bacia, para que se possa cruzar a perna sem que sejam necessárias grandes compensações no tronco.

Preparação
Continue sentado, com os pés paralelos e próximos um do outro. O tronco e o olhar se organizam à frente.

Execução

1. Estenda a perna esquerda com o pé em dorsiflexão, controlando para não travar o joelho e não arquear a coluna.

2. Cruze a perna direita sobre a esquerda, com o pé também em dorsiflexão, apoiando a lateral do tornozelo direito sobre o joelho esquerdo.

3. Traga a perna esquerda em flexão novamente, apoiando o pé no chão. Com a mão esquerda no pé direito e a mão direita no joelho, ajude a trazer a perna direita na sua direção, cuidando para manter os cotovelos abertos e o peito bem largo. Essa é uma forma de conseguir cruzar as pernas sem projetar o tronco ou a bacia para trás em função de encurtamentos. Sinta o alongamento dos músculos posteriores da bacia à direita. Puxando com as mãos, incline um pouco o tronco sobre o pé para aumentar a sensação de comprimento muscular nessa região.

Sequência

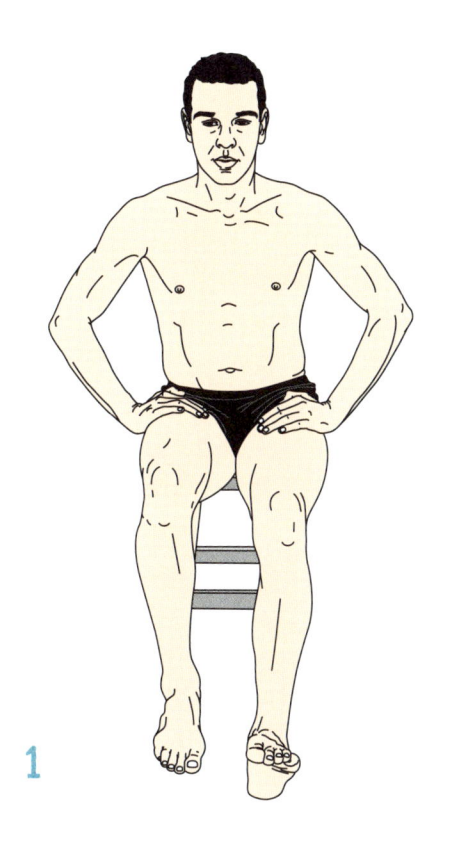

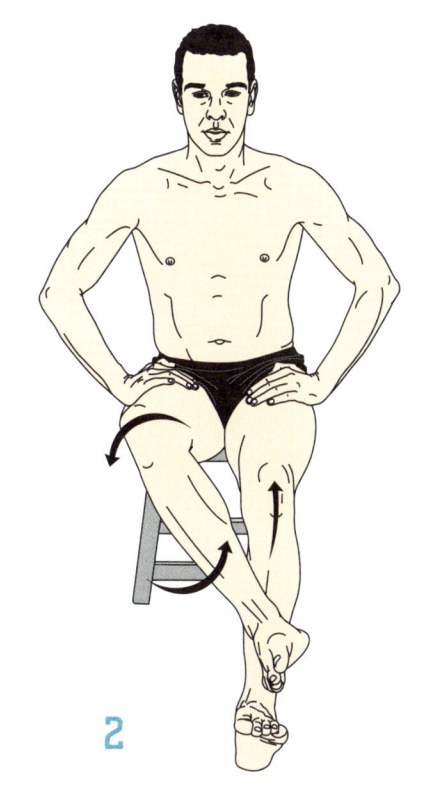

Repita o movimento no lado esquerdo e depois alterne mais duas vezes.

Observe

Perceba o ganho de elasticidade nessa posição. Você precisará dessa elasticidade em nosso próximo exercício.

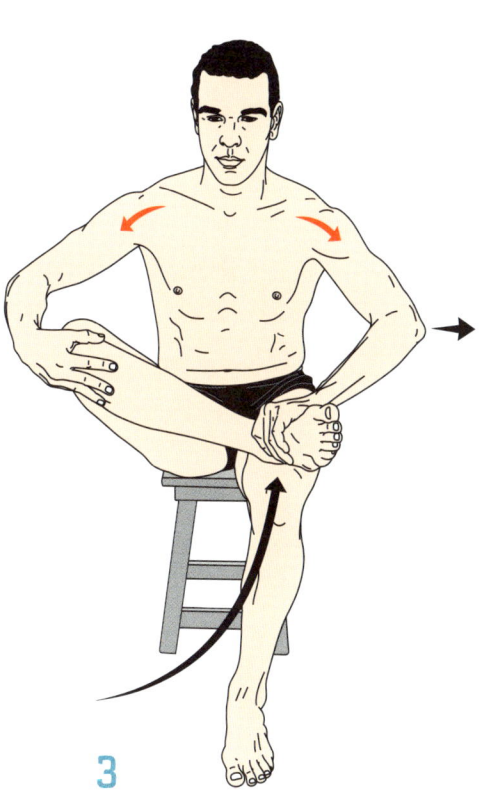

EXERCÍCIO 2

Objetivo

Construir forças concêntricas em nosso corpo. Uma força concêntrica é aquela que se encaminha das extremidades ao centro do corpo. Ela faz parte da organização *física* (*concreta*) de um centro, necessária à motricidade humana. Como dissemos, toda motricidade inicial do bebê se consolida a partir do enrolamento, concentrando forças no centro do corpo. Equivocadamente, tomamos essa força como um impulso que encurta e constrange a mobilidade. As direções construídas aqui comprovarão que são elas mesmas que nos fazem crescer e descomprimir em nosso eixo.

Preparação

A posição inicial é a mesma do exercício anterior: sentado, pés próximos e paralelos, olhar à frente, mãos sobre as coxas, tronco estável sem nenhuma torção ou inclinação, distribuição do peso em toda a bacia.

Execução

1 Iniciando o movimento pelo pé em dorsiflexão e com a ajuda das mãos, cruze a perna direita sobre a coxa esquerda. Firme a perna com a mão esquerda sobre o dorso do pé. Não arqueie as costas! Mantenha os cotovelos abertos e o olhar orientado.

2 Apoie novamente o pé direito no chão, controlando o movimento de descida sem desabar.

3 Logo em seguida, leve sua mão direita à frente, estendendo o braço em rotação interna, o punho fechado como se fosse dar um soco no ar. Lembre-se de exagerar a força de rotação, iniciada na mão, e faça o movimento com densidade, como se lutasse contra uma resistência. Não deixe a bacia sair do lugar!

Apoie o braço direito sobre a coxa direita e repita os passos 2 e 3 com perna e braço esquerdos.

1

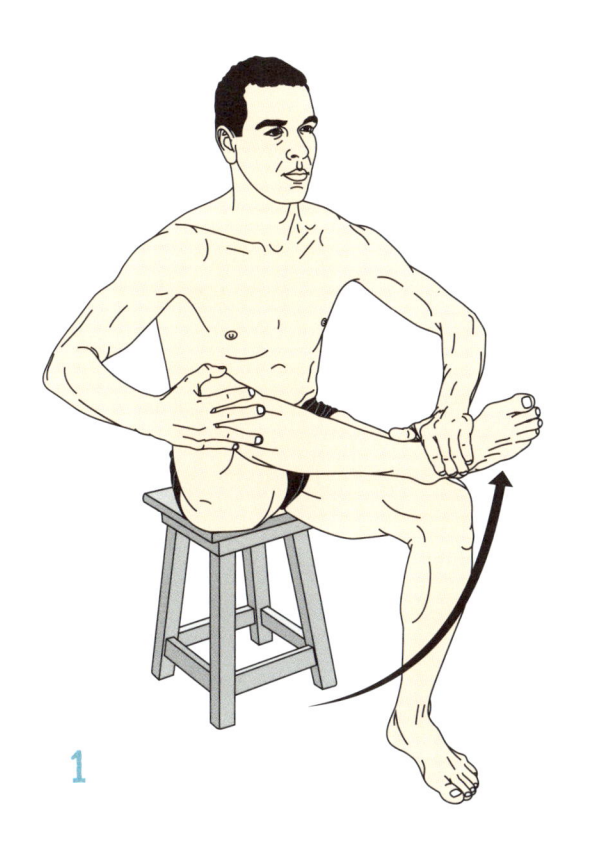

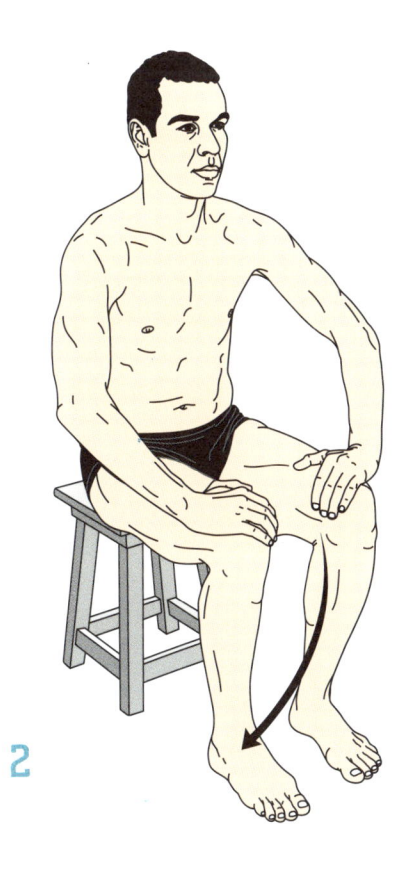

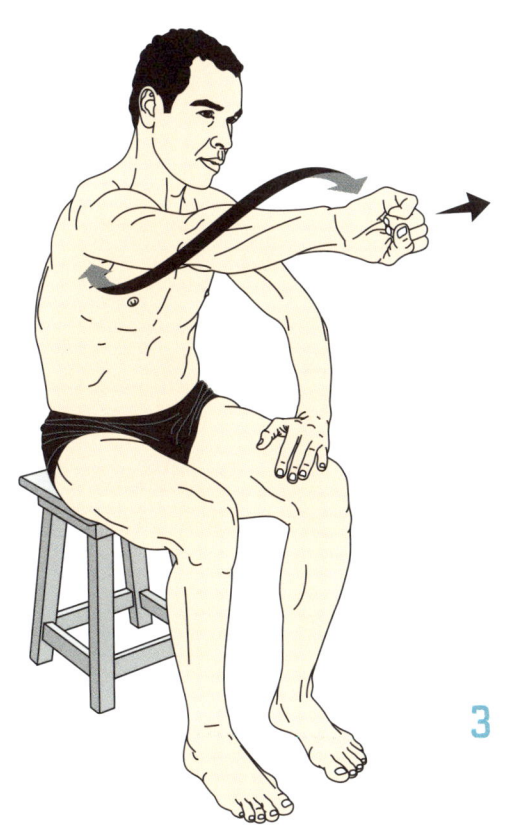

2

3

CAPÍTULO 3   Em cada gesto, o infinito   **ATIVIDADE III**

4 Com as palmas para cima, aproxime as mãos do peito; escorregue os dedos pela largura de seu tronco, enquanto aponta os cotovelos para fora.

5 Continue o movimento deslizando os dedos pela lateral do corpo até a nuca, na região da vértebra saliente (ver detalhe).

6 Devagar, erga as mãos por trás da cabeça, escorregando sobre a pele da nuca até o crânio, com os dedos apontados para baixo e os polegares à frente das orelhas, como se quisesse dar comprimento ao seu pescoço (ver detalhe).

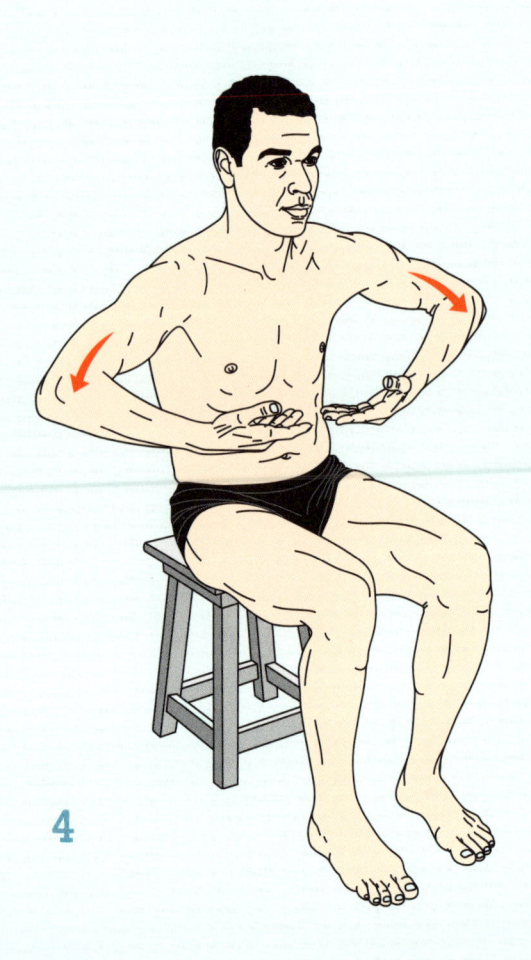

4

5

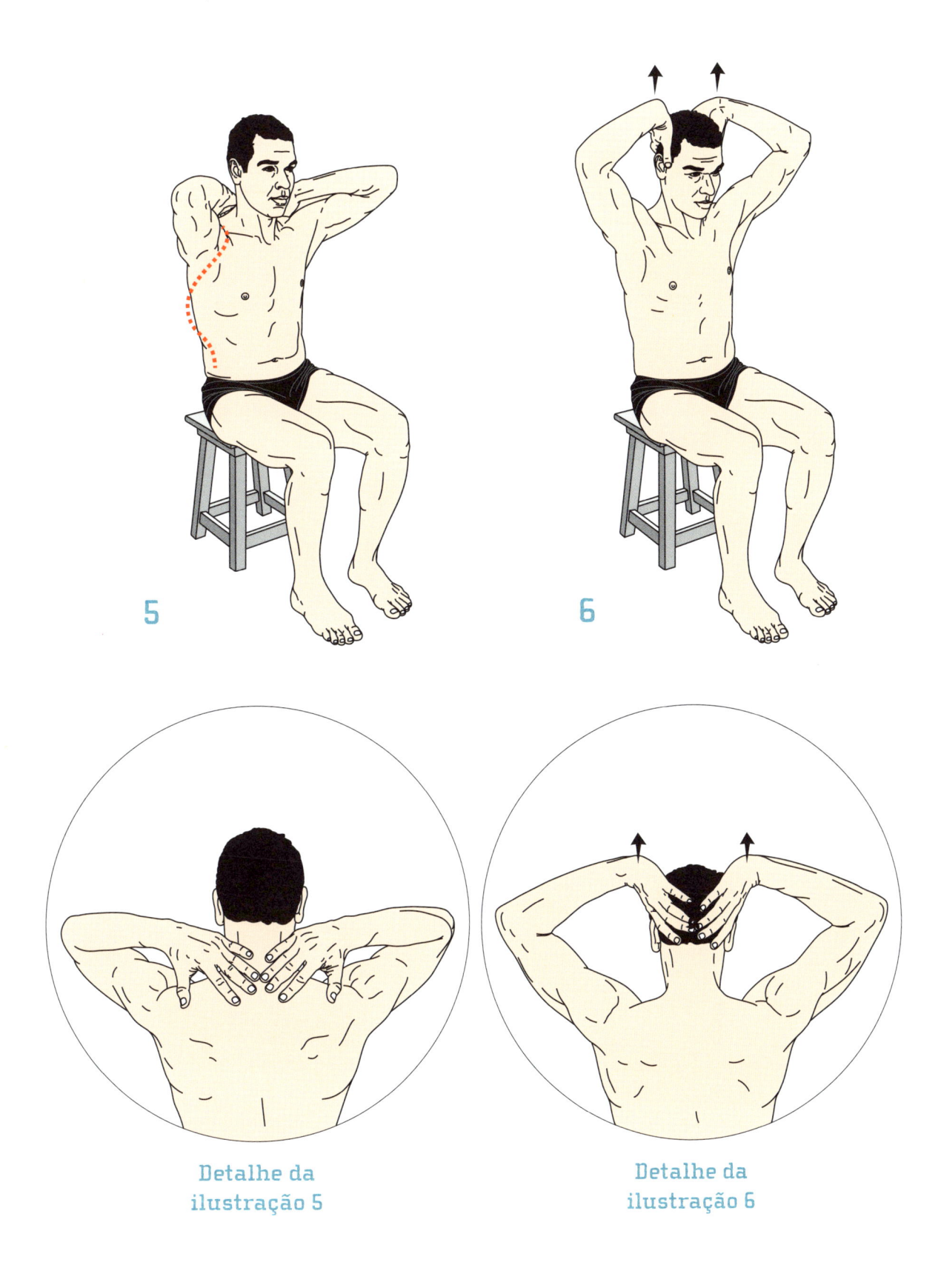

6

Detalhe da
ilustração 5

Detalhe da
ilustração 6

125

CAPÍTULO 3 Em cada gesto, o infinito   **ATIVIDADE III**

7 Continue o movimento de subida das mãos, passando-as por cima da cabeça, e conclua um largo semicírculo imaginário até a frente de seu corpo; permita que a cabeça acompanhe esse movimento.

8 Desça os braços na sequência desse semicírculo, girando as palmas das mãos para cima e trazendo-as novamente para o tronco.

9 Contorne mais uma vez seu tronco com a ponta dos dedos, levando as mãos para trás, e escorregue-as pela coluna lombar até a bacia, exercendo uma sutil pressão nesse sentido como se estivesse dando comprimento à região (ver detalhes 1 e 2).

Termine esse gesto com uma pequena curva para a frente, dando à bacia a direção de um enrolamento.

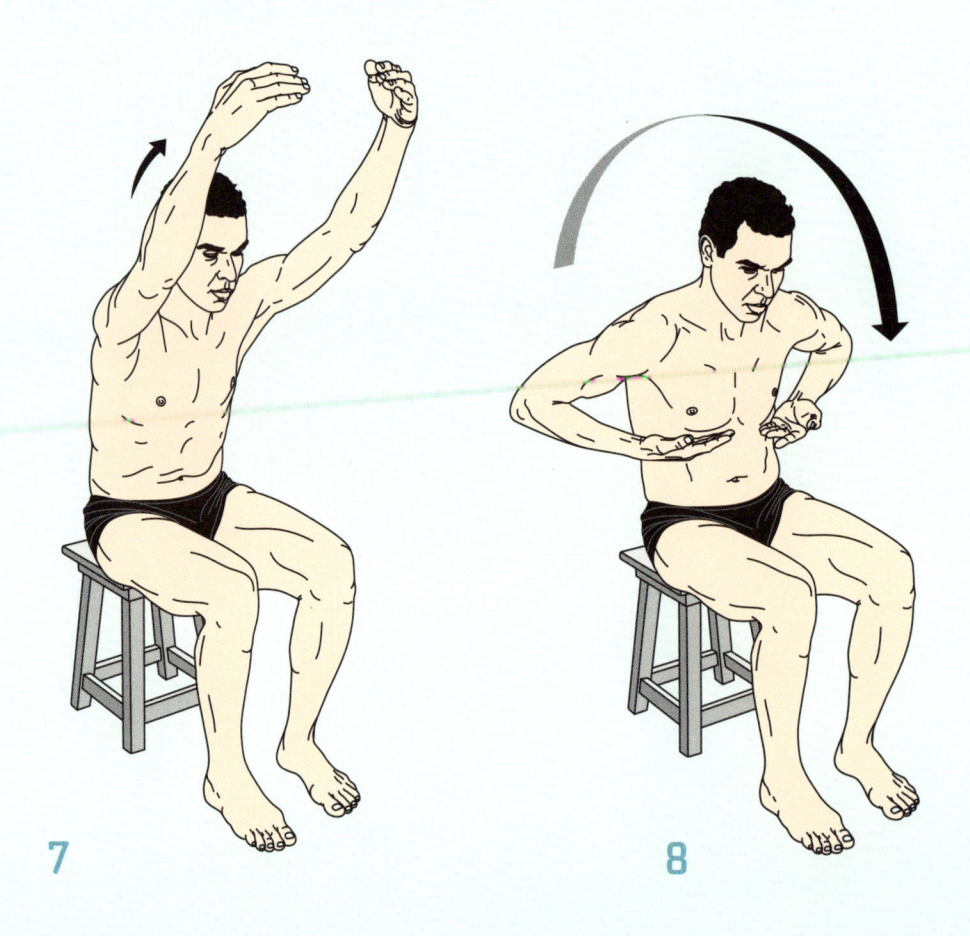

7

8

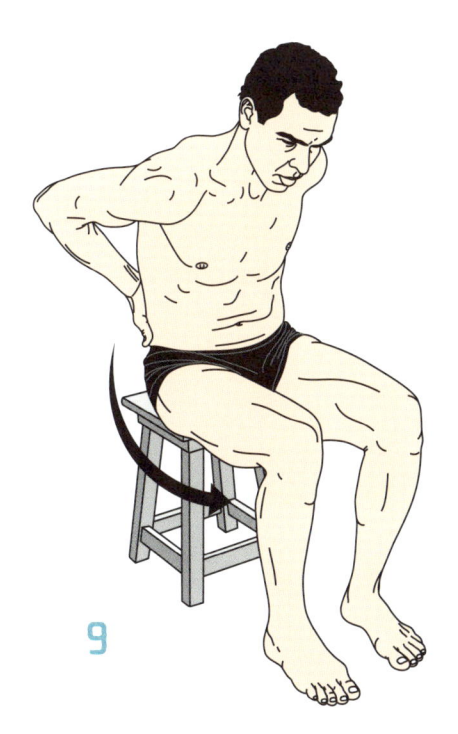

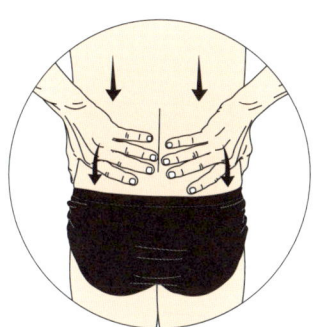

Detalhe 1 da ilustração 9

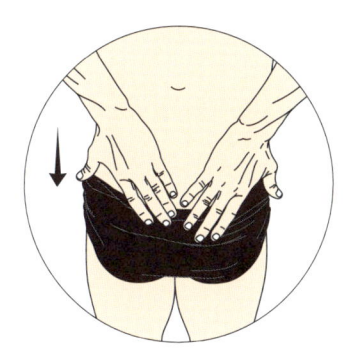

Detalhe 2 da ilustração 9

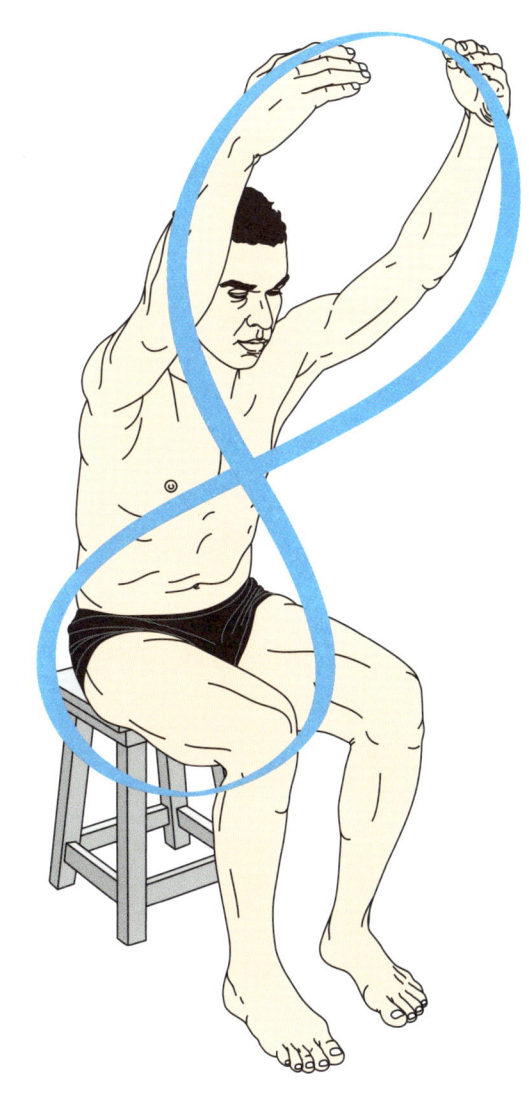

Sequência

Com ritmo e continuidade, repita essa sequência no mínimo quatro vezes.

Observe

Perceba como o movimento de elipse indicado por suas mãos aos poucos induz o corpo a acompanhá-lo, construindo ora o comprimento do pescoço, ora o comprimento da bacia, alternando um arredondamento da cabeça para cima e para frente com uma curva da bacia para baixo e para frente.

EXERCÍCIO 3

À medida que envelhecemos, sentimos mais incerteza em relação ao apoio dos pés no chão e mais insegurança quanto à nossa capacidade de manter a verticalidade do corpo. Com a deterioração das capacidades psicomotoras, a relação entre o alto da cabeça e o chão se dá por meio de reações de equilíbrio precárias, diminuição da percepção e carência de atividades que coloquem essas reações à prova.

Suba no banquinho e coloque-se em pé com o olhar orientado. A insegurança que você sente aí em cima é a mesma que um idoso enfrenta continuamente em suas atividades cotidianas. Agora perceba o que isso suscita em você. Aumentar a distância entre o centro de gravidade de seu corpo e a base de apoio por si só já resulta num incremento de atenção e cuidado postural. Quanto maior a instabilidade, mais prontamente se dará uma resposta motora. Trata-se de uma reação saudável, sinal de um organismo íntegro.

Será preciso enfrentar alguma dose de instabilidade no cotidiano, a fim de manter a inteligência postural e a capacidade de resposta de nosso corpo. O exercício tem que cumprir essa função, já que em nossas atividades cotidianas temos pouca oportunidade de viver situações de desafio com a atenção e presença necessárias a uma resposta eficiente.

Objetivo

Neste exercício, vamos repetir a sequência de movimentos anterior, em uma modalidade mais ousada. Você se surpreenderá.

Preparação

Certifique-se de que o banquinho que está utilizando é estável e resistente o bastante para suportar o peso de seu corpo. Suba nele e se organize, distribuindo o peso entre os pés, o olhar à frente, e estruture sua bacia e tronco a partir das linhas horizontais e verticais de referência.

Execução

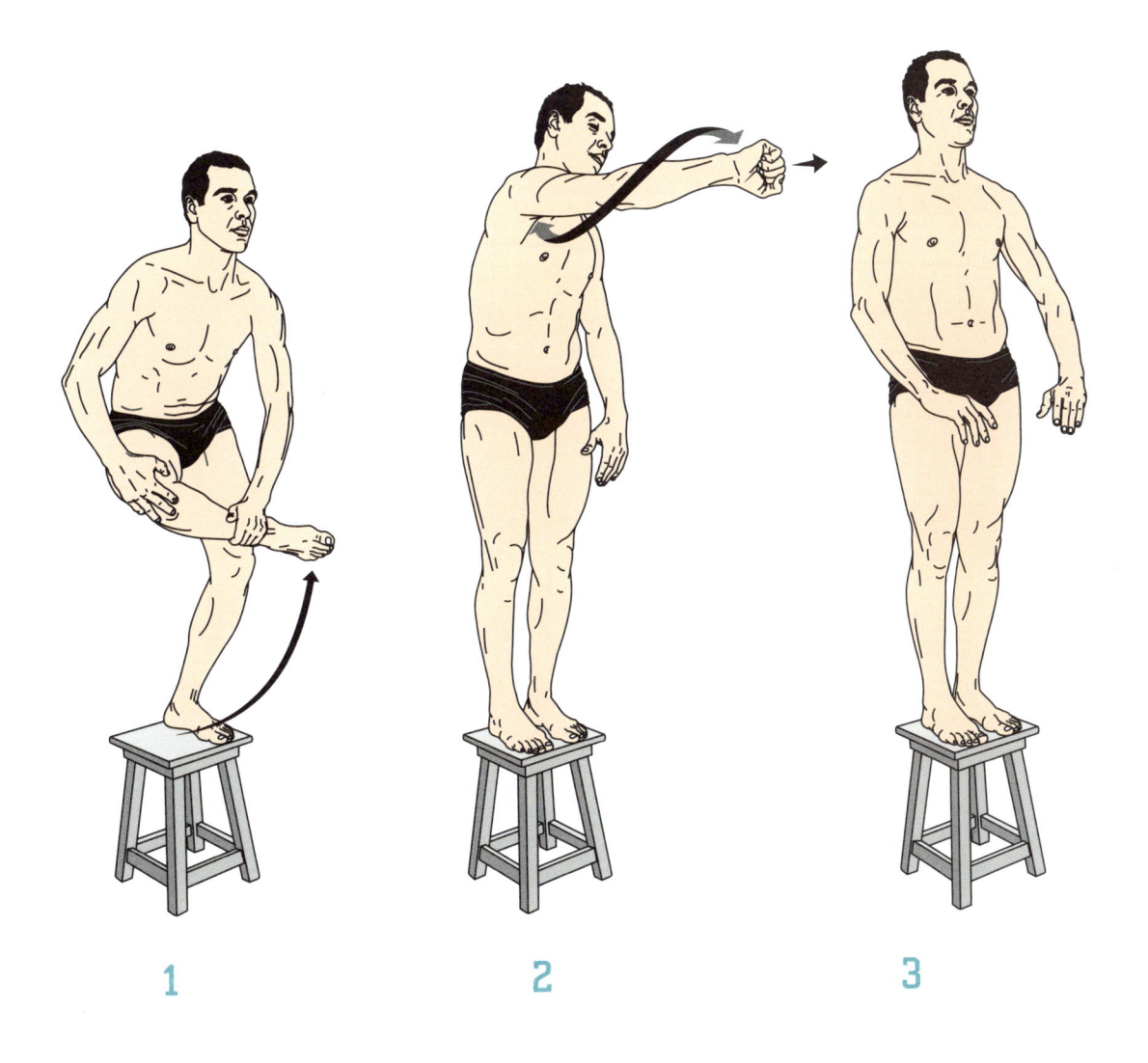

1. Com muito cuidado, flexione e cruze a perna direita, apoiando a mão esquerda sobre o pé direito e a mão direita no joelho direito. Devagar, desça o pé novamente, reequilibrando o peso entre os dois pés.

2. Com o punho cerrado, leve o braço direito à frente e em rotação interna, dando comprimento ao braço. Perceba que sua bacia não acompanha o movimento do braço.

3. Volte à posição inicial e repita os passos 1 e 2 com a perna e o braço esquerdos.

4 Levante os braços à frente com as palmas para cima e traga-as ao centro de seu tronco, na altura do peito.

5 Contorne com a ponta dos dedos as laterais do corpo e, iniciando uma elipse vertical, erga as mãos por trás até a base do pescoço.

6 Escorregue devagar as mãos por trás de sua nuca até o crânio, com os dedos apontados para baixo e os polegares à frente das orelhas, como se estivesse tracionando sua cabeça para cima.

7 Continue o movimento das mãos para o alto, por cima da cabeça, estendendo os braços, e desenhe um amplo semicírculo à sua frente.

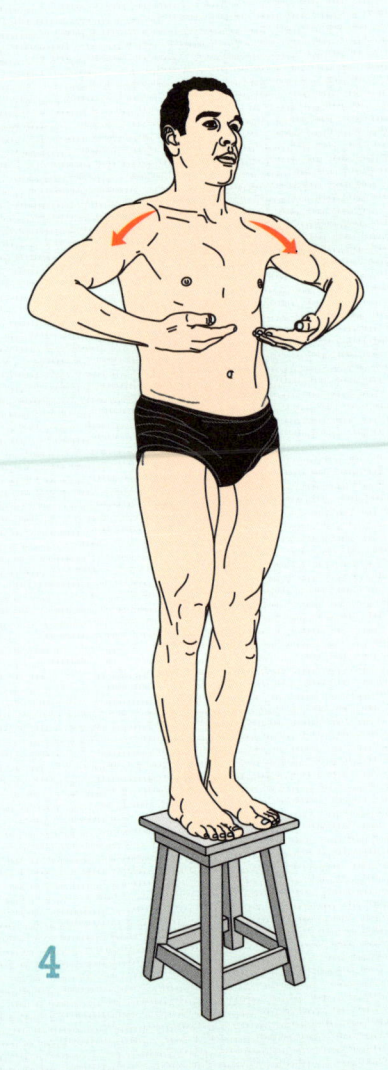

4

5

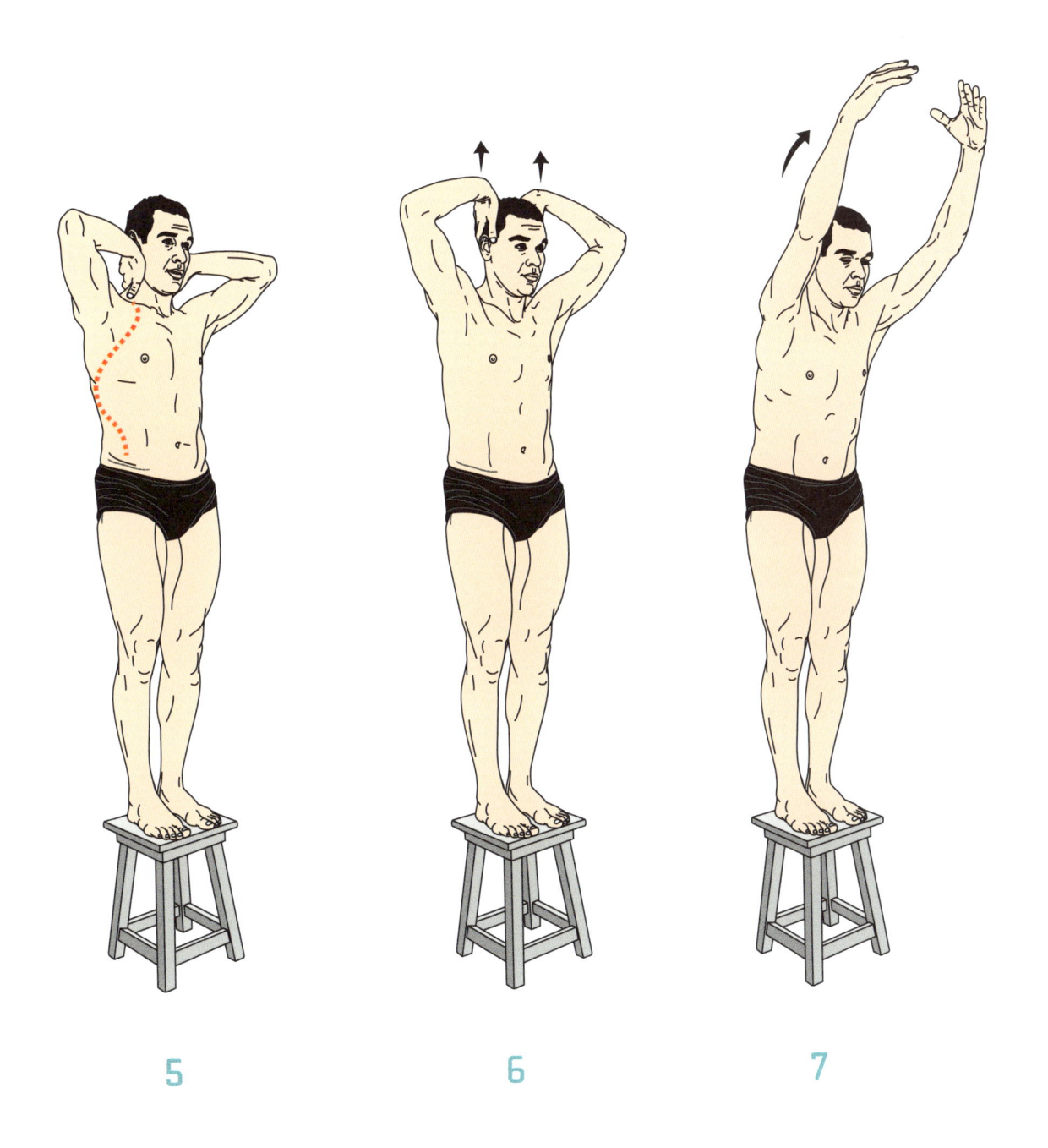

6

7

8 Quando as mãos estiverem diante do corpo, gire as palmas para cima e prossiga o desenho do círculo, retornando para o corpo até que os dedos encostem no tronco.

9 Contorne o tronco com a ponta dos dedos, levando-os para trás, até apoiar as mãos sobre sua coluna lombar, com os dedos virados para baixo. Devagar, deslize suas mãos para baixo em direção à bacia, dando espaço e comprimento à região entre a coluna lombar e a bacia.

10 Continue esse movimento de descida das mãos até sentir os braços esticarem e desenhe a parte inferior do círculo, para baixo e para a frente. A bacia acompanha esse movimento.

Sequência

Repita essa sequência ao menos quatro vezes, conferindo ritmo à execução.

Observe

A continuidade entre os passos desse exercício desenha uma elipse, que aos poucos é acompanhada pelo corpo, ora a cabeça realizando um movimento para cima e para a frente, ora a bacia realizando um movimento para baixo e para a frente, resultando em um movimento que se dirige para o centro de seu corpo.

8 9 10

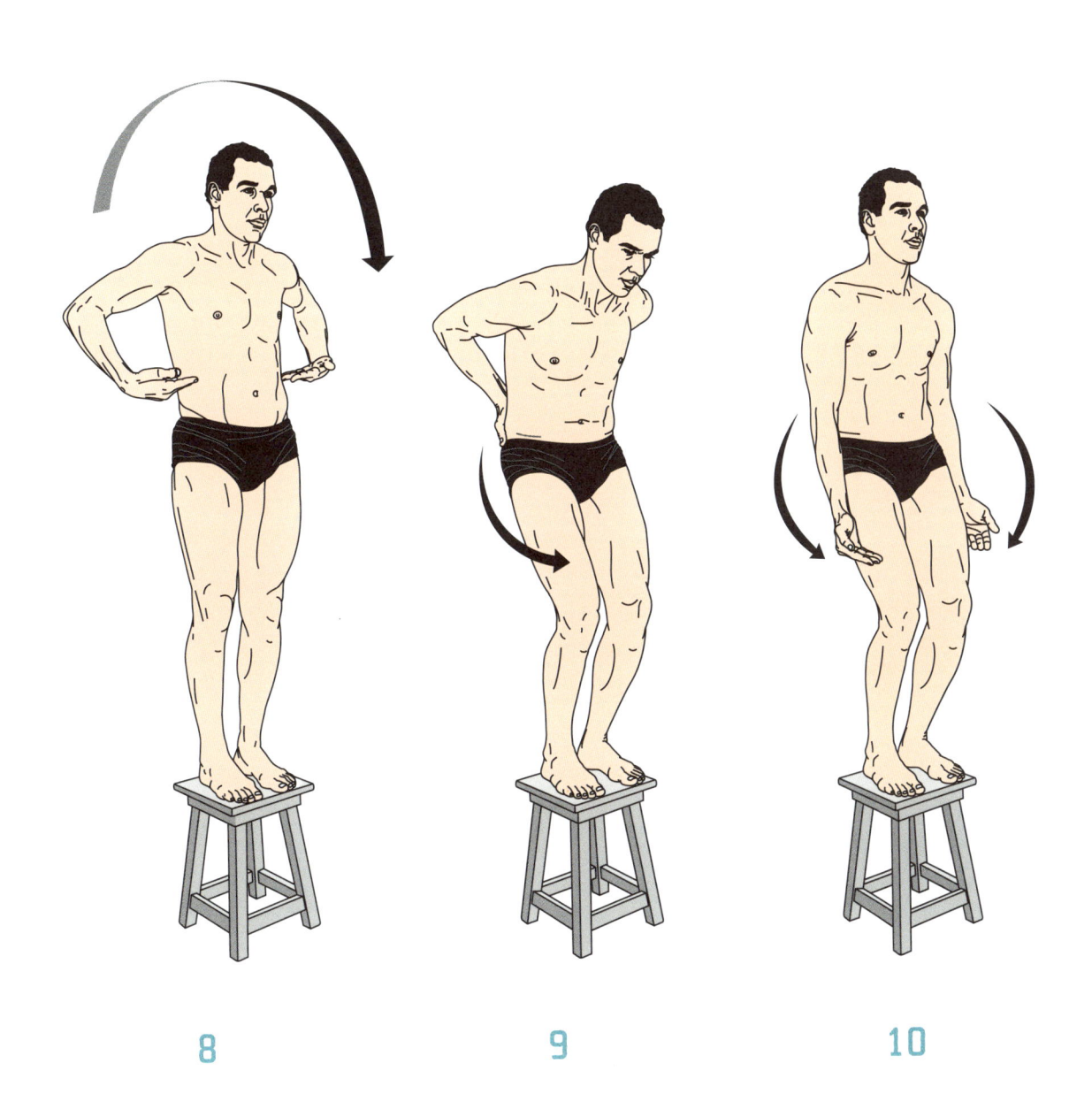

CAPÍTULO 3   Em cada gesto, o infinito   ATIVIDADE III

EXERCÍCIO 4

Quando nos posicionamos para realizar um movimento, além da organização do corpo em relação ao espaço e da observação das linhas de referência horizontais e verticais, também é interessante observar como a gravidade age sobre nós e de que maneira podemos, nessa posição, lutar contra ela.

Seu próximo movimento será contra ou a favor da gravidade?

Objetivo

Perceber que aproximar mãos, pés, cabeça e bacia na posição deitada exige uma luta intensa contra a gravidade.

Preparação

Deite-se de costas. Apoie os pés no chão, paralelos e próximos entre si. Repouse as mãos sobre as coxas e mantenha o olhar organizado à sua frente, ligeiramente oblíquo para baixo. Se a cabeça estiver pendendo para trás em função de encurtamentos, é melhor utilizar um apoio sob ela.

Execução

1. Iniciando pela dorsiflexão do pé, traga a perna direita em flexão, dirigindo a mão esquerda para o pé direito e a mão direita para o joelho direito. Segure com firmeza, alargando os cotovelos, enquanto apoia o pé direito sobre o joelho esquerdo.

2. Devagar, leve a perna à posição inicial, controlando a dorsiflexão do pé e cuidando para não desabá-la no chão.

3. Com a mão fechada e girando para dentro, leve o braço direito à frente para a diagonal esquerda, dando-lhe bastante comprimento. Ao mesmo tempo, estenda a perna direita em direção ao chão, sem se preocupar em apoiá-la, com o pé em dorsiflexão. O olhar e a cabeça acompanham o movimento da mão para a esquerda.

1

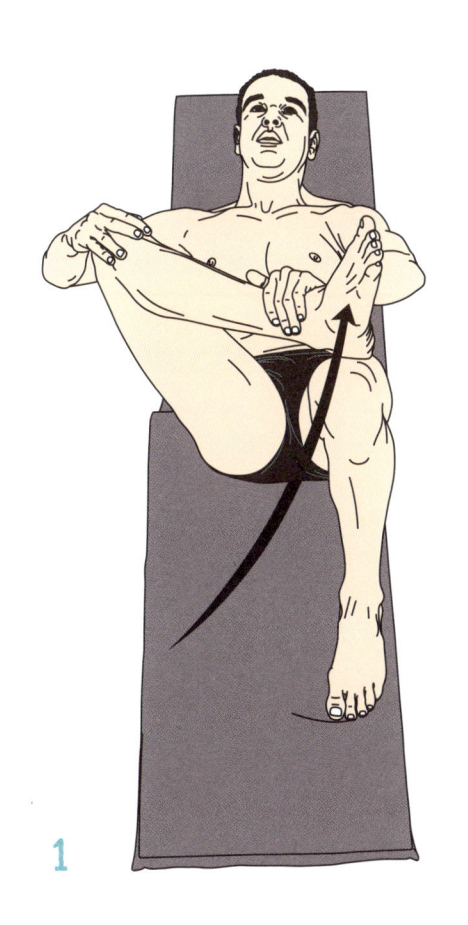

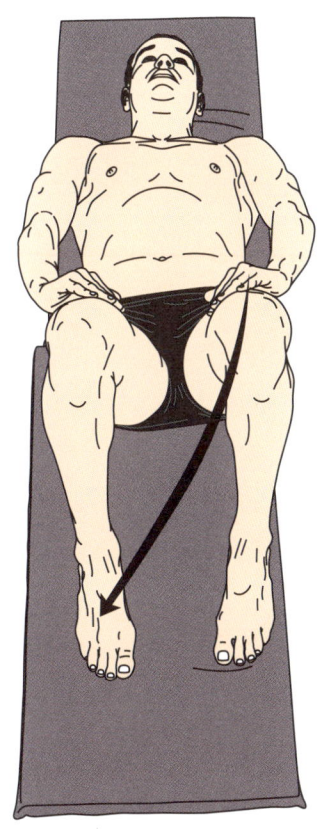

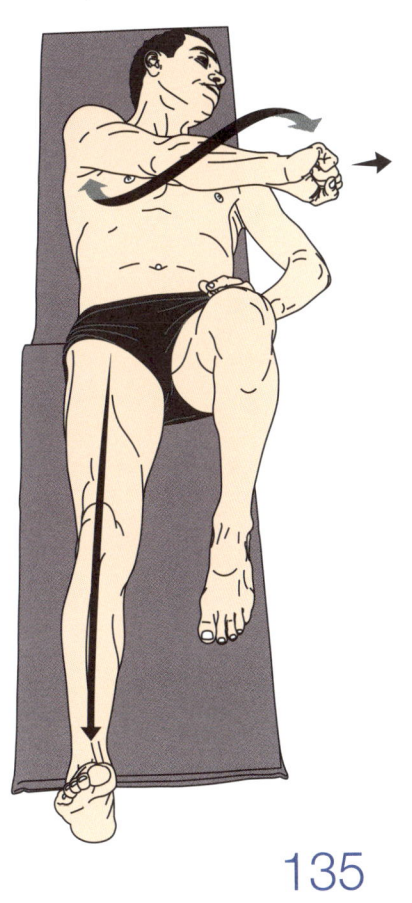

2

3

135

4 Retorne devagar à posição inicial e repita os passos 2 e 3 com perna e braço esquerdos.

5 Traga as mãos em direção ao corpo, as palmas de encontro ao peito, ao mesmo tempo em que os cotovelos se alargam para fora.

6 Escorregando os dedos pela lateral do tronco, gire as mãos e leve-as para trás da cabeça, para a base do pescoço.

7 Deslize as mãos da nuca até o crânio, dando comprimento à região, e, com as mãos bem firmes no crânio, tracione a cabeça para a frente e para cima, iniciando um movimento de flexão.

4

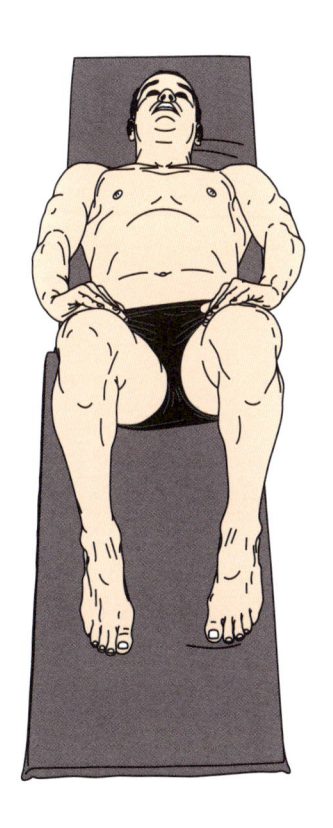

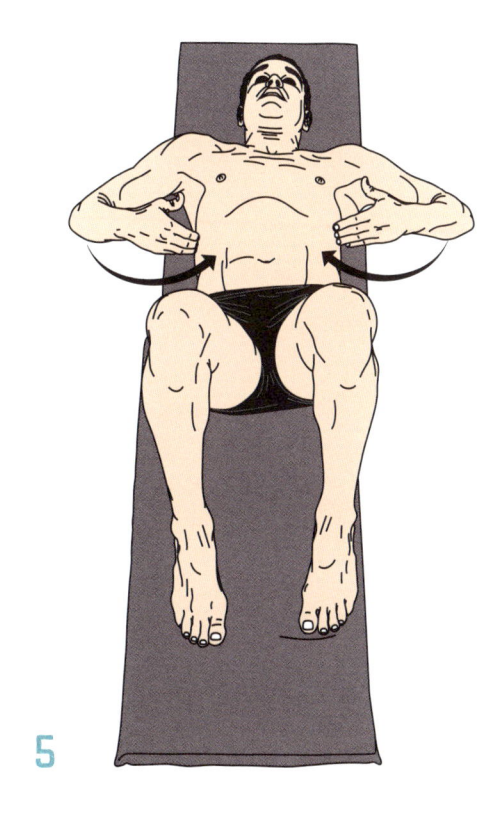

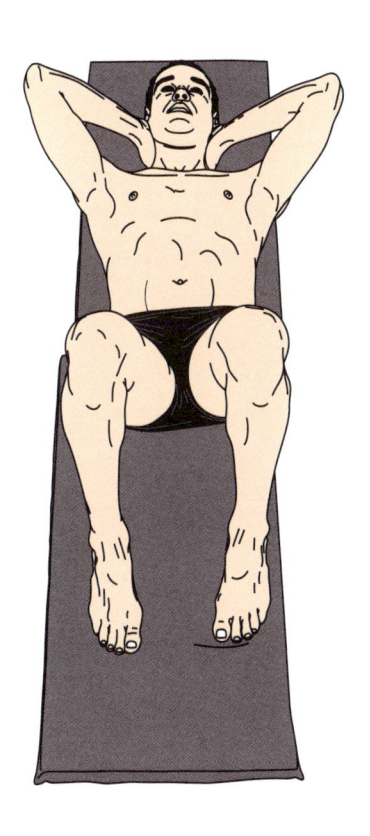

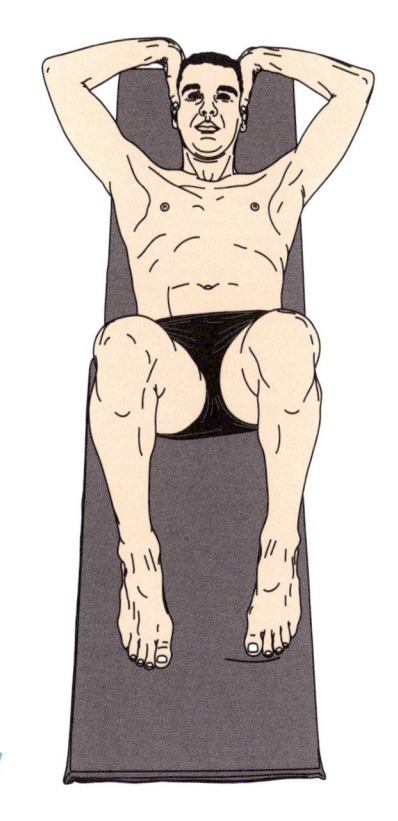

5

6

7

CAPÍTULO 3   Em cada gesto, o infinito   **ATIVIDADE III**

8 Sem apoiar a cabeça, continue o movimento com as mãos de forma bem ampla, desenhando no ar um semicírculo para cima e para a frente.

9 Controlando a descida, apoie devagar a cabeça no chão. Ao mesmo tempo, conclua o círculo com ambas as mãos, trazendo-as ao encontro de si, com as palmas voltadas para o tronco. Alargue os cotovelos para fora e deslize com a ponta dos dedos pelas laterais de suas costelas até chegar à parte posterior.

10 Por trás, escorregue os dedos na direção dos pés, da coluna lombar até a bacia, ganhando comprimento nessa região.

11 Continue esse movimento, expandindo-o além dos limites de seu corpo. Desenhe no ar um semicírculo para baixo (na direção dos pés) e para a frente, com as palmas das mãos voltadas para cima. A bacia acompanha, enrolando-se na direção do púbis.

Sequência

Repita no mínimo quatro vezes todos os passos descritos, conferindo continuidade ao movimento realizado.

Observe

A sequência que você acaba de realizar é praticamente igual à que executou sentado no banco e depois em pé. Contudo, a mudança da posição do corpo em relação à ação da gravidade traz novas sensações e usos musculares distintos. Apropriando-se dessas sensações, observe o uso dos músculos da frente de seu corpo, os flexores.

Agora, um desafio. Como será realizar toda essa sequência deitado de bruços? Segurar o pé ou estender o braço não serão tarefas fáceis nessa posição. Experimente.

8

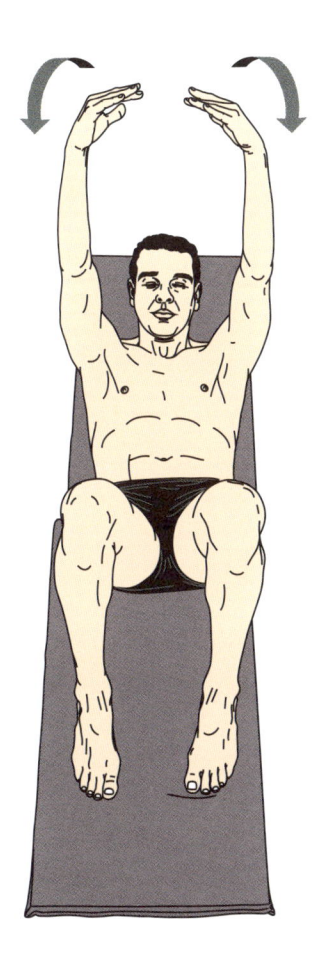

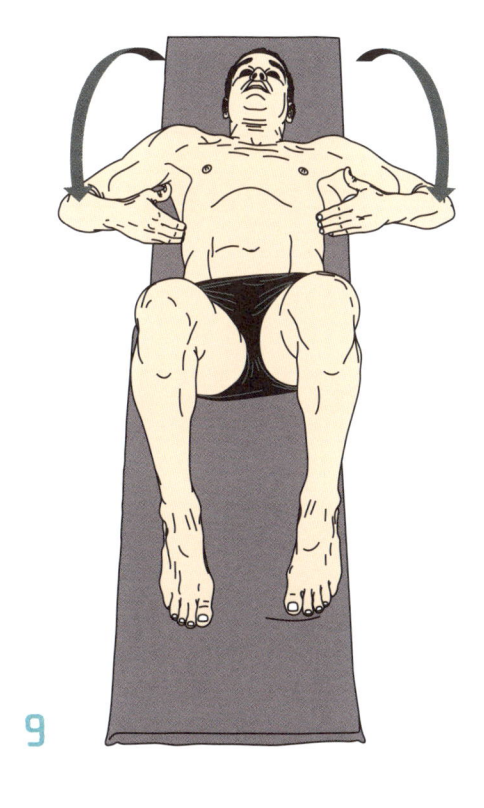

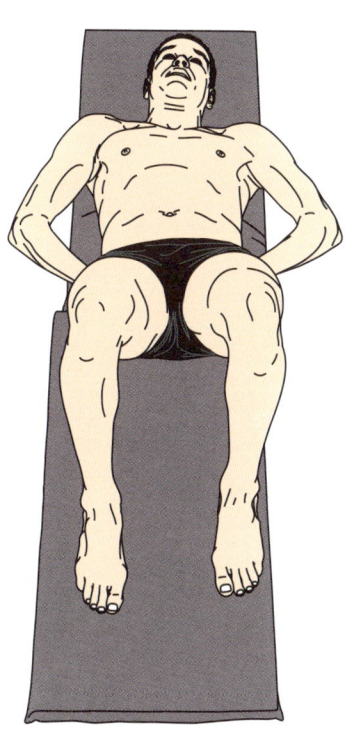

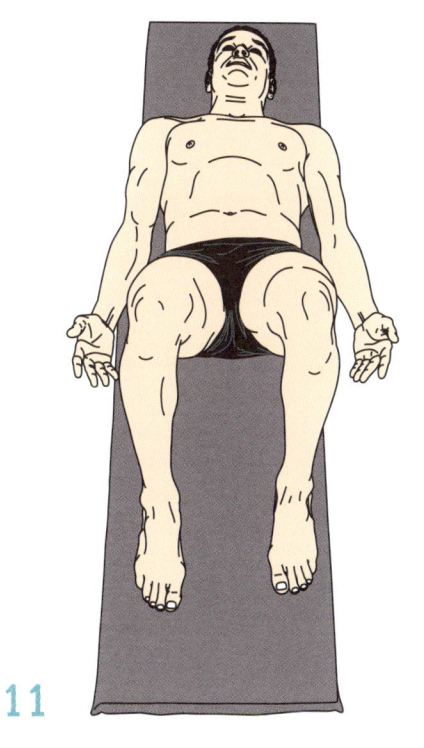

9

10

11

139

ATIVIDADE IV

CONFERINDO RITMO AO CORPO: A CONSTRUÇÃO DO TEMPO MOTOR

EXERCÍCIO 1

Agora você já conhece bem suas articulações dos ombros e dos quadris. Também já experimentou várias vezes o movimento de aproximar as mãos dos pés e vice-versa. Comecemos então a brincar com esses movimentos conferindo-lhes dinamismo e ritmo, a partir da percussão corporal.

Objetivo

Acordar a percepção das articulações dos ombros e dos quadris, que unem os membros ao tronco, e estimular os movimentos cruzados entre os membros, próprios do padrão de marcha.

Preparação

Para realizar este exercício, fique em pé diante de uma parede, com os pés paralelos e próximos.

Execução

1 Bata suavemente a palma da mão esquerda no ombro direito. Seu olhar acompanha a mão, sem que a cabeça se adiante ou incline. Ao mesmo tempo, o braço direito se abre para o lado.

2 Repita o movimento com a mão direita no ombro esquerdo.

3 Bata a mão esquerda na virilha direita, abrindo o braço direito para o lado e girando a cabeça nessa direção.

4 Agora repita a percussão com a mão direita na virilha esquerda.

1

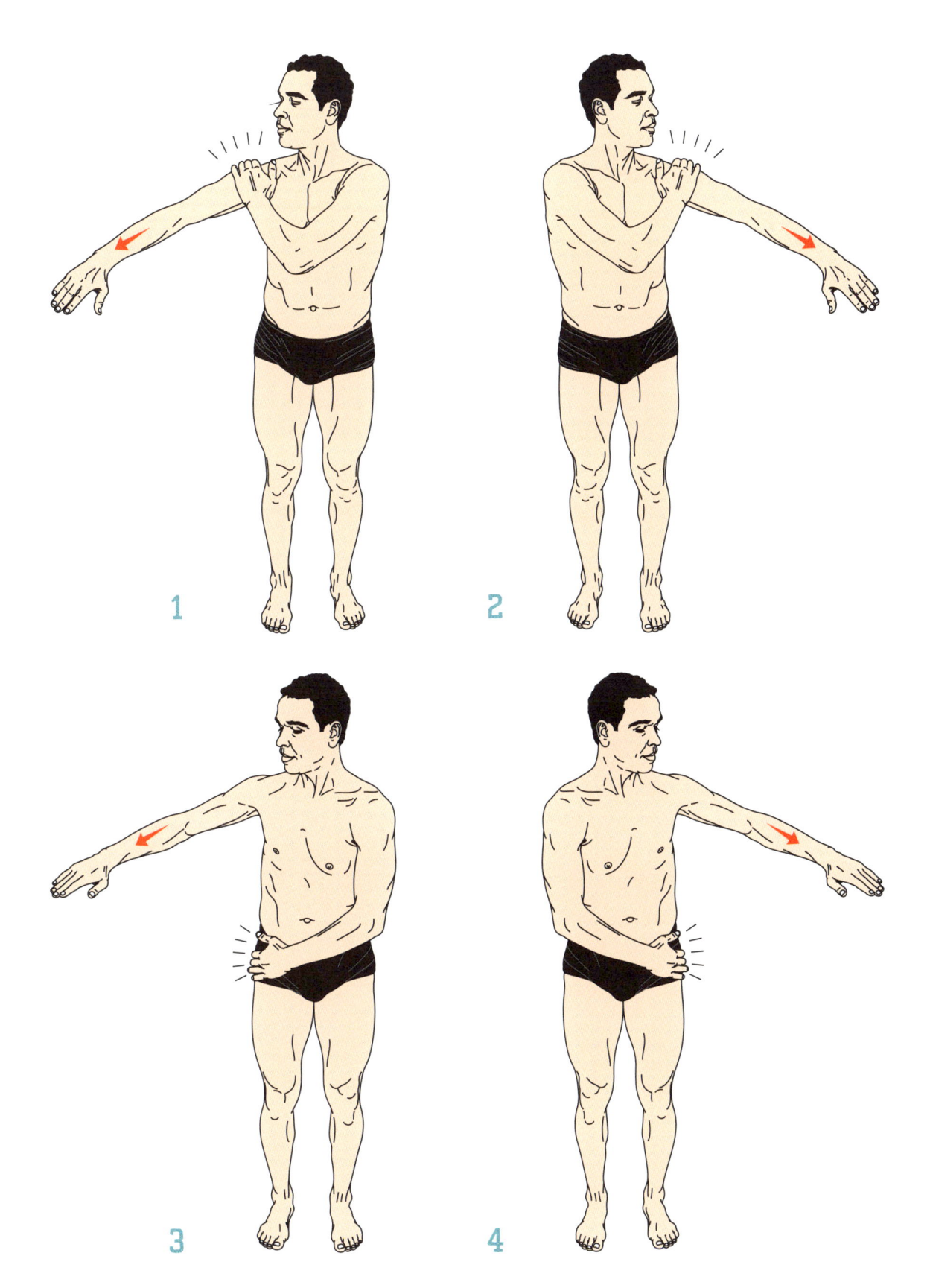

2

3

4

5 Erguendo a perna direita flexionada e com o pé em dorsiflexão, bata suavemente com a palma da mão esquerda na coxa direita, levando o olhar nessa direção. Atente para que o movimento de elevação da perna não leve o tronco para trás. Os braços ajudam nessa sustentação, o direito aberto, o esquerdo à frente, na coxa.

6 Repita o movimento do outro lado.

7 Dobrando a perna direita à sua frente, com uma leve inclinação do tronco em flexão, bata suavemente com a palma da mão esquerda na sua canela. O braço direito se abre para aumentar o equilíbrio. Desça a perna controlando o seu peso e apoie o pé direito no chão.

8 Repita o mesmo movimento flexionando a perna esquerda.

Sequência

Repita essa sequência lentamente três ou quatro vezes, até se familiarizar com os detalhes. Depois, acelere um pouco e concentre-se no ritmo: ombro, ombro, virilha, virilha, coxa, coxa, canela, canela...

Observe

Ao finalizar, apoie os dois pés no chão, relaxe os braços e observe a sensação de ativação global de seu corpo, como se tivesse realizado uma caminhada rápida. Respire com a boca fechada até normalizar o ritmo respiratório e os batimentos cardíacos.

5

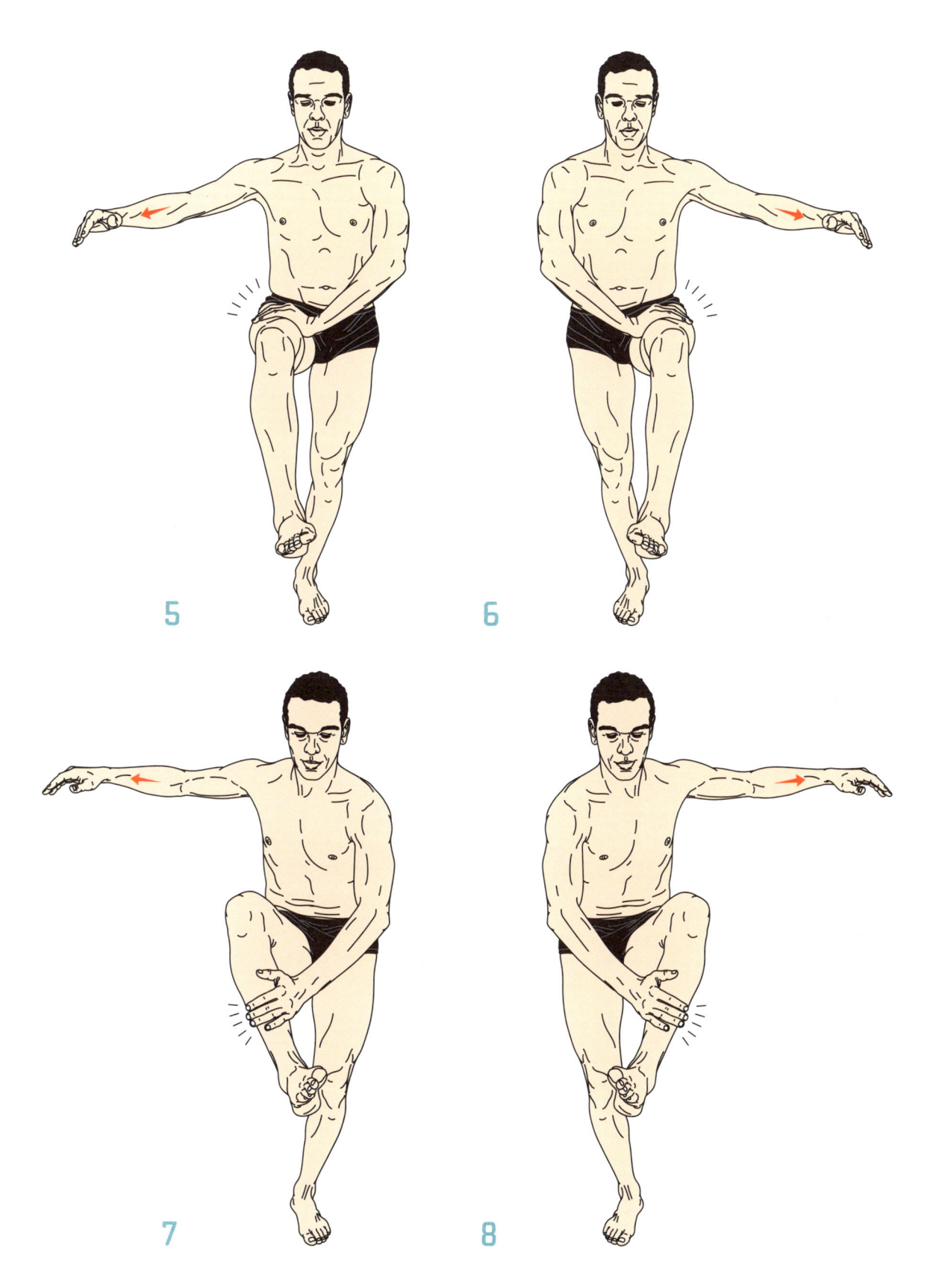

6

7

8

143

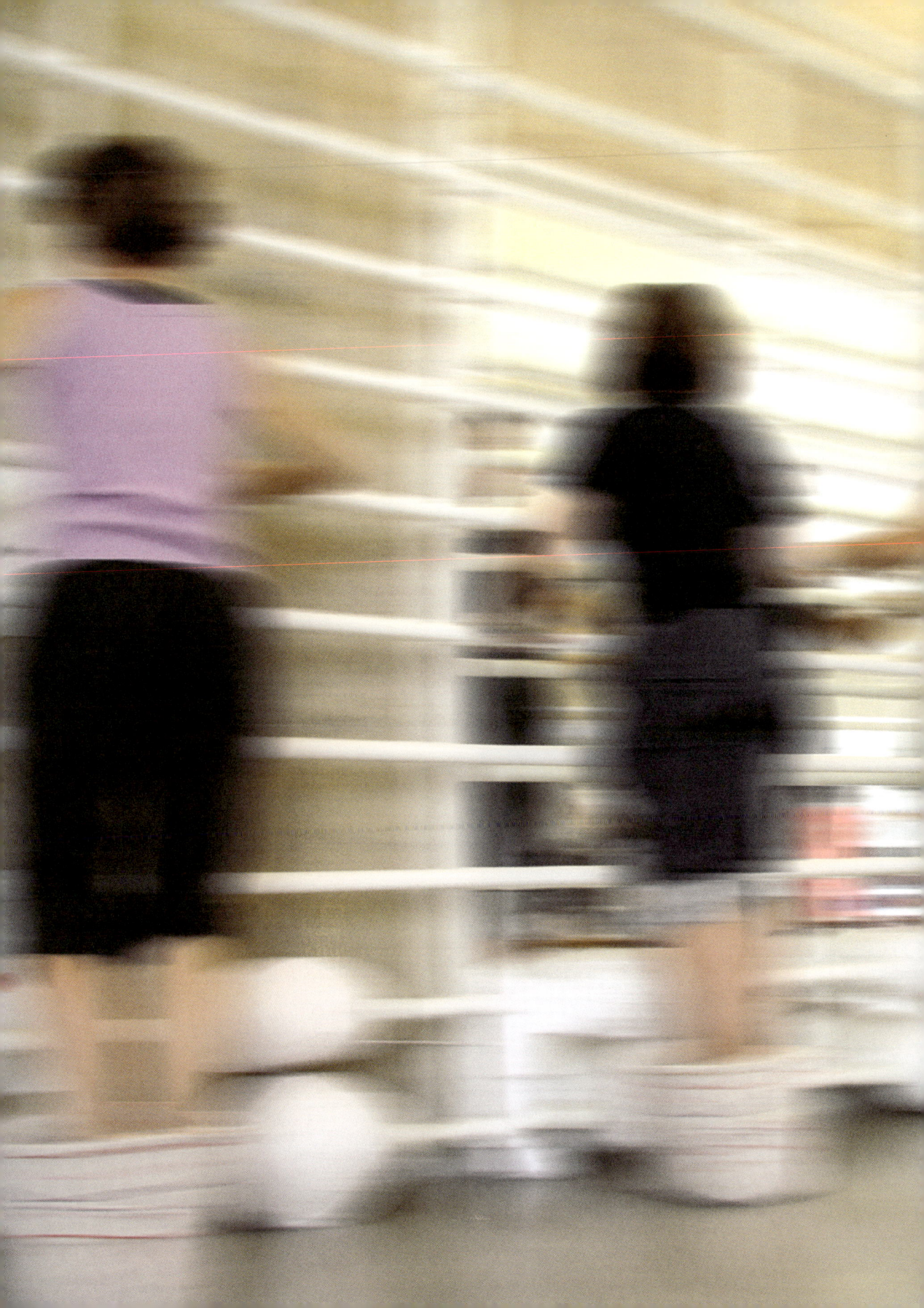

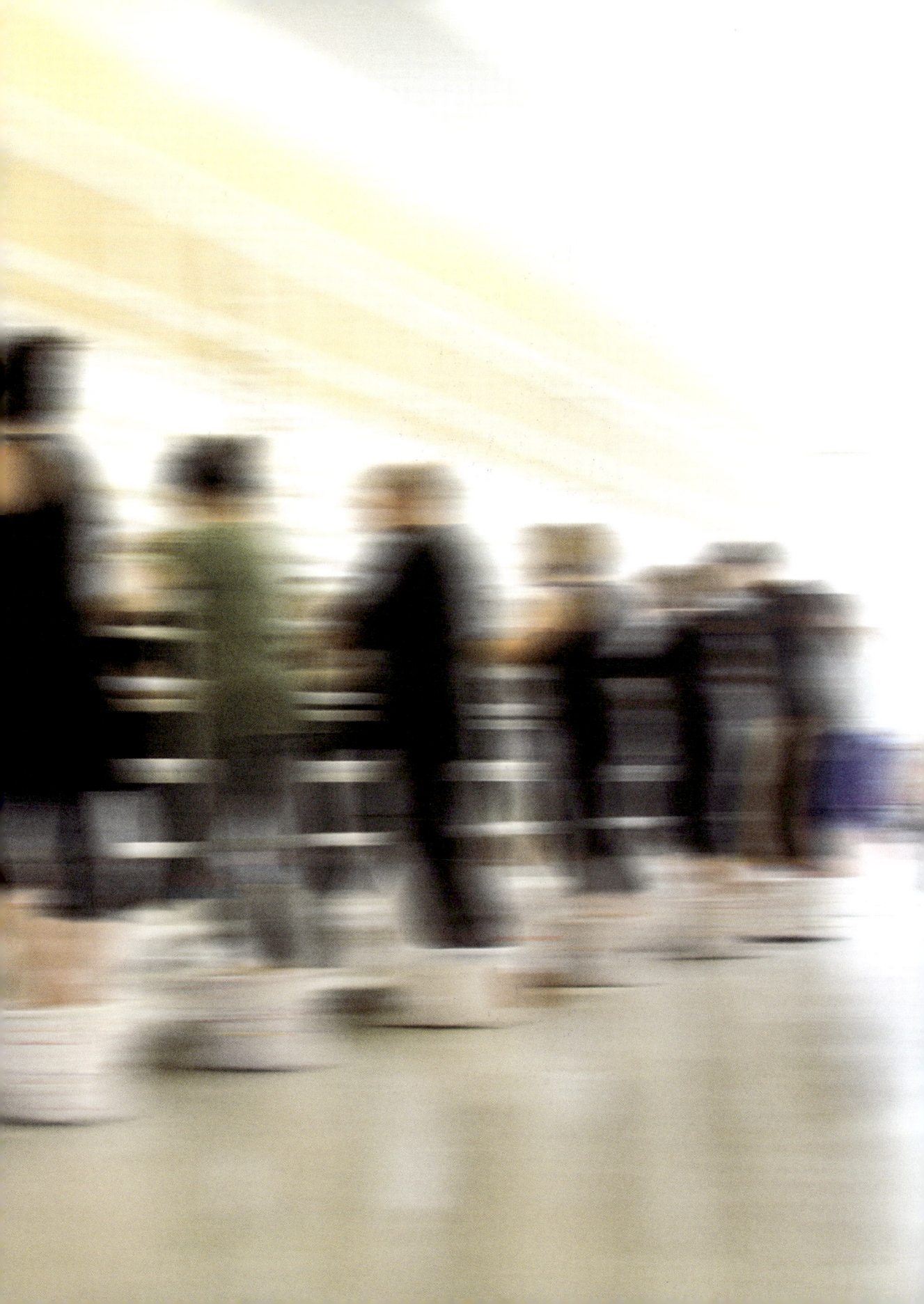

CAPÍTULO 4

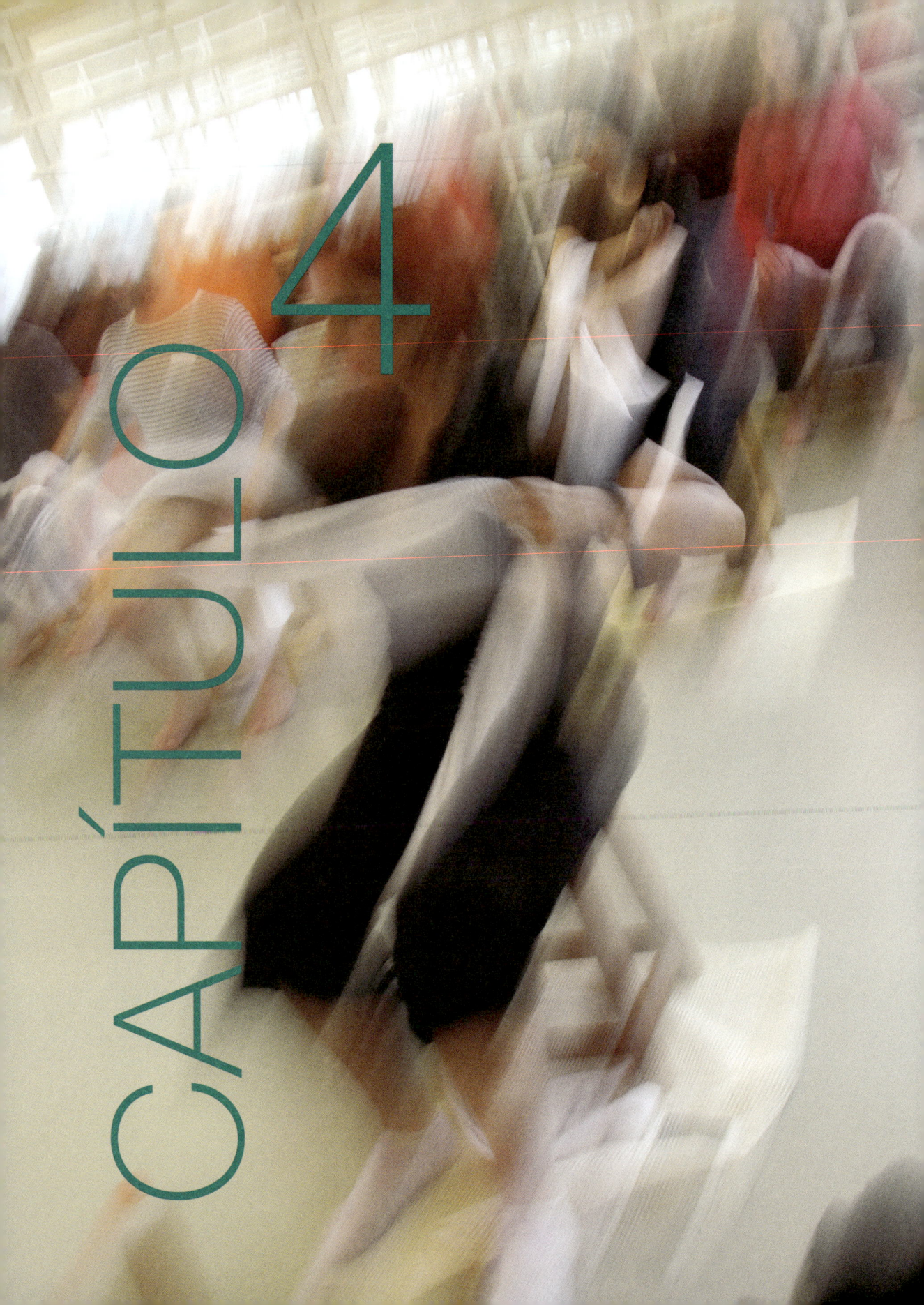

Poderes de coesão e flexibilidade*

De que serve fazer um esforço suplementar com explicações, quando a ação regulará por si mesma todos os detalhes? Um gesto retificado em silêncio é muito mais eficaz do que uma longa discussão, pois quem quer provar demasiado não prova nada, a não ser a sua capacidade de dar à língua.

Julien Naessens

De que modo as diferentes porções de um corpo se mantêm integradas? Se existe uma força onipresente que nos mantêm ligados ao planeta — a gravidade —, não haveria também uma força de coesão em todo organismo? Qual é a força de gravidade orgânica que comprime nossas partes em um todo ordenado? Os seres humanos são criaturas articuladas e que não estão enraizadas no solo. O tronco de uma árvore é diferente do tronco humano, sendo este articulado e movente. Contudo, há algo de um tronco de árvore que preservamos: uma solidez integral, ainda que flexível. Não somos tão resistentes quanto um eucalipto, nem tampouco nos diluímos a cada sopro de vento. Persiste uma concentração que firma as mãos aos antebraços, os antebraços à cintura escapular, os fêmures aos quadris e

* Colaboração: Liza Ostermayer

estes à coluna vertebral. O que garante essa força de solidariedade entre os componentes de nosso corpo são os ligamentos.

Diferentemente do tendão, que une um músculo a um osso, o ligamento é a estrutura que une dois ou mais ossos, compondo uma articulação. Se considerarmos que o corpo humano adulto tem 206 ossos diferentes, imagine a quantidade de ligamentos que possuímos, uma vez que para cada união entre dois ossos podemos ter mais de um ligamento. É o caso do joelho: na junção entre fêmur e tíbia, temos quatro ligamentos principais. O conjunto de vários ligamentos em torno de uma articulação constitui uma espécie de rede de contenção, cuja função é gerar estabilidade ao corpo e regular seus movimentos.

O ligamento consiste em um tecido de fibras colágenas com pouca elasticidade, mas bastante resistência mecânica. Diferentemente dos músculos, o ligamento não produz movimento. Ele não tem o poder de contrair ou relaxar nem suporta alongamento excessivo. Sendo uma espécie de tecido ósseo flexível, conjuntivo e fibroso, é bastante resistente à tração, mas não se estica. Se submetida a um impulso violento, a articulação se rompe, como em qualquer material.

Preservados os limites de sua resistência, o ligamento mantém a articulação firme e preserva o espaço entre os ossos, regulando a amplitude do movimento e refreando-o quando este ameaça a integridade orgânica. Em sua função estabilizadora, impede que a articulação ultrapasse seus limites. O ligamento confere precisão e graça ao gesto ativado pelo músculo.

Como mencionamos no capítulo 3, os músculos proporcionam contorno e volume ao corpo. A contração muscular engendra tração nos ossos, ainda que estes se conservem imóveis durante uma atividade isométrica. Procure imaginar: sem a presença do ligamento, o osso seria deslocado sem controle como uma bússola desmagnetizada ou um boneco de espuma. Numa situação anômala como esta, cotovelos e joelhos se dobrariam em qualquer direção, girando descontroladamente. Diante dessa imagem aflitiva, podemos concluir que os limites de coesão anatômica produzidos pelos ligamentos são alguns dos responsáveis pela autonomia ante a força gravitacional. Se nossos membros fossem desprovidos dessa arquitetura estabilizadora, estaríamos à mercê do solo e seríamos uma espécie rastejante.

Para facilitar o entendimento do mecanismo que estamos descrevendo, imagine um boneco de marionete. Seu funcionamento é muito simples. Os barbantes são fios condutores que geram o movimento, representando nossos músculos. E os ligamentos? Bem, os ligamentos em um marionete são frágeis e muito mais precários que os nossos. No boneco, são representados pelas alças metálicas entre as partes de madeira que unem e conferem forma humana e unitária ao objeto. Mas, se soltarmos os fios, o marionete se esparrama pelo solo de qualquer jeito, desmilinguido como um sujeito que abdicou de qualquer sentido de prontidão. A pessoa que se encontra dessa forma é vítima indefesa da força que a atrai à Terra. Está desamparada e sujeita a qualquer acidente.

A força, o freio e a resistência

Pela sua localização anatômica e por ser rico em receptores nervosos sensitivos[1] que informam o cérebro de qualquer mudança de posição das articulações, o ligamento tem um papel importante na organização motora. Seu tecido e a composição com os músculos e ossos nas articulações proporcionam resistência, freio e força. Detenhamo-nos aqui em cada um desses componentes.

A *resistência* é a capacidade de manter segmentos do corpo em determinadas posições durante uma ação. Tomemos o exemplo da postura vertical. Sustentar o corpo em pé requer a manutenção equilibrada e a noção da resistência necessária para que as pernas se conservem firmes, sem romper as colunas laterais e os enquadres frontais da estrutura. A ação de segurar um vaso, locomover-se até a sala e depositá-lo na estante implica o conhecimento psicomotor do grau de resistência que a mão e o braço criaram para suportar o objeto durante o deslocamento de um ponto a outro da sala.

A função exercida pelo *freio* é a de interromper um movimento. Trata-se de um ato composto de sentido e contenção, que garante limite e forma a um impulso. Quando, por algum motivo, essa função falha, como costuma acontecer durante os movimentos do bebê, da criança e, muitas vezes, do adulto, o corpo se arrisca a contusões e ferimentos. O freio anatômico dos ligamentos nos preserva de uma violenta contenção externa. Detemo-nos para que o mundo exterior não nos detenha. É por esse motivo que no trabalho com bebês hipotônicos — carentes de tonicidade ao nascer —

---

[1] Sobre esse tema, ver capítulo "Sofrimentos e formosuras da espécie humana", em: Ivaldo Bertazzo, *Corpo vivo — Reeducação do movimento*, São Paulo: Edições Sesc SP, 2010, p. 23.

CAPÍTULO 4   Poderes de coesão e flexibilidade

são utilizados brinquedos de tecido, próprios para serem puxados. Tais brinquedos possuem uma elasticidade relativa, oferecendo resistência a um estiramento completo, e proporcionam um bloqueio ao puxar, estimulando o sistema nervoso a detectar essa interrupção abrupta.

A *força* dos ligamentos está em sua potência estabilizadora. É sempre bom salientar que, em si, o ligamento não tem o poder de gerar força. Anexo aos músculos que o revestem, o que ele faz é garantir a passagem de força durante o movimento, além de conferir-lhe um sentido preciso. A força dos ligamentos é uma energia centrípeta, como a das estruturas sólidas, mas levemente flexíveis, de uma ponte ou de um edifício. Tal força centrípeta impede abalos na estrutura de uma ponte durante as variações de temperatura, ou que um edifício vá abaixo durante um tremor de terra. As articulações garantem unidade e integridade durante o movimento, porque oferecem ao mesmo tempo uma medida justa de flexibilidade e resistência.

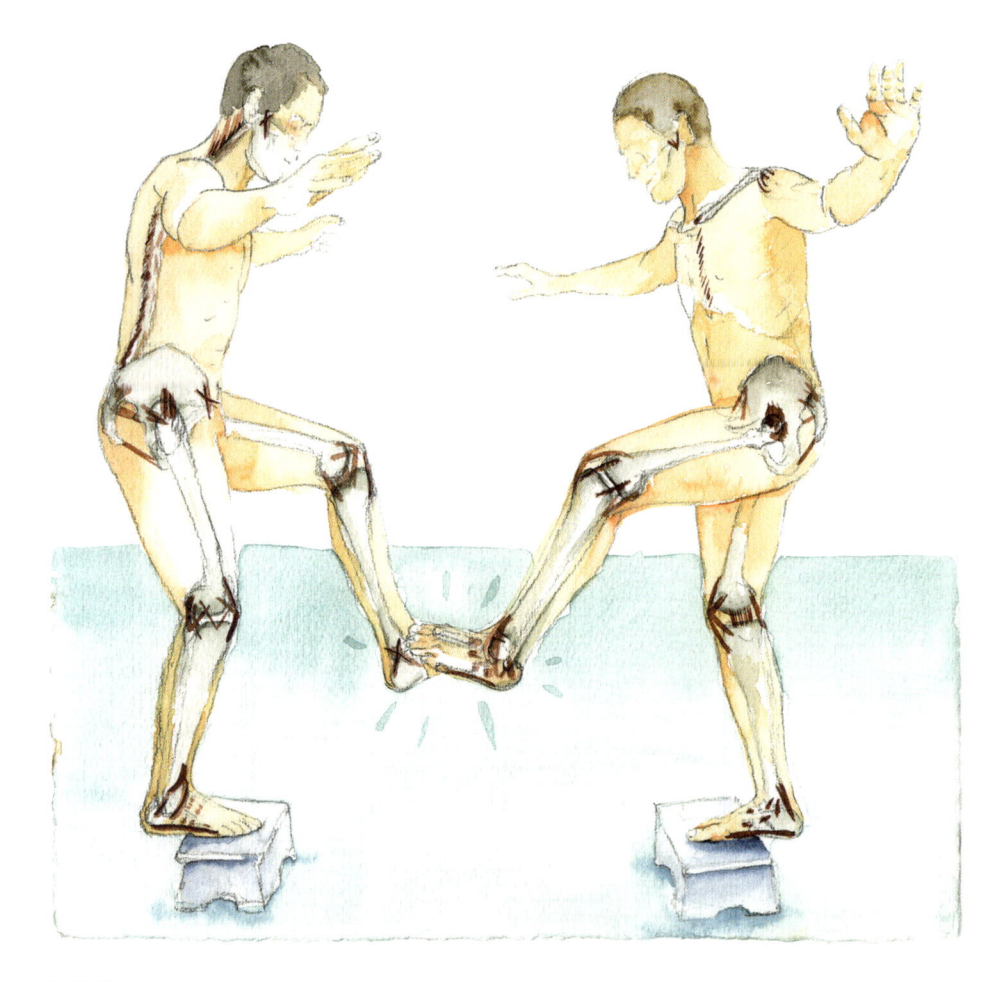

De que modo opera a força muscular sobre os ligamentos? Sabemos que os músculos do corpo podem ser divididos entre longos e pequenos. São os pequenos — os chamados coaptadores —, em trabalho conjunto com os ligamentos, que dão estabilidade à articulação e precisão ao movimento. O ato de chutar uma bola pode ser decomposto em duas atividades concomitantes. A primeira se dá nos grupos de músculos compridos situados ao longo de todo o membro inferior, responsáveis pelo deslocamento da perna durante o percurso da ação. A segunda envolve os grupos de músculos mais curtos situados na articulação do tornozelo, do joelho e do quadril, responsáveis pela estabilização dinâmica dessas articulações durante o impacto com a bola. São esses grupos que mais nos interessam ao falarmos de estabilidade, precisão e coesão anatômica, visto que será esse tipo de tensão que irá auxiliar na preservação da integridade da articulação.

Quanto mais exercitamos nossas articulações, mais estimulamos a conversa entre o sistema nervoso e os músculos. A insistência no número de repetições de um mesmo movimento permite que as informações entre cérebro e músculo transitem com qualidade e precisão cada vez maiores, auxiliando no refinamento da execução do gesto.

Dessa forma, fica ainda mais evidente como cada componente da motricidade humana se encarrega, em sua relação com os outros, de funções específicas. Esperamos que isso tenha ficado ainda mais claro quando falamos da necessidade de preservar a coesão e a continência do corpo e do gesto. Uma prática abusiva de alongamentos pode perturbar o papel continente dos ligamentos, e queremos aqui salientar a importância dessa função, tão desconsiderada quanto fundamental. Que não restem dúvidas: assim como o corpo precisa regular uma multiplicidade de equilíbrios internos, funcionamento dos órgãos, fluxos (sanguíneo, urinário etc.) e ritmos (respiratório, cardíaco etc.), os movimentos também precisam ser contidos e regulados para que se tornem harmoniosos e precisos.

Os exercícios a seguir são de grande importância na preparação dos ligamentos, contribuindo assim para o seu bom funcionamento. Não esqueça que a seta preta indica ação e movimento; a vermelha, as forças que se opõem ao movimento e a verde, a sensação resultante estimulada pelo exercício.

Aproveite!

ATIVIDADE I

MÃOS E PÉS NO ARROZ

DESCRIÇÃO DOS EXERCÍCIOS

OBJETIVO A prática de qualquer atividade física sempre deverá ser precedida de um aquecimento. O aquecimento proporciona ao corpo um estado de prontidão próprio para movimentos mais exigentes, evitando o risco de lesões.

Como aquecimento para as atividades deste capítulo, utilizaremos o arroz para estimular a circulação sanguínea, ativar os sensores de propriocepção[1], fortalecer os músculos e dar estabilidade aos ligamentos das mãos e dos pés.

MATERIAL Uma caixa de plástico (contêiner organizador, capacidade de 20 l.), com 14 kg de arroz e um banco sem encosto com 40 cm de altura.

EXERCÍCIO 1

Preparação

Com os pés paralelos, poste-se diante da caixa de arroz, pousada sobre o banco. Incline-se um pouco para a frente e flexione ligeiramente os joelhos. Imprima força nas coxas como se quisesse rodá-las para fora. Não deixe os joelhos se abrirem e mantenha o abdômen contraído. Segure a lateral da caixa com a mão esquerda e mantenha o pescoço alongado, sem abaixar a cabeça.

---

[1] Conceito amplamente desenvolvido nos livros: *Ivaldo Bertazzo, Corpo vivo — Reeducação do movimento*, São Paulo: Edições Sesc SP, 2010 e Ivaldo Bertazzo, *Cérebro ativo — Reeducação do movimento*, São Paulo: Edições Sesc SP/Editora Manole, 2012.

1
2

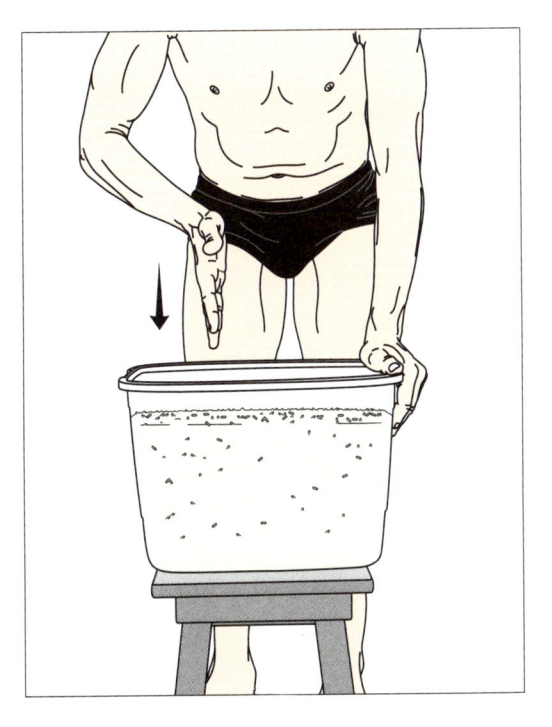

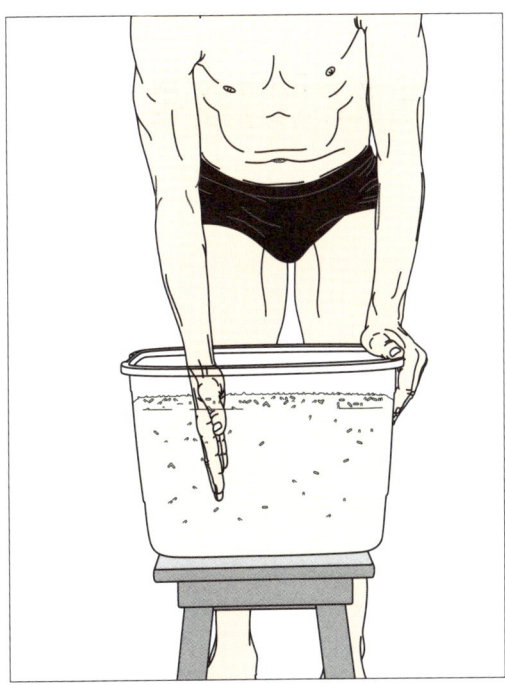

Execução

1 Mantenha a mão direita bem aberta, com os dedos voltados para baixo.

2 Com a mão firme, mergulhe-a dentro da caixa como se quisesse chegar ao fundo em uma única estocada. Em seguida, puxe-a de volta. Não permita que os dedos ou o punho se dobrem.

Sequência

Repita o movimento dez vezes com cada mão. Nos primeiros dias você sentirá bastante dificuldade para afundar as mãos no arroz. Com o tempo os músculos se fortalecerão e o exercício ficará mais fácil.

Observe

O ritmo do gesto, entre mergulhar e erguer, deve assemelhar-se ao de esfregar uma roupa no tanque. Não prenda a respiração durante o exercício. Sinta a pressão e fricção nos espaços entre os dedos. A fragilidade existente nos tecidos que revestem os vasos diminuirá progressivamente.

EXERCÍCIO 2

Preparação

Imagine que você está preparando um doce de goiaba maravilhoso num tacho de cobre sobre um fogão a lenha. Ele precisa ser *revirado* durante um bom tempo até que fique no ponto!

Execução

1. Com os dedos abertos e esticados e a palma voltada para baixo, mergulhe a mão direita no arroz até alcançar a metade da altura da caixa. Não permita que o ombro se encolha.

2. Torça o punho com a mão aberta, voltando o polegar para baixo e o dedinho para cima. Revire o arroz com um movimento circular até que os dedos estejam voltados para fora. Sinta que todo o braço, inclusive o ombro, rodou para dentro.

3. Continue agora o movimento circular do punho até que a palma se volte para cima e os dedos para o meio da caixa. Note que desta vez o braço roda para fora.

4. Em seguida, torça o punho novamente, empurrando o arroz com o dorso da mão, o dedo mínimo buscando o fundo da caixa e o polegar girando para cima. Nesse momento, dobre um pouco seu cotovelo. Continue até que a palma se volte para baixo, como no início do exercício. Retire a mão de dentro da caixa e movimente o braço livremente. As inúmeras fricções dos grãos estimulam a pele e conduzem informações ao cérebro, mantendo-o nutrido e desperto.

Sequência

Repita o movimento dez vezes. A prática condicionará mais força e agilidade.

Observe

O braço inteiro acompanha a torção do punho. O ombro e o cotovelo estão sempre fazendo adaptações e ajustes. Não deixe o cotovelo esticado demais e cuide para que o ombro não encolha.

1

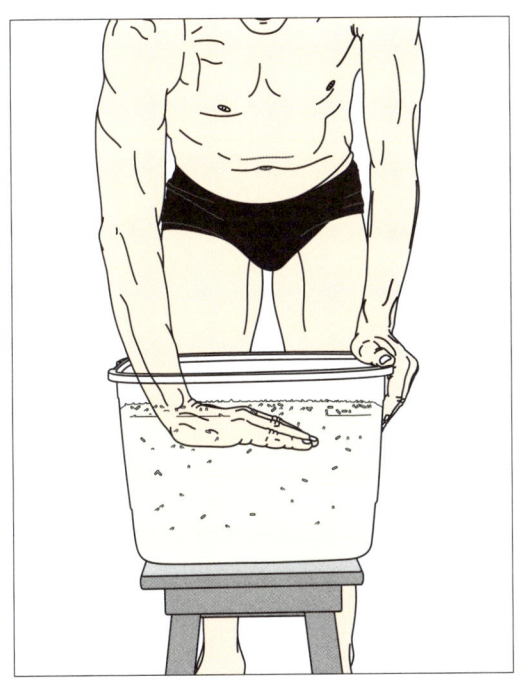

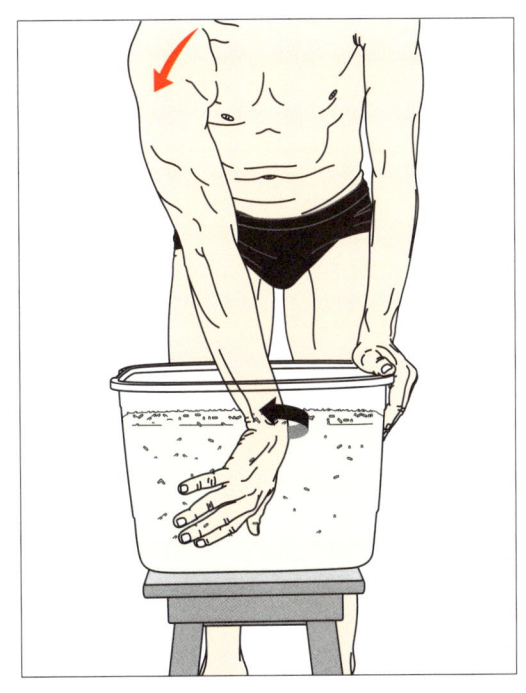

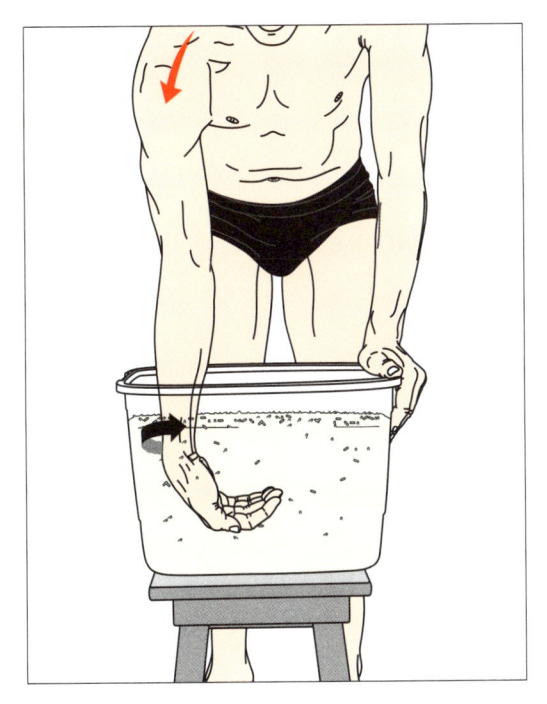

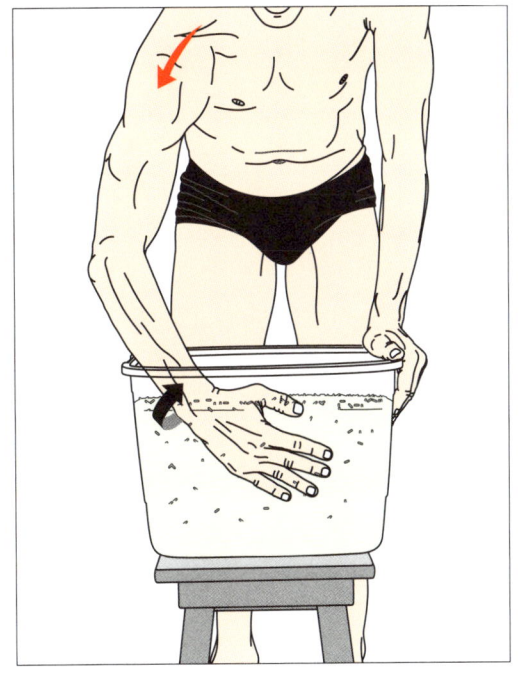

2

3

4

155

EXERCÍCIO 3

Execução

1. Aproximando os pulsos com as mãos abertas e voltadas para baixo, mergulhe os dedos no arroz, abrindo as palmas como se estivesse segurando uma bola de futebol.

2. Vá até o fundo da caixa com as palmas voltadas uma para a outra.

3. Feche as mãos e aperte o arroz entre os dedos.

4. Abra-as, esticando os dedos, e mantenha as palmas da mão voltadas para cima.

5. Contra o arroz, empurre a ponta dos dedos para baixo.

6. Prossiga, com os punhos dobrados para fora, e erga o dorso das mãos, empurrando o arroz para cima. Retire as mãos da caixa com os punhos dobrados.

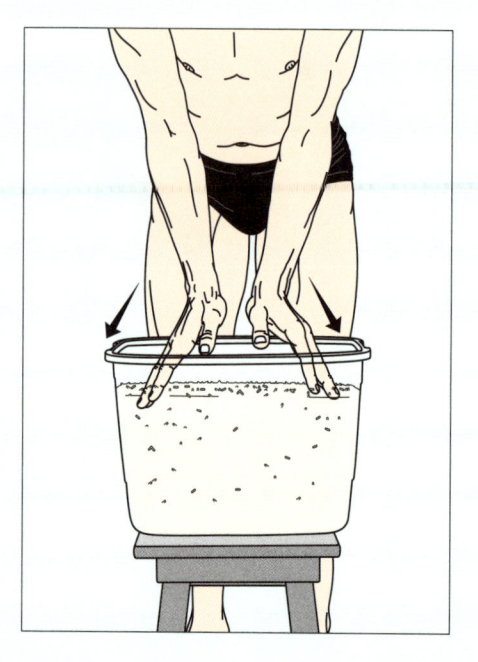

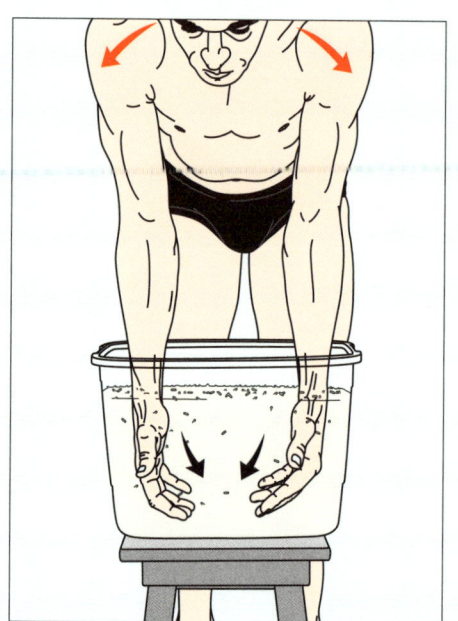

1

2

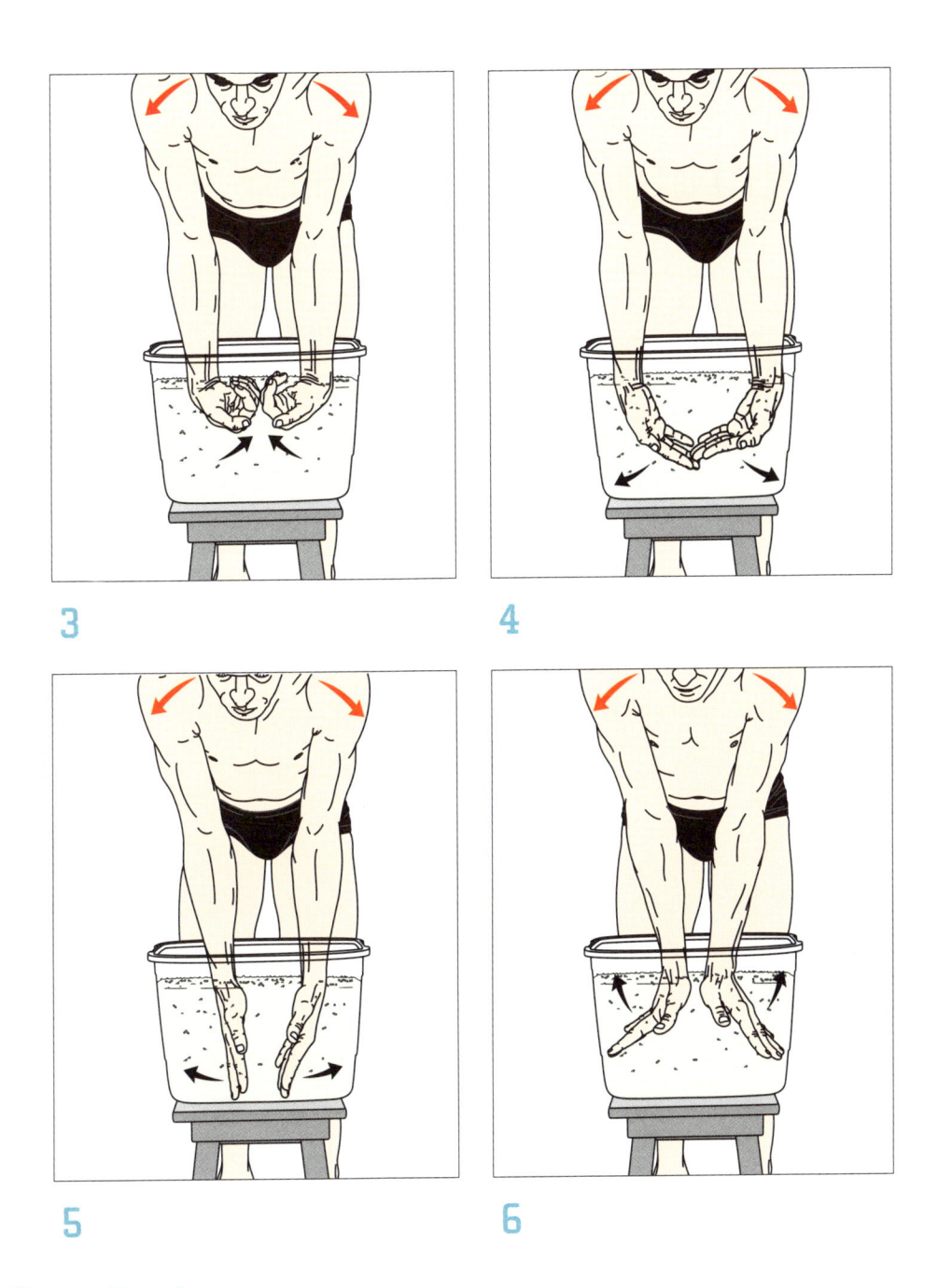

Sequência

Repita o movimento oito vezes.

Observe

Quanto mais mergulhadas estiverem as mãos dentro da caixa, maior será o grau de dificuldade. Lembre-se de manter os ombros largos e encaixados sobre as costelas. Tome cuidado para que os cotovelos não fiquem esticados demais.

EXERCÍCIO 4

Preparação

Deixe a caixa com arroz no chão, ao lado de uma parede. O ideal é que você possa se apoiar numa barra. O lado mais comprido da caixa deverá estar paralelo à parede.

Execução

1 Poste-se de lado, segurando a barra com o braço direito, e apoie o pé direito sobre o arroz. O pé esquerdo ficará no chão atrás da caixa.

2 Pressione o calcanhar contra o arroz, evitando deixar o joelho muito esticado para trás.

3 Alterne a pressão; comprima desta vez a parte anterior do pé sobre os grãos.

4 Pressione novamente o calcanhar, como no movimento de uma gangorra. Usufrua da sensação dos arcos do pé, dada a consistência modeladora do arroz.

5 Comprima novamente o antepé.

6 Perceba que seu pé afunda à medida que oscila o peso entre calcanhar e antepé. Alterne a pressão até chegar ao fundo da caixa. Retire o pé lentamente e comece outra vez.

Sequência

Realize quatro vezes a sequência em cada um dos pés.

Observe

Atenção ao comprimir a parte anterior do pé contra o arroz: não deixe os dedos elevarem-se, soltando a pressão.

1

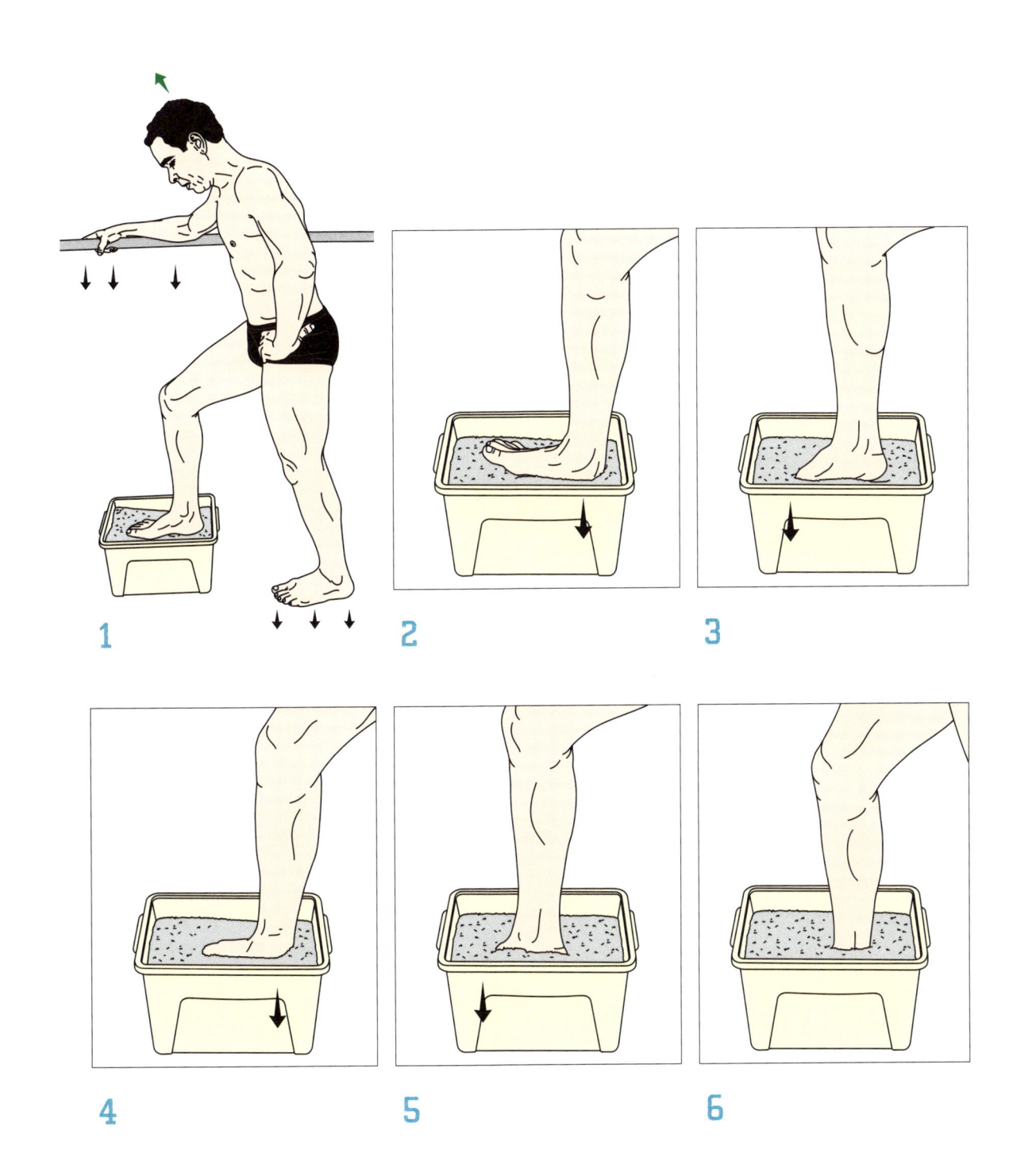

2

3

4

5

6

159

EXERCÍCIO 5

Preparação

Vire a caixa. O lado mais estreito deverá estar paralelo à parede.

Execução

1. Apoie o pé direito no arroz.
2. Pressione a parte externa do pé (o lado do dedo mínimo) sobre os grãos. Observe como se torna protuberante o tendão do músculo dianteiro do tornozelo, conhecido como tibial anterior.
3. Comprima agora a parte interna, o lado do dedão. Não permita que seu joelho torça para dentro. Mantenha-o alinhado, resistindo à torção do pé que girou para dentro.
4. Mergulhe novamente a parte externa do pé.
5. Volte a apertar a parte interna e perceba como o pé afunda pouco a pouco com essa alternância.

Sequência

Repita o movimento quatro vezes em cada pé.

Observe

O movimento deve acontecer precisamente na articulação do tornozelo. Preste atenção para não exagerar no movimento do joelho para dentro e para fora.

1

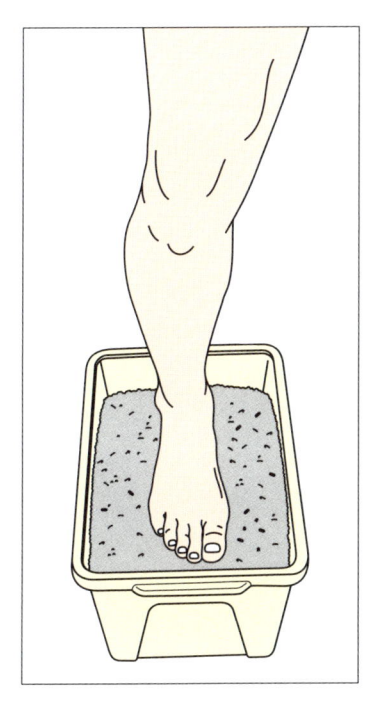

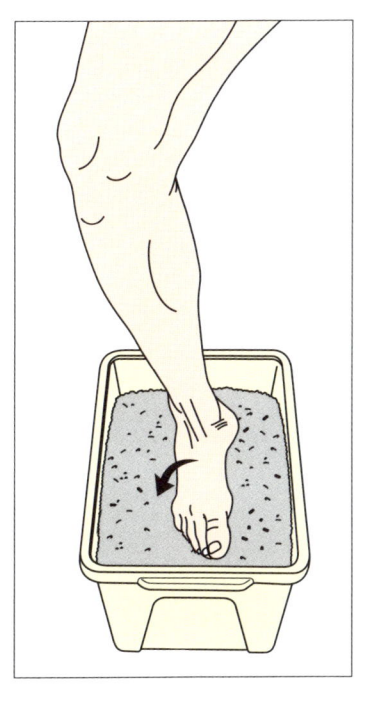

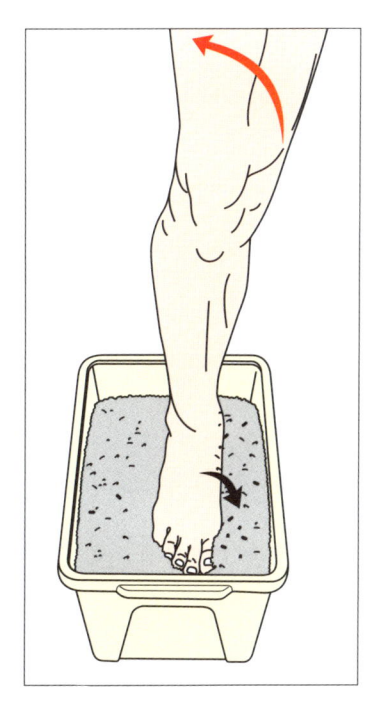

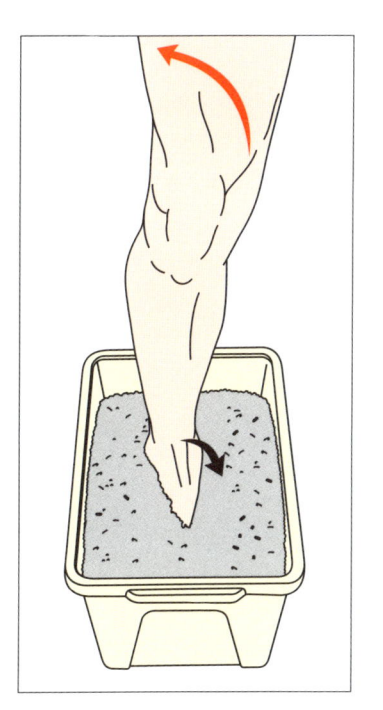

2

3

4

5

161

EXERCÍCIO 6

Preparação

Agora pise na superfície da caixa com ambos os pés.

Execução

1. Inicie com a pressão do calcanhar esquerdo, passando para a parte anterior do mesmo pé. Em seguida, pressione o calcanhar direito e transfira a pressão para o antepé desse lado.

2. Alterne a pressão do pé direito e do esquerdo simulando uma caminhada.

Sequência

Caminhe sobre o arroz durante um minuto, sempre retornando calmamente à superfície, à medida que os pés tiverem atingido o fundo.

Observe

Lembre-se sempre de iniciar a pressão pelo calcanhar, seguida da pressão da parte anterior do pé. Não olhe para os pés. Mantenha a cabeça e os olhos dirigidos ao horizonte e o tronco ereto. Sinta os pés, acorde sua percepção, desfrute das micromobilidades que ocorrem entre os ossinhos, vibrando os ligamentos.

1

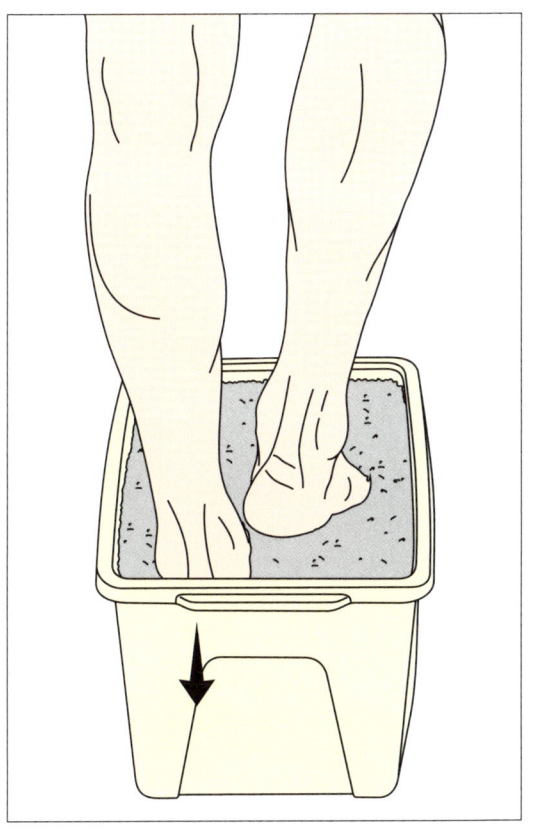

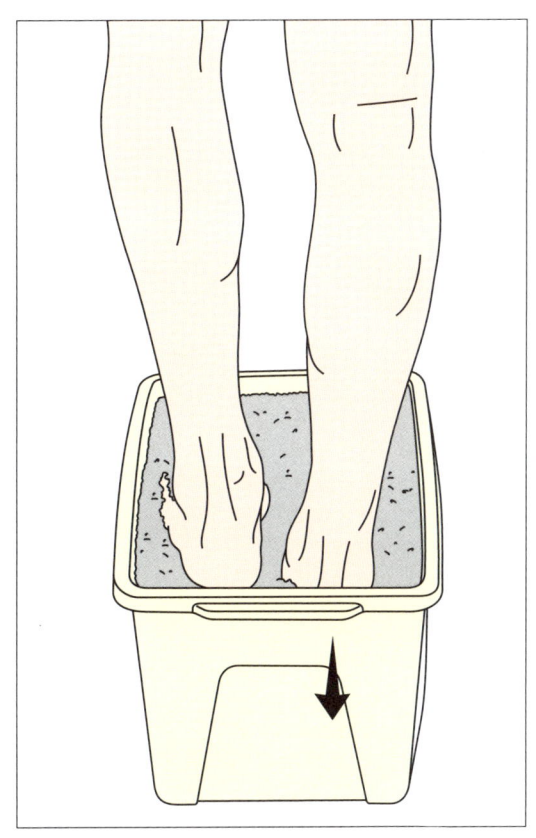

2

163

ATIVIDADE II

UMA PAREDE CRIADORA DE PILARES:
BLOCO DE PANCADAS

DESCRIÇÃO DOS EXERCÍCIOS

OBJETIVO Os movimentos de impacto dos próximos exercícios estimulam a contenção dos ligamentos do tornozelo, do joelho e do quadril. Isso torna o conjunto das pernas e da bacia mais estável e sólido, minimizando torções perigosas de tornozelo e joelho e os prejudiciais *requebrados* que facilitam o desgaste das articulações da junção com a coluna (sacroilíacas) e do quadril (artroses), além de prevenir os possíveis *pinçamentos* do nervo ciático.

MATERIAL Dois blocos de espuma medindo 60 cm x 60 cm, 35 cm de altura e densidade de 40 g/cm³. Empilhe um bloco sobre o outro e deixe-os encostados em uma parede.

EXERCÍCIO 1

Preparação

Posicione seu perfil direito ao lado dos blocos, à distância de um passo. Distribua o peso do corpo entre os pés paralelos, próximos um do outro. O olhar à frente, concentrado no espaço.

Execução

1. Apoie a mão direita sobre o bloco e deixe o braço esquerdo aberto em oposição, mantendo a largura do peitoral e das costas.

1

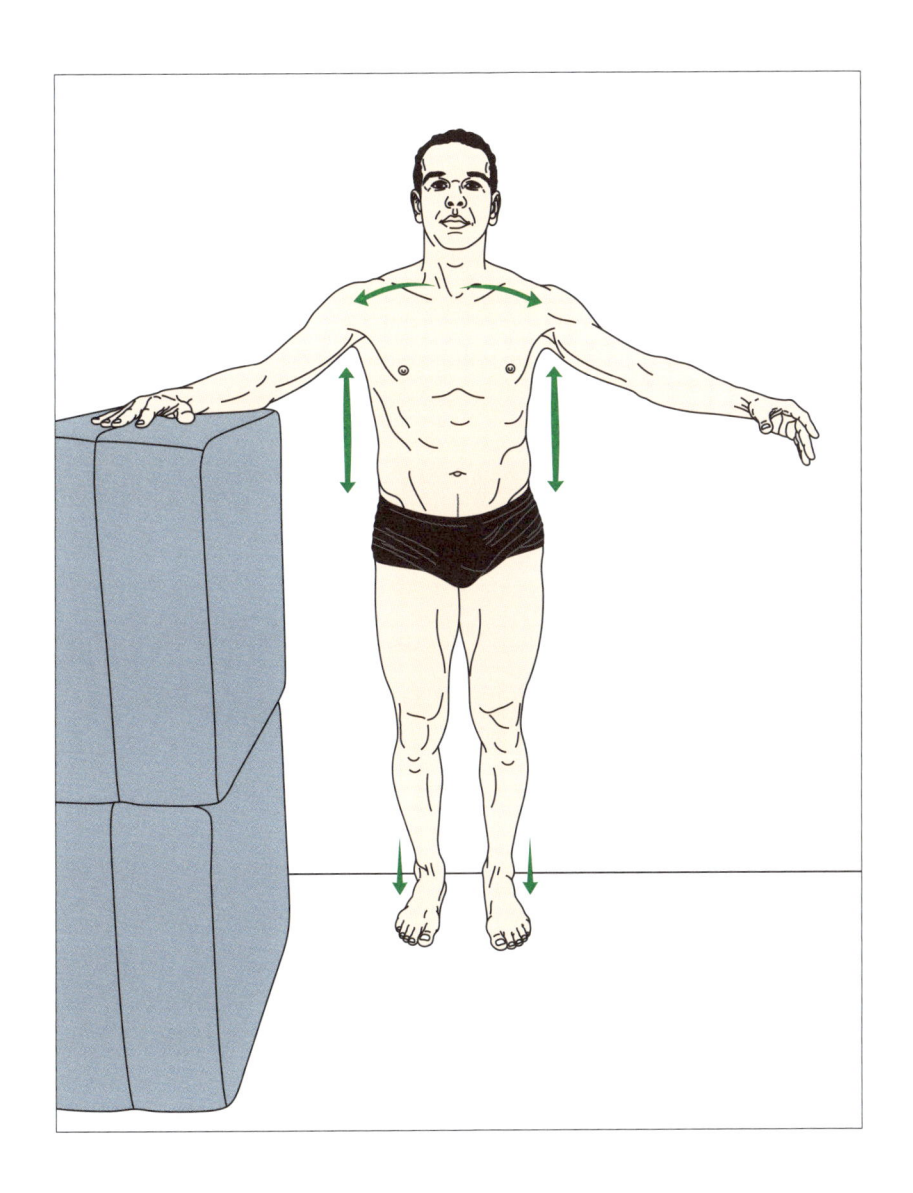

CAPÍTULO 4   Poderes de coesão e flexibilidade   ATIVIDADE II

2 Chute os blocos com a parte interna do pé esquerdo e mantenha todo o peso do corpo sobre a perna direita, sem perder o alinhamento da bacia e dos ombros. O tronco não poderá inclinar-se para nenhum dos lados. Contraia o abdômen e observe se a cintura está firme. Para que seu pé alcance os blocos, a coxa esquerda fará uma rotação para fora. O joelho dobra e o pé, em dorsiflexão, ou seja, também dobrado, cruza à sua frente atingindo o bloco. Você usará os músculos da parte posterior da coxa (rotadores externos) e os da parte interna da coxa (adutores), assim como os da canela.

3 Agora chute os blocos com a parte de fora do pé direito, mantendo o peso sobre a perna esquerda e tomando os mesmos cuidados do movimento anterior: bacia e tronco bem firmes e braços abertos. Sinta a coxa rodar para dentro. Concluído o movimento com as duas pernas, dê meia-volta, apoie a mão esquerda sobre os blocos empilhados e repita as sequências anteriores.

Sequência

Repita os procedimentos oito vezes e lembre-se de expirar vigorosamente toda vez que o pé golpear os blocos. A inspiração deverá acontecer automaticamente, sem forçá-la.

Observe

Imediatamente após o impacto do pé contra os blocos, mantenha-o encostado por dois segundos e, em seguida, volte a apoiá-lo no chão, na posição de partida. Para aumentar o grau de exigência do exercício, antes de elevar a perna para o chute, faça um pequeno salto partindo com os dois pés juntos e caindo apenas sobre o pé direito, enquanto o pé esquerdo chuta os blocos. Em seguida repita o salto: caia sobre o pé esquerdo e chute os blocos com o pé direito.

2

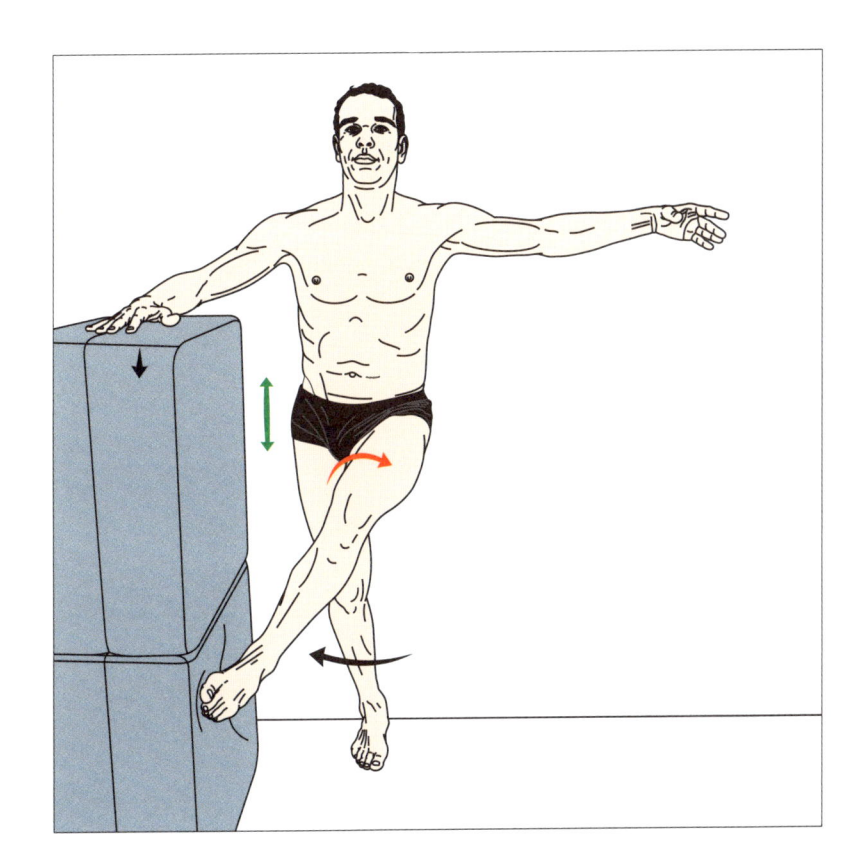

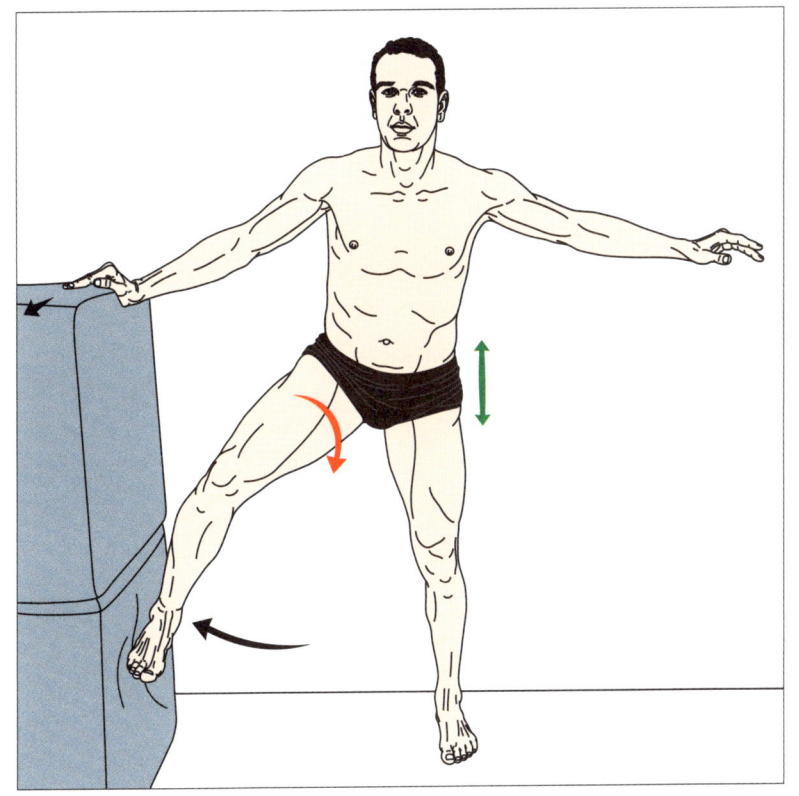

3

167

EXERCÍCIO 2

Preparação

Posicione-se de frente para os blocos, com os pés paralelos e o peso do corpo bem distribuído.

Execução

1. Leve o joelho esquerdo, juntamente com a tíbia e o peito do pé, de encontro aos blocos. A outra perna fica esticada atrás e os braços se apoiam sobre os blocos com os cotovelos um pouco dobrados. Mantenha a pressão da perna esquerda durante dois segundos, usando a força e pressão da parte anterior do pé direito contra o chão e ativando os músculos abdominais. Abaixe os ombros e mantenha o pescoço esticado.

2. Repita o movimento com a outra perna.

Sequência

Repita a série oito vezes, alternando os lados. Ao todo, serão 16 impactos contra a espuma dos blocos.

Observe

Lembre-se de soltar o ar sempre que empurrar os blocos com as mãos e impactar a tíbia contra o bloco. Nao force a inspiração ao retornar; deixe acontecer espontaneamente.

1

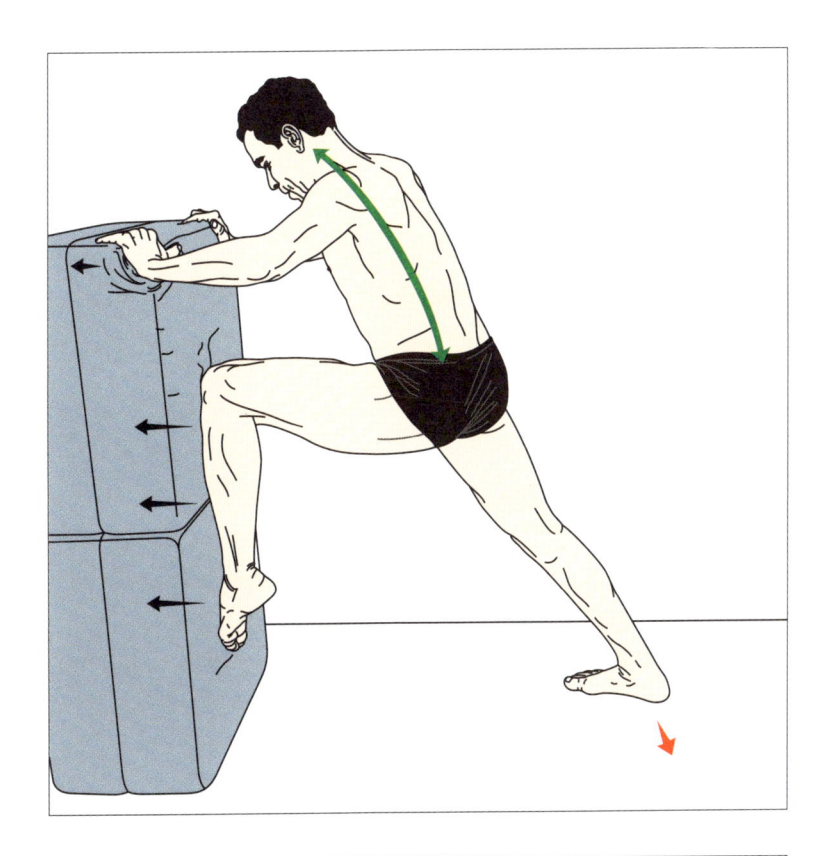

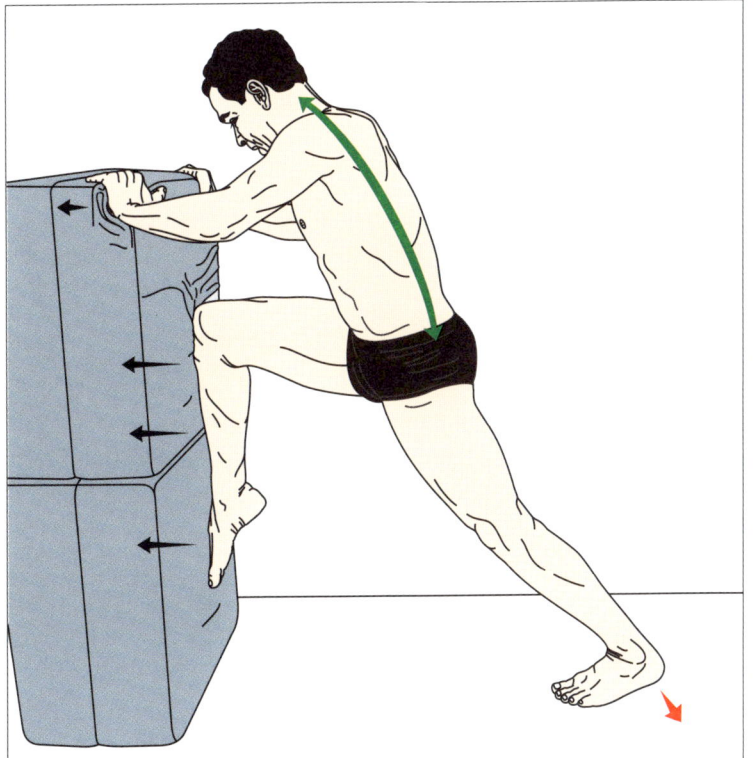

2

169

EXERCÍCIO 3

Preparação

Continue de frente para os blocos à distância de um passo largo, com os pés paralelos, próximos e distribuindo o peso do corpo.

Execução

1. Leve o pé esquerdo até o bloco de cima e pise firme, como se estivesse dando um passo bem largo, e com o joelho esquerdo ligeiramente dobrado. A perna direita fica esticada. O braço direito avança em direção aos blocos e o braço esquerdo permanece erguido e aberto ao seu lado para equilibrar o peso do corpo. Mantenha os ombros baixos, o pescoço bem esticado e o abdômen contraído. Solte o ar enquanto estiver levando a perna até os blocos e deixe a inspiração acontecer instintivamente.

2. Repita o mesmo movimento com a perna direita, respeitando os cuidados descritos anteriormente.

Sequência

Alterne as pernas, reproduzindo uma caminhada de passos largos, atingindo vinte passos.

Observe

Veja como o tronco se inclina um pouco para a frente, formando uma continuidade e um alinhamento com a perna que está no chão. Cuide para que o pescoço e a cabeça acompanhem o posicionamento do tronco. A força se intensifica nos músculos da bacia.

171

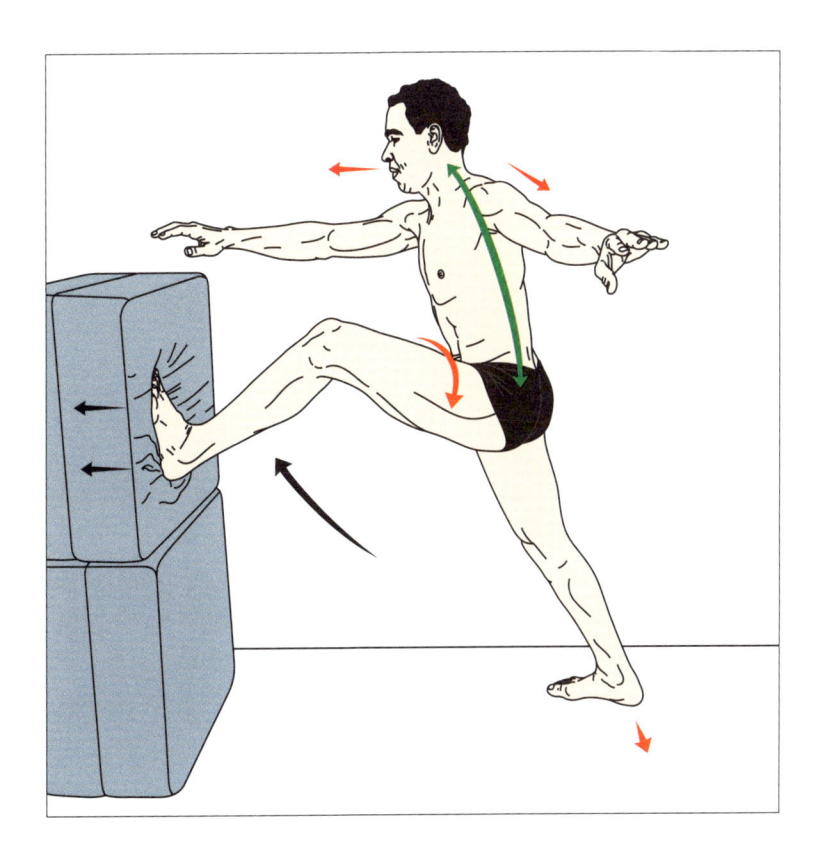

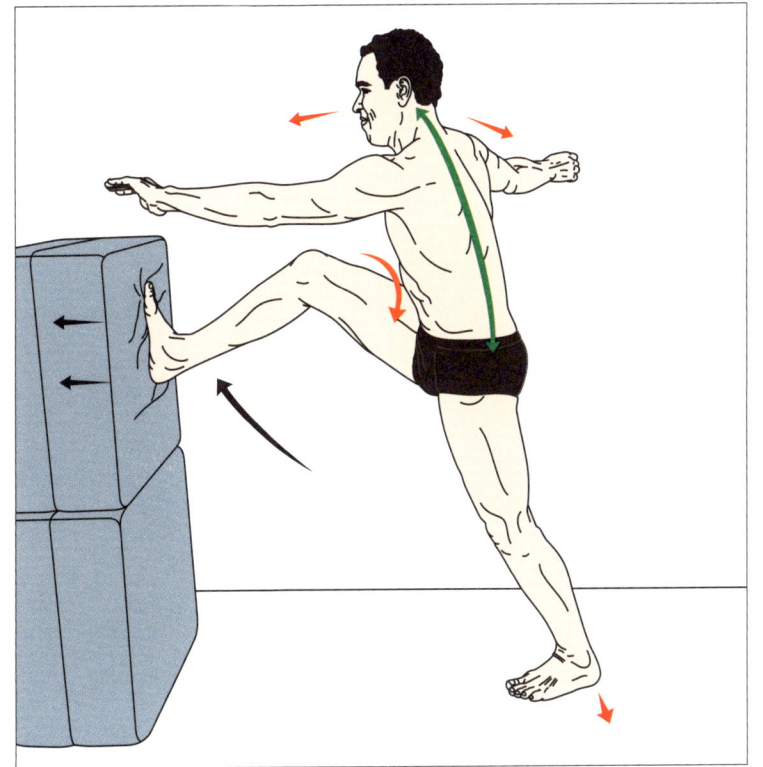

EXERCÍCIO 4

Preparação

Agora fique com o lado direito do corpo voltado para os blocos, à mesma distância indicada no exercício anterior.

Execução

1. Mantenha todo o peso do corpo sobre a perna esquerda e estenda a perna direita até encostar o pé no bloco de cima. Ao mesmo tempo, incline o tronco para a esquerda e reúna as mãos à frente na altura da bacia. Os ombros devem permanecer baixos, encaixados sobre o tronco, e os cotovelos dobrados, permitindo a manutenção da largura do peito. A cabeça deve seguir a inclinação do tronco, mantendo uma equidistância entre os ombros. Mantenha o olhar a sua frente. Faça de conta que você é um lutador de *kung fu*! Aplique pressão e força no pé direito, pisando com firmeza contra o bloco, e aproveite o tônus na cintura direita para ganhar mais comprimento no pescoço, sem deixar que a cabeça incline para o chão.

Sequência

Repita oito vezes com cada perna.

Observe

Não descuide da respiração. Expire ao pressionar os pés nos blocos e deixe a inspiração surgir espontaneamente.

1

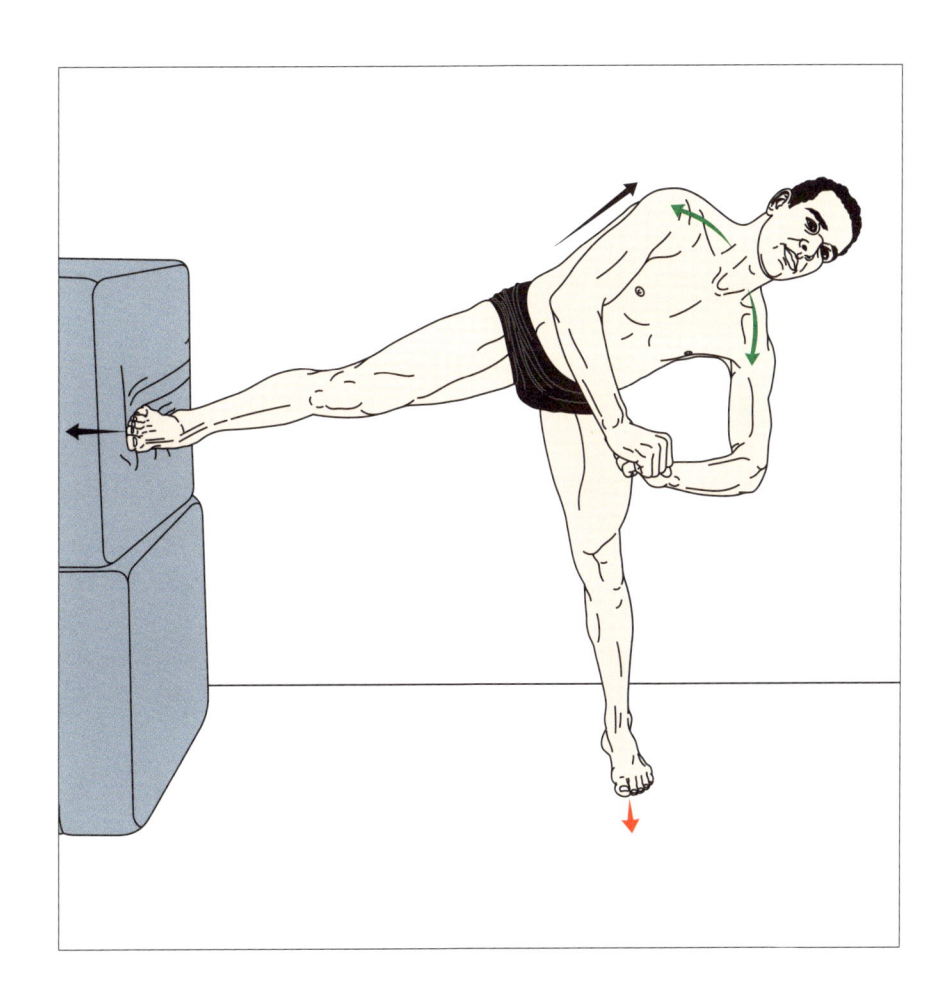

EXERCÍCIO 5

Preparação

Continue de lado para os blocos a uma distância de trinta centímetros, com o peso equilibrado sobre os pés e os braços relaxados.

Execução

1. Desloque o peso do corpo para a direita, provocando um impacto da lateral da bacia contra os blocos. Encoste toda a sua lateral direita: coxa, cintura e costelas. Durante esse movimento de deslocamento da bacia, junte as mãos à frente, mantendo o abdômen contraído e o tronco ereto. Dobre o pé direito em dorsiflexão, a perna esquerda permanece no chão. Dê meia-volta e repita o impacto com a lateral esquerda da bacia.

Sequência

Repita o movimento oito vezes, sempre trocando o lado da pressão.

Observe

A bacia deve permanecer horizontal. Cuide para não inclinar o tronco; mantenha-o ereto como em um retângulo. Não se jogue contra os blocos como um saco; concentre os impulsos com foco e contenção. Cresça contra e através da pressão realizada.

1

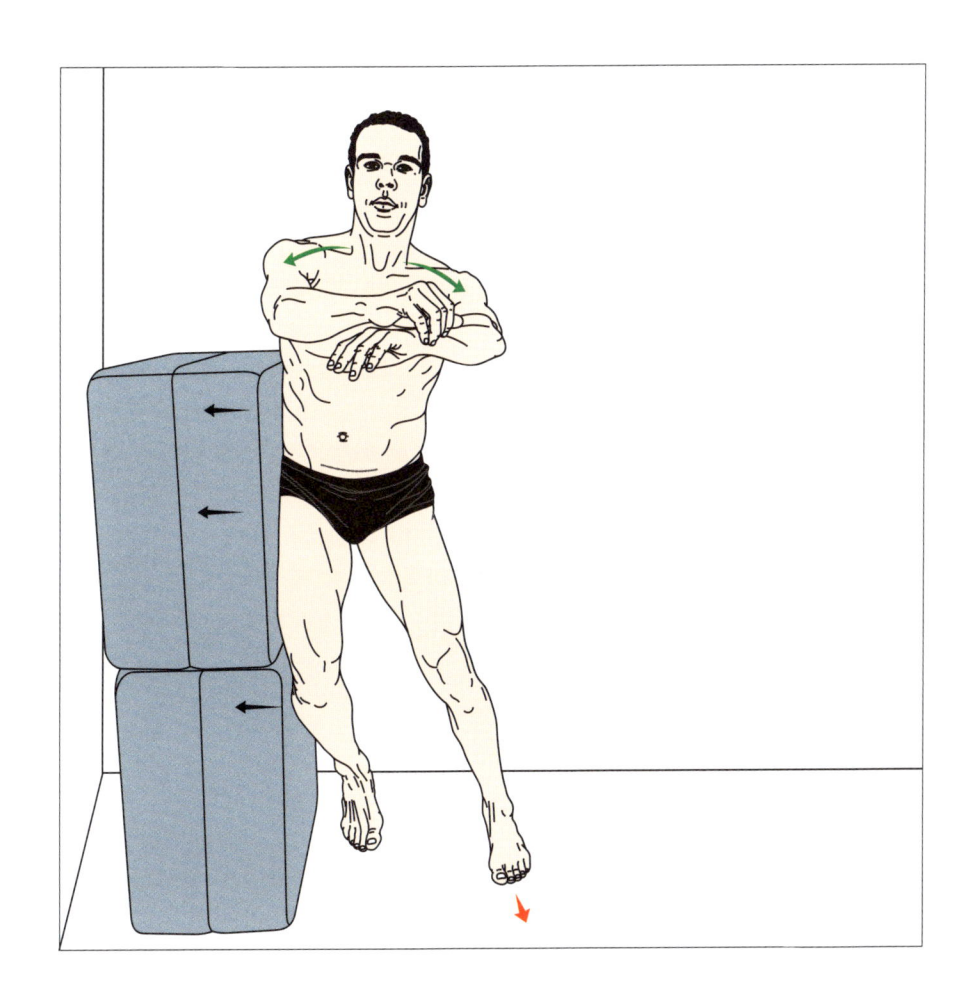

EXERCÍCIO 6

Preparação

Posicione-se de costas para os blocos, a uma distância de trinta centímetros.

Execução

1 Empurre a bacia e a lombar contra os blocos. Mantenha os pés e as pernas paralelos e os braços esticados a sua frente, com as mãos unidas. O tronco inclina-se para frente, desenhando um arco nas costas, mas sem comprimir o peito em demasia para não perder o comprimento da parte da frente. Use a força da parte anterior dos pés, das coxas e do abdômen. Em contato com os blocos, realize um ciclo completo de respiração, começando com a expiração e inspirando suavemente. Na expiração seguinte, dê um impulso e volte à posição inicial.

Sequência

Repita oito vezes a *batida*.

Observe

Seu olhar deve permanecer à frente, mantendo a cabeça erguida.

1

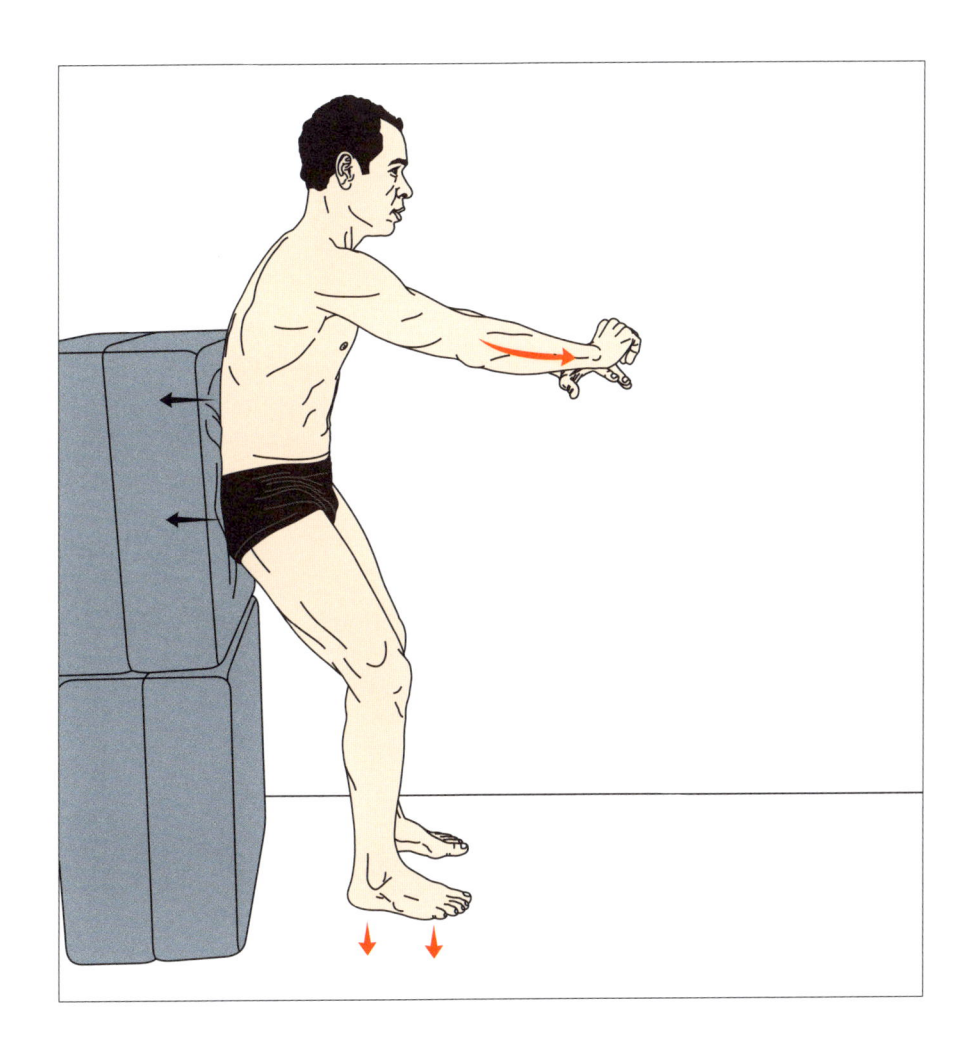

EXERCÍCIO 7

Preparação

Fique novamente de frente para os blocos, na mesma distância do exercício anterior.

Execução

1 Incline a bacia para a frente até que ela se choque contra os blocos. Não se jogue; execute essa ação através da pressão e força dos pés, dos glúteos e do abdômen, mantendo o tronco estável e firme, enquanto os braços se abrem mantendo a largura do peitoral. Sinta o púbis e a parte de baixo do abdômen pressionando o bloco.

Sequência

Repita oito vezes. Em seguida, reveze o ponto de impacto, ora de frente, ora de costas.

Observe

Nunca faça esse exercício com o abdômen relaxado, para não prejudicar sua coluna!

1

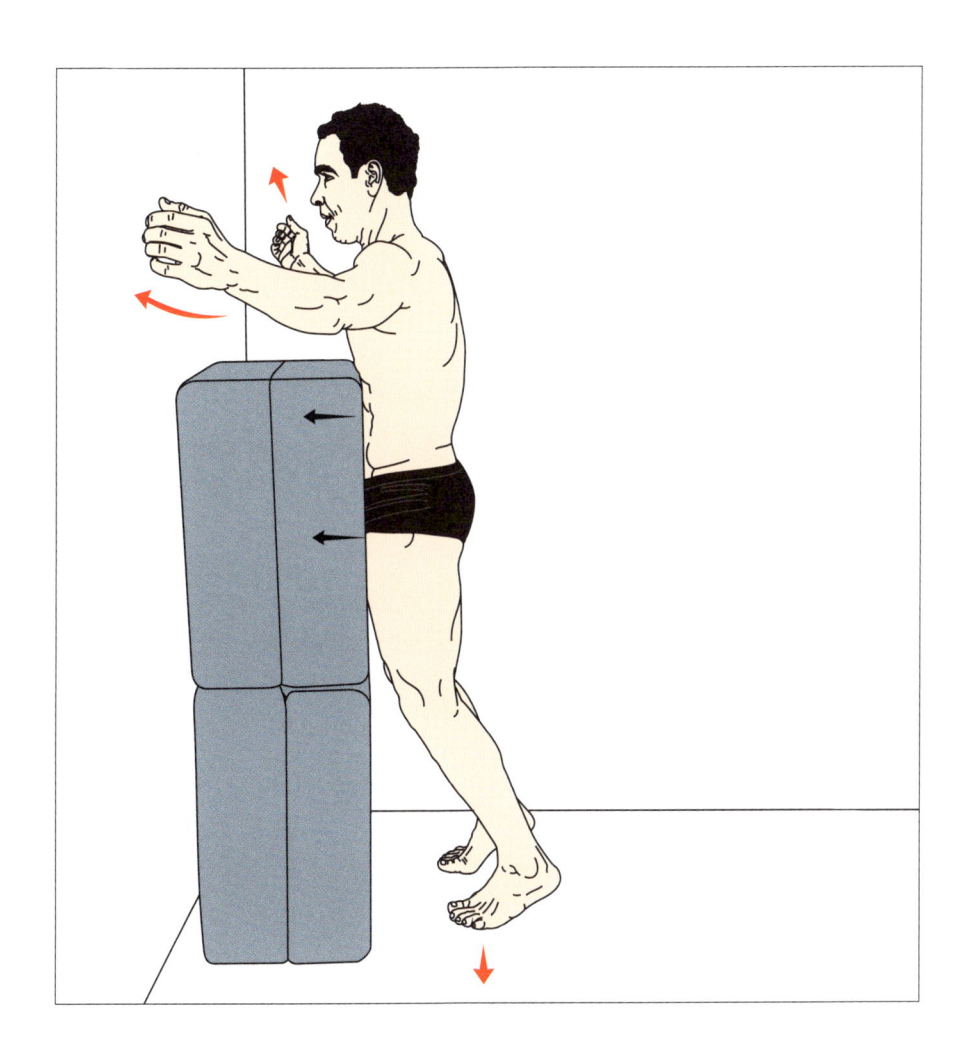

CAPÍTULO 4   Poderes de coesão e flexibilidade   **ATIVIDADE III**

ATIVIDADE III

BATUCADA NO TAMBOR

DESCRIÇÃO DOS EXERCÍCIOS

OBJETIVO Nesta atividade, estimularemos a musculatura dos braços de forma a dar contenção aos ligamentos do punho, cotovelo, ombro e região cervical através de movimentos rítmicos de percussão que transmitem vibração aos ossos. Fornecendo também estabilidade às articulações dos braços, os movimentos rítmicos aliviam as tensões excessivas da musculatura dos ombros, da nuca e do pescoço.

MATERIAL Para o exercício 2 desta atividade utilize um bastão de madeira de 40 cm de comprimento e 1,5 cm de diâmetro. Para o exercício 3, você precisará de dois bastões de madeira, além de dois blocos de espuma, usados no exercício anterior, empilhados um sobre o outro.

EXERCÍCIO 1

Preparação

Antes de iniciar a batucada, você terá de preparar os braços, informando-os do posicionamento correto da cintura escapular, localizada na parte superior do tronco. Assim, evitaremos que o ombro se encolha durante o movimento. Para isso, você precisará da colaboração de um ajudante.

Sente-se em um banco ladeado por um apoio da altura do ombro. Posicione-se com o lado esquerdo virado para o apoio, com os dois pés no chão. Pouse o braço sobre o apoio, de maneira a deixá-lo um pouco aberto, permitindo a manutenção da largura do peito e das costas. O outro braço deverá estar relaxado, com a mão sobre a coxa direita.

Seu ajudante deverá ficar em pé, diante de seu lado direito.

Execução

1. O ajudante apoiará a mão direita pela frente da sua clavícula, próximo ao osso esterno, que une as costelas no centro do peito. A mão esquerda deverá vir por trás da escápula, na asa do braço, próximo da coluna (no meio das costas). O esterno e a coluna são perceptíveis como paredes ósseas paralelas.

2. Em seguida, ele deslizará as duas mãos ao mesmo tempo em direção ao seu braço esquerdo. A tração das mãos deverá dar a você a sensação de largura do lado esquerdo do peito, onde se encontram os músculos denominados romboide, atrás, e peitoral, à frente.

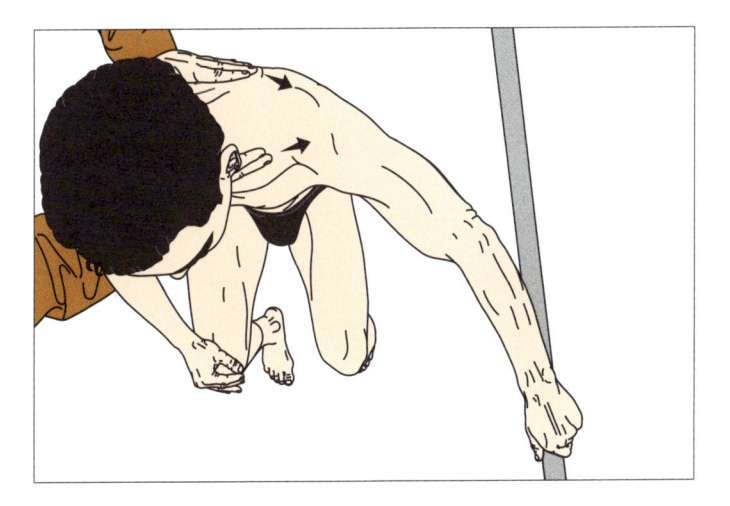

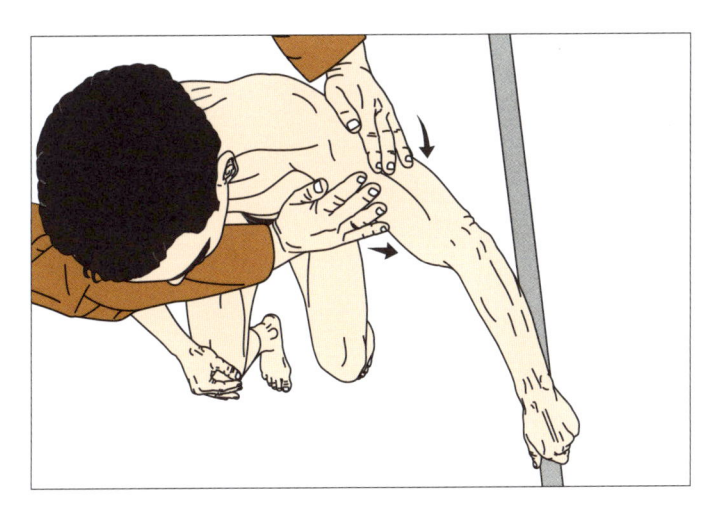

1

2

3 Firmando a mão esquerda por cima da sua escápula e a mão direita por cima da sua clavícula, o ajudante pressionará seu músculo trapézio.

4 Agora, ele deslizará as mãos ao mesmo tempo em direção ao seu ombro, exercendo uma pressão para baixo. O movimento enérgico deverá fornecer a informação de encaixe do seu ombro sobre o tronco e de comprimento ao seu pescoço.

5 Em seguida, ele envolverá os músculos do seu braço com as mãos, de forma que os polegares comprimam a parte de cima próxima ao seu ombro, sobre o músculo deltoide.

6 Por fim, o ajudante deslizará as mãos até o seu cotovelo, tracionando os polegares para conferir comprimento ao braço.

Sequência

Repita cada tração três vezes e, em seguida, troque de lado.

Observe

Para evitar oscilações, enquanto recebe a manipulação, você deverá manter o tronco ereto e firme, resistindo à tração das mãos do parceiro, com os pés bem apoiados no chão. Contudo, permitindo a elasticidade proposta pela mão do ajudante.

3

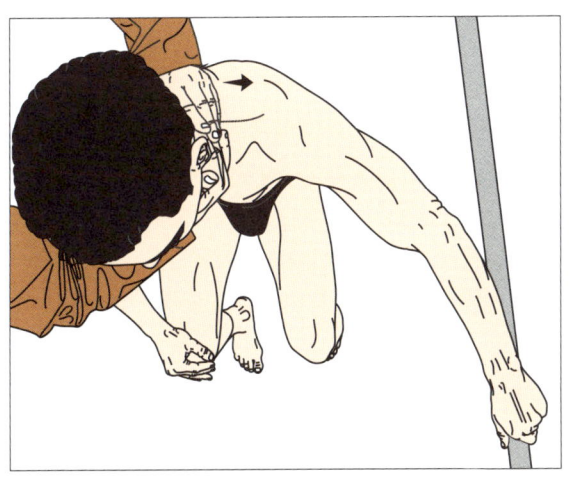

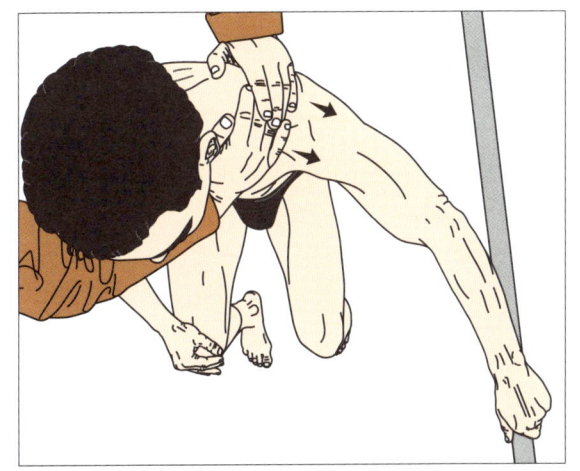

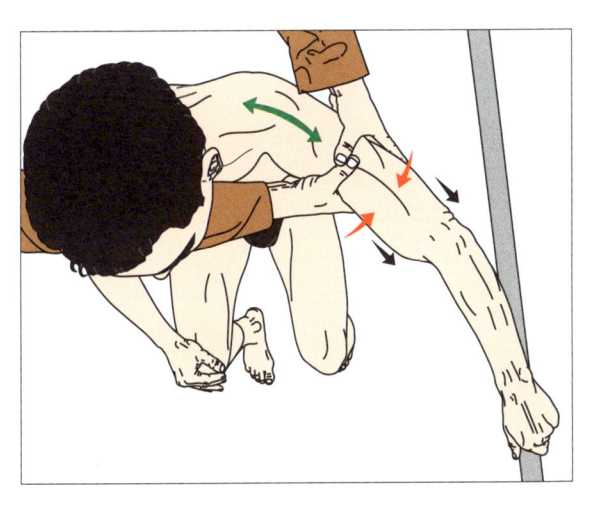

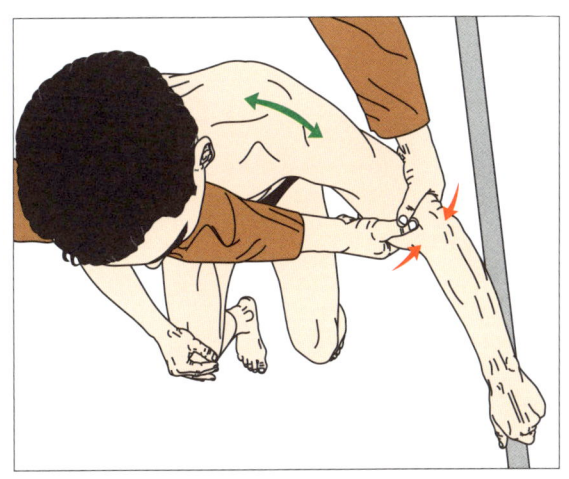

4

5

6

183

EXERCÍCIO 2

Preparação

Dando continuidade à preparação para a batucada, agora trabalharemos a liberdade de movimento do ombro no plano sagital por meio do movimento do braço para a frente e para trás, informando a sensação de apoio do ombro sobre o tronco e diminuindo a tensão dos músculos da nuca.

Fique em pé, projetando o peso do corpo para sua parte dianteira. Com a mão direita, segure uma das extremidades do bastão, mantendo uma distância de um palmo entre sua mão e a ponta da madeira.

Execução

1. Erga o bastão com o braço esticado, mas sem muita tensão. O peso deverá pender diante de si, liberando os calcanhares, que quase se desencostam do chão.

2. Erga o braço até que o bastão passe para trás do corpo. Encoste a ponta do bastão atrás do ombro, na região da escápula. O cotovelo dobrado deverá apontar para o alto. Não deixe o ombro se aproximar da orelha. A palma da mão estará voltada para cima. O bastão toca as costas na região entre a escápula e a coluna.

3. Desça o braço, num amplo círculo, e volte a trazer o bastão para trás, desta vez por baixo. Mantenha a força nos músculos abdominais para evitar que o peito estufe.

4. Continue o movimento do braço até que a ponta do bastão e o dorso da mão encostem nas suas costas. Dobre o cotovelo e os joelhos e incline um pouco o tronco para a frente, arredondando-o. [Ver detalhe.]

Sequência

Repita o movimento oito vezes, para cada lado.

1

2

3

4

Detalhe

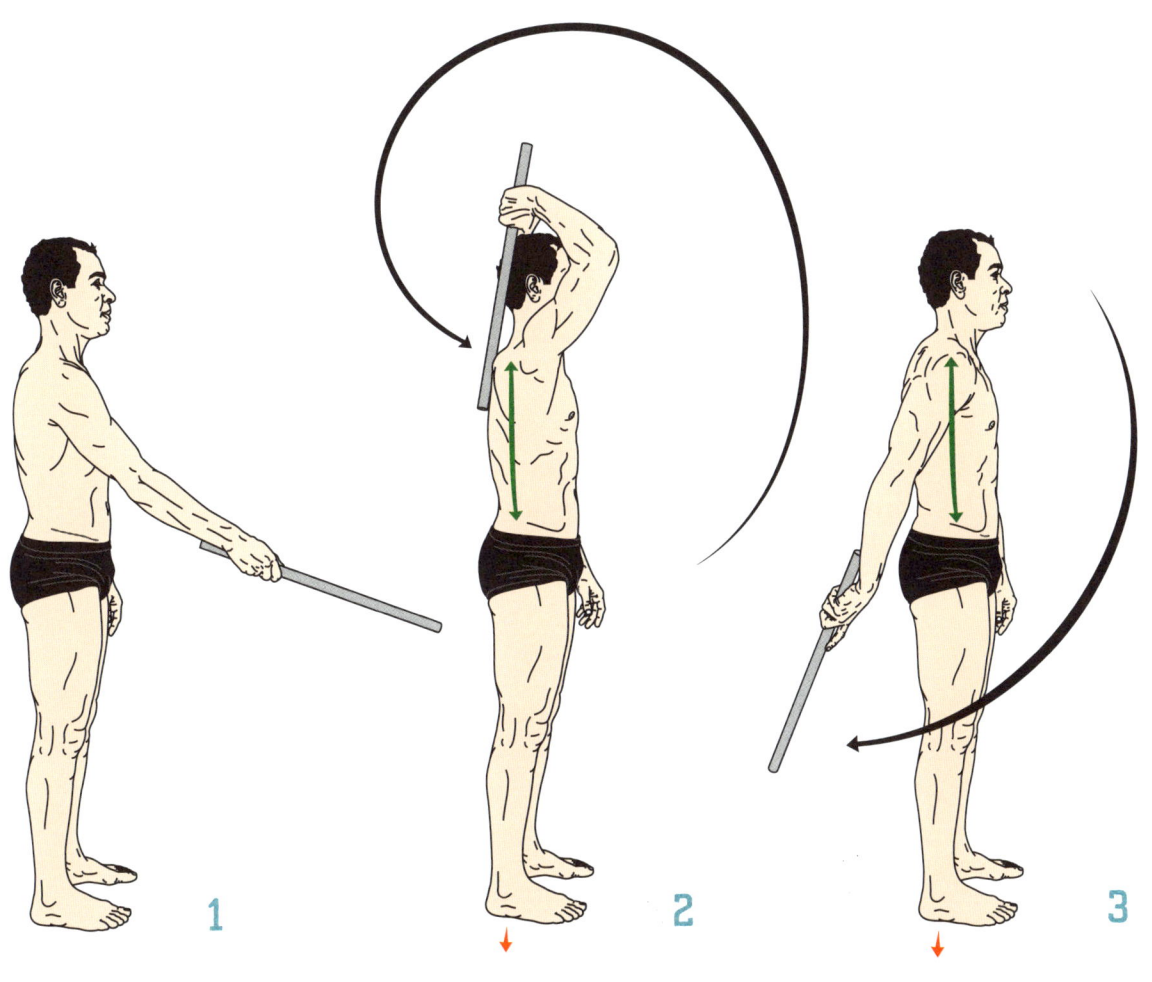

Observe

Este exercício deve simular o movimento de um pêndulo, para a frente e para trás, sem interrupção. O peso do bastão somado ao movimento pendular ajuda a relaxar as musculaturas do ombro e pescoço, além de produzir a sensação de apoio dessa região sobre o tronco.

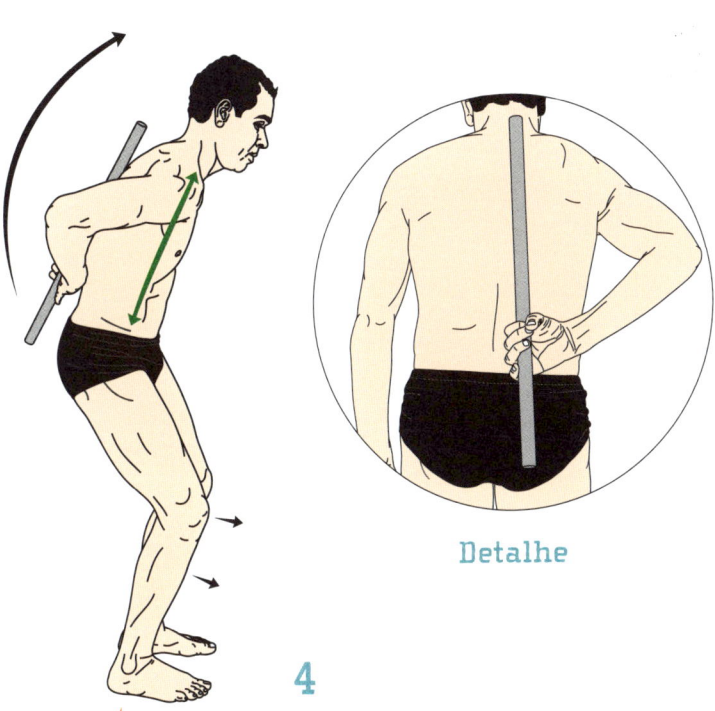

EXERCÍCIO 3

Preparação

Concluídos os exercícios anteriores, você está finalmente preparado para a batucada.

Posicione-se de frente para os bloco com os pés paralelos. Segure os bastões por um dos lados, dando uma folga entre a mão e a extremidade. Mantenha a largura dos peitorais e os cotovelos levemente dobrados e apontados para fora.

Execução

1. Como se estivesse batucando um tambor, projete os bastões alternadamente contra a superfície superior do bloco. Não bata somente as pontas do bastão, percuta com todo ele.

1

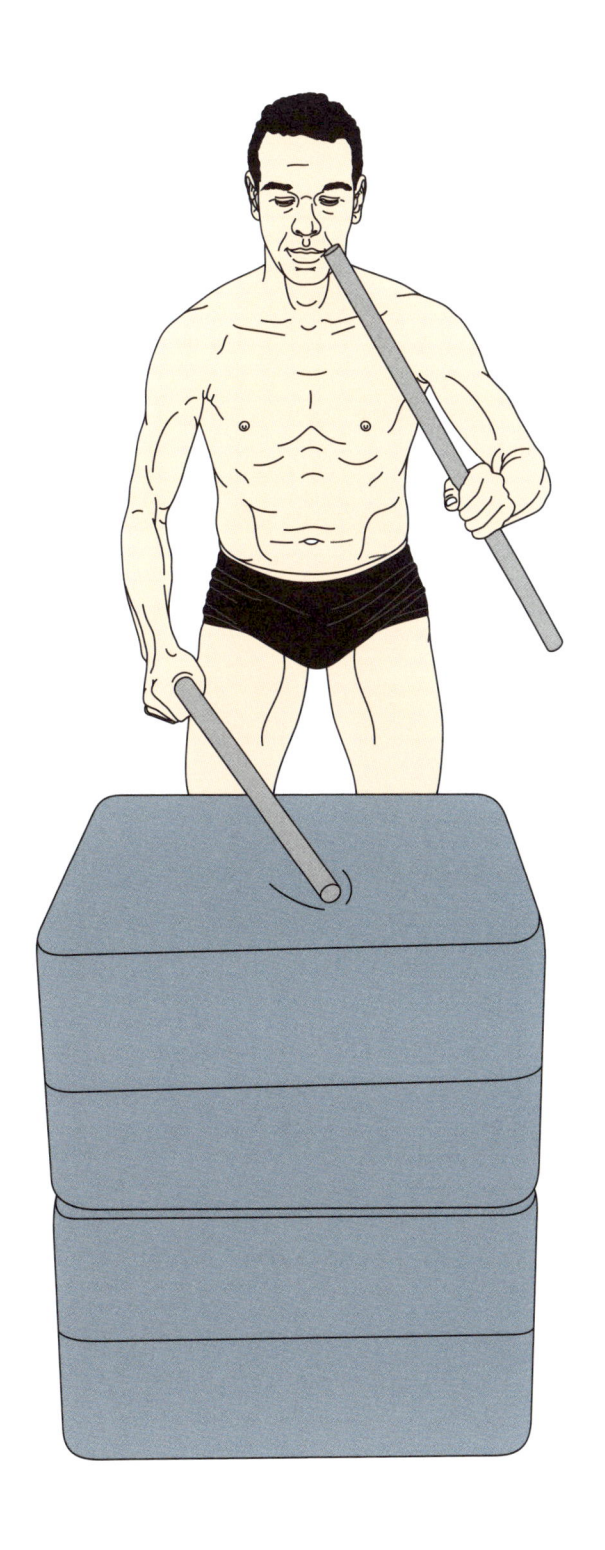

EXERCÍCIO 4

Execução

1. Levante os bastões com os braços abertos e os cotovelos apontados para fora. Apoie nas costas as extremidades opostas dos bastões.

2. Estique o braço direito levando o bastão para o alto. O outro braço permanece parado.

3. Bata o bastão da mão direita com força contra a superfície do bloco. Mantenha o punho bem firme e dê comprimento ao braço e ao pescoço. Flexione os joelhos e incline um pouco o tronco para a frente, enquanto o cotovelo do outro braço aponta para cima.

4. Volte à posição inicial.

Sequência

Repita o movimento oito vezes do lado direito e somente então passe para o outro braço. Descanse um pouco e refaça o exercício, desta vez alternando os lados, totalizando oito pares de batidas.

Observe

É muito importante que o bastão esteja bem firme e que o punho, cotovelo e ombro se estabilizem no momento do impacto. Não deixe o bastão ricochetear de volta: contenha-o sobre o bloco no momento do choque.

1

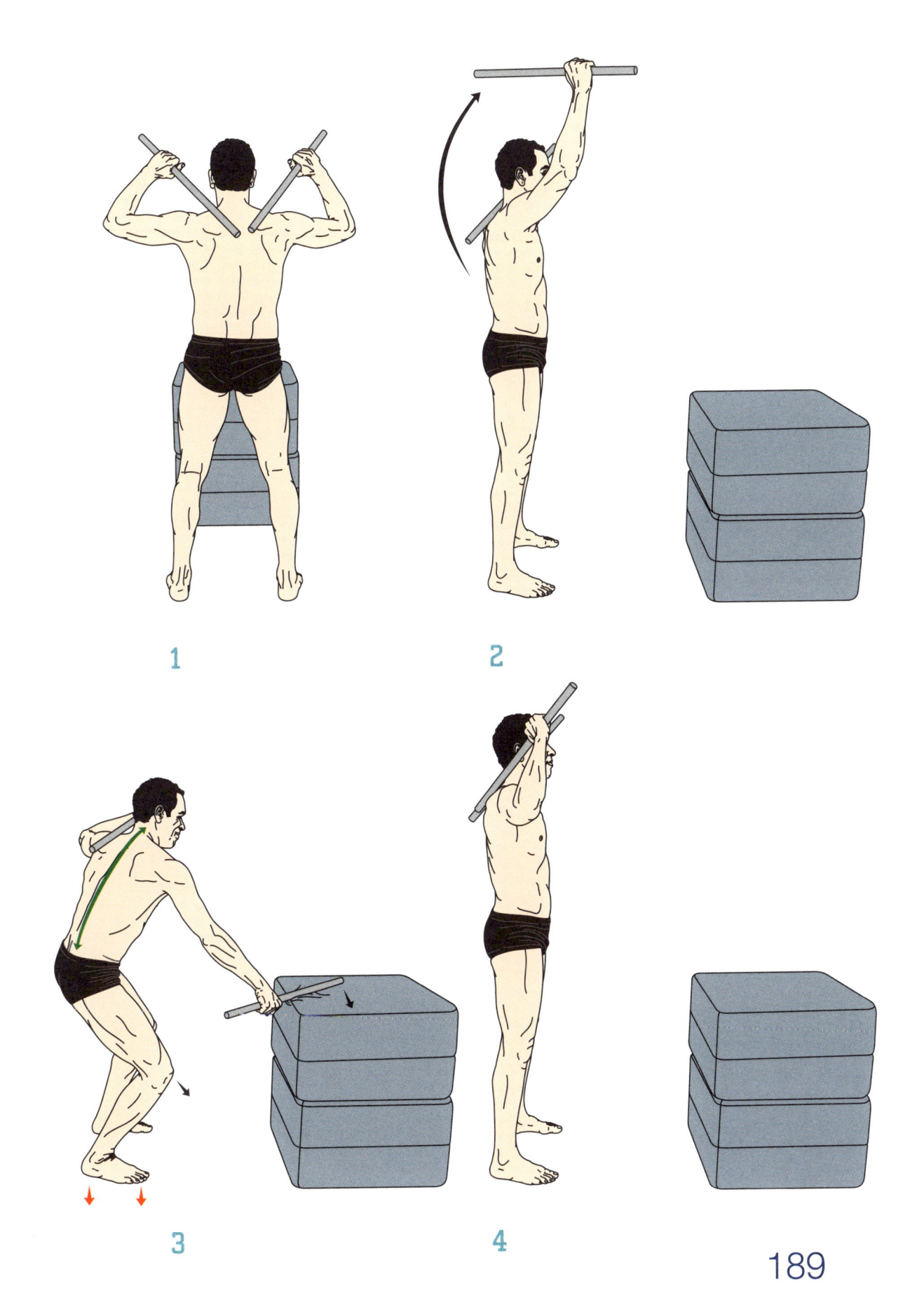

2

3

4

189

EXERCÍCIO 5

Execução

1. Afaste os dois pés, flexione o joelho direito e estique o braço direito para a sua diagonal direita, atrás e abaixo da altura do ombro, impondo o peso do corpo para o lado direito. Criando uma oposição, o braço esquerdo irá se posicionar na diagonal esquerda, à frente e acima da linha dos ombros e também esticado.

2. Acompanhando o gesto com o olhar, mantenha firme e imóvel o bastão esquerdo e leve o direito em sua direção até que se choquem. Observe que o *encontro* dos bastões forma uma cruz. O peso do seu corpo irá se deslocar para a perna esquerda, com o joelho esquerdo dobrado e o direito esticado. Mantenha o tronco ereto, sem inclinar para a frente.

3. Em seguida, golpeie a parte superior do bloco com o bastão direito. Mantenha imóvel o bastão esquerdo. Distribua o peso entre as pernas com os joelhos dobrados e acompanhe com o olhar o movimento do bastão até o impacto, sem abaixar a cabeça.

4. Desloque o seu peso para a perna direita e abra o braço direito para o lado, mantendo o esquerdo imóvel.

1

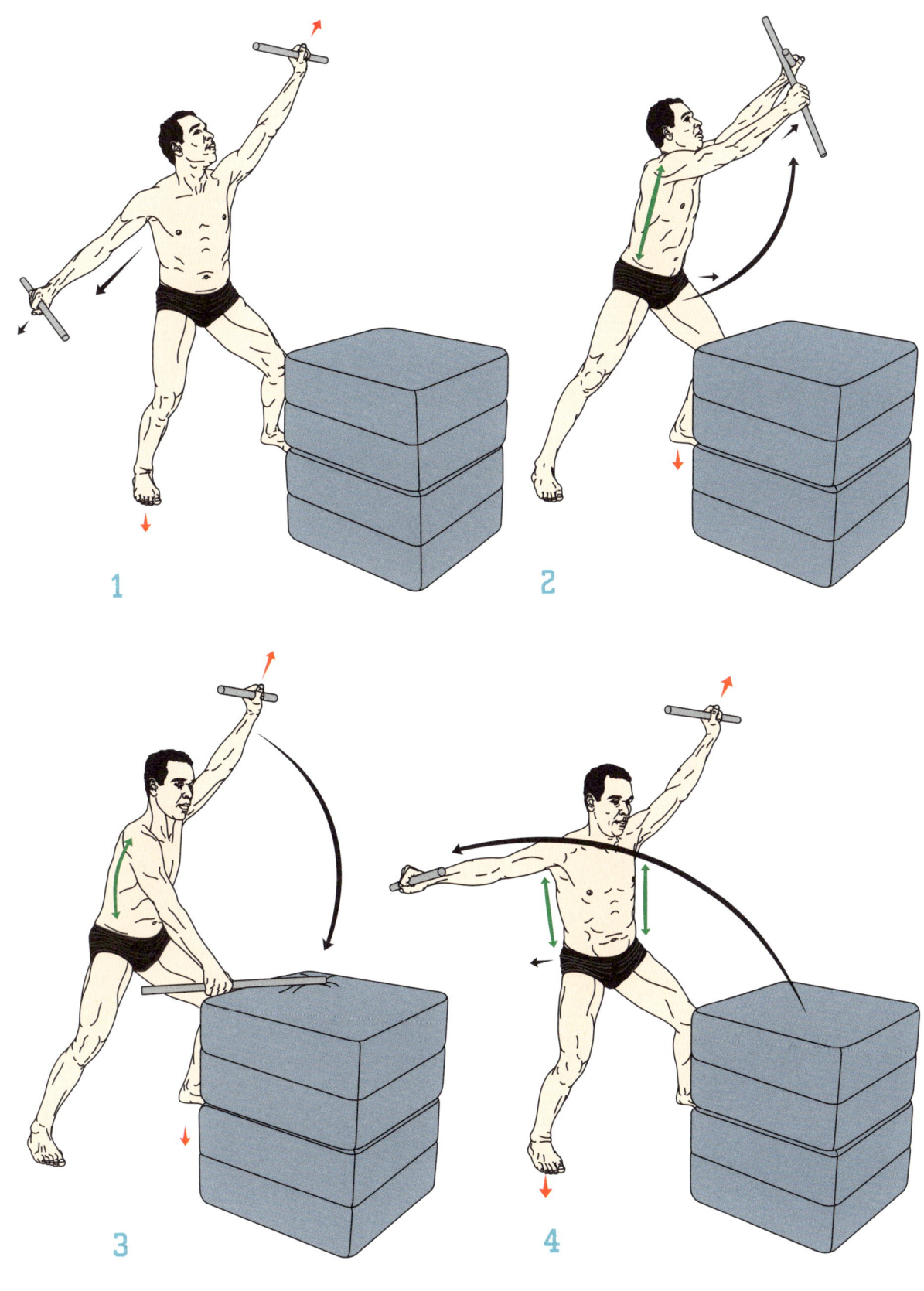

2

3

4

5 Bata o bastão direito contra a lateral do bloco, voltando a distribuir o peso entre os dois pés.

6 Com a perna esquerda, dê um passo atrás. Concentre aí o seu peso, dobrando essa perna enquanto estica a direita. Com esse deslocamento, fique de perfil para o bloco. Ainda com o braço esquerdo elevado, cruze o braço direito diante do tronco e mantenha seu olhar para o bloco.

7 Desloque o seu peso para a perna direita, dobrando o joelho direito e esticando o esquerdo. Bata o bastão direito na parte da frente do bloco. Note que o bastão ficará na vertical, graças à torção interna do braço, apontando o polegar para o chão.

Volte para a posição inicial.

Sequência

Repita o movimento seis vezes para o mesmo lado e, em seguida, troque de lado.

Observe

Ao realizar a sequência, imagine que você é um arqueiro atirando a flecha ao alvo. Note nas ilustrações de que forma o bastão bate no bloco; se vertical ou horizontalmente. Isso indica ao sistema nervoso central os diferentes planos em que se posicionam as articulações.

5

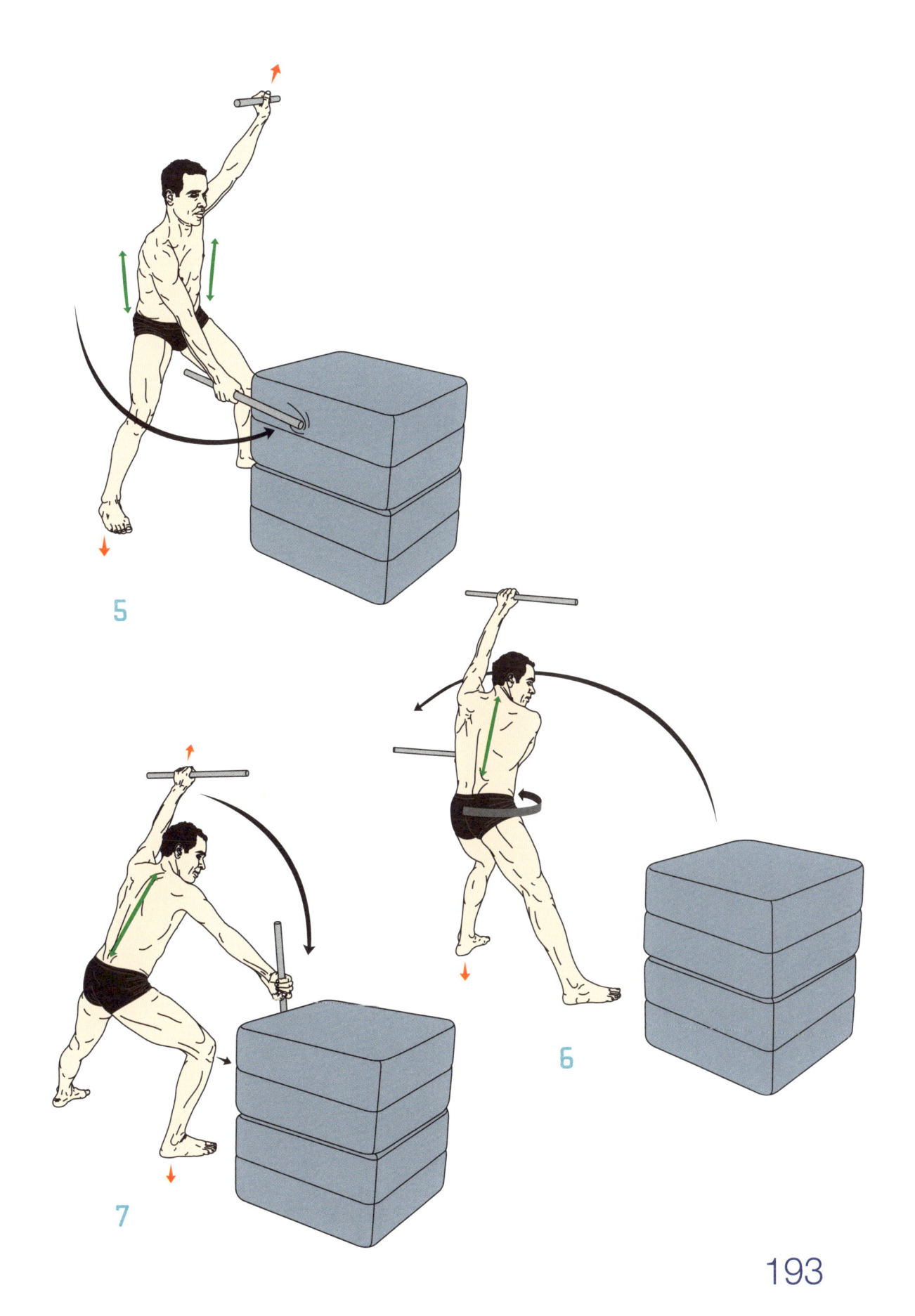

6

7

193

CAPÍTULO 4   Poderes de coesão e flexibilidade   ATIVIDADE III

EXERCÍCIO 6

Objetivo
Trabalharemos a agilidade e a noção espacial.

Execução

1. Ainda em pé, fique de costas para os blocos a uma distância equivalente a dois passos, com os pés paralelos. Eleve os braços ainda segurando os bastões pelas extremidades e deixando uma margem até a ponta, para não perder estabilidade. Os cotovelos devem estar dobrados e abertos para os lados, mantendo a largura do peito.

2. Com bastante dinamismo, gire o corpo pela esquerda, apoiando-se sobre o pé, até ficar de frente para os blocos. Estique o braço direito para cima, mantendo o esquerdo aberto para o lado.

3. Perfaça uma abrangente inclinação de todo o corpo para a frente até golpear o bastão sobre o bloco. Imite o gesto de um esgrimista ao atacar seu adversário. *En garde!* Estique totalmente o braço e a perna do lado direito, dobre a perna esquerda e abra o braço esquerdo.

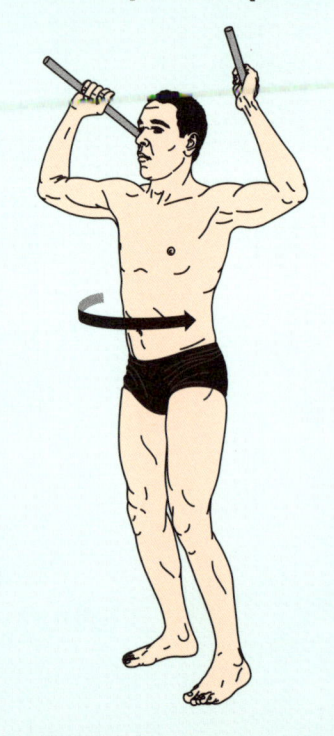

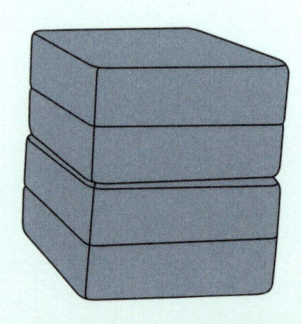

2

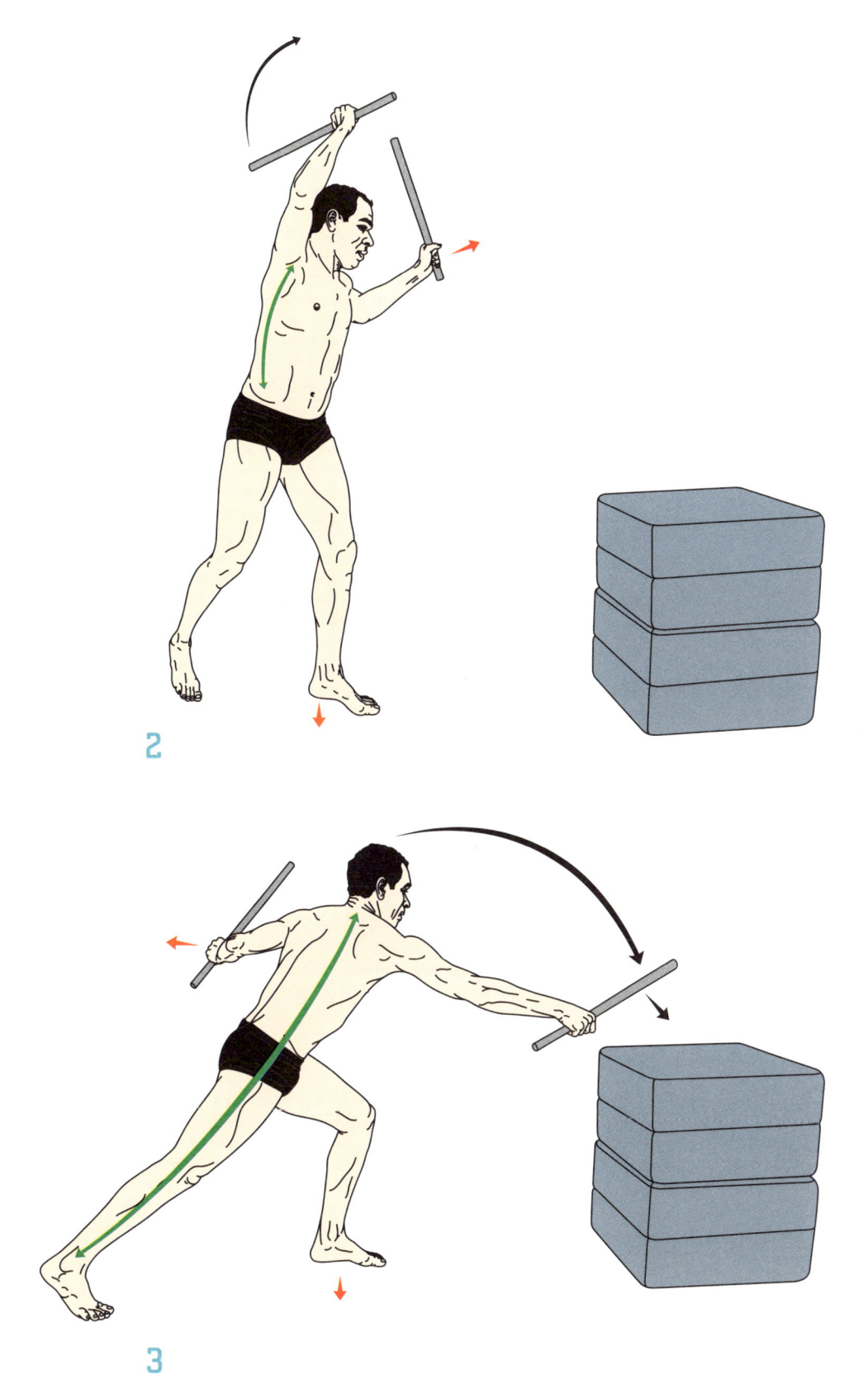

3

195

4 Retorne sem demora à posição inicial, de costas para os blocos.

5 Agora gire o corpo pela direita, pesando a perna desse lado. Ao mesmo tempo, eleve o braço esquerdo, mantendo o direito aberto para o lado, sem esticá-lo.

6 Ataque os blocos com o bastão da mão esquerda e volte à posição de partida.

Sequência

Repita oito vezes o movimento de cada lado. Em seguida, alterne entre esquerda e direita mais oito vezes.

Observe

Esse exercício deve ser feito com velocidade. Durante os giros, cuide para que seu pé de apoio gire juntamente com o corpo para não torcer o joelho. Atenção: o tronco gira com agilidade, conduzindo braços e olhar; contudo, o pé deve ser muito mais ágil ainda.

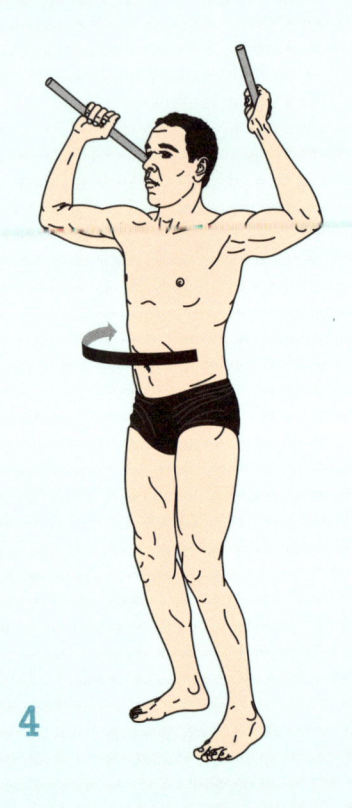

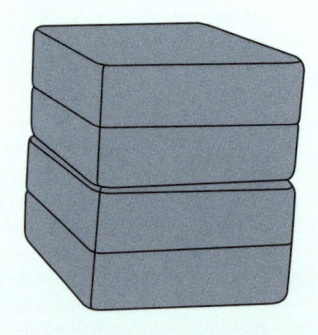

5

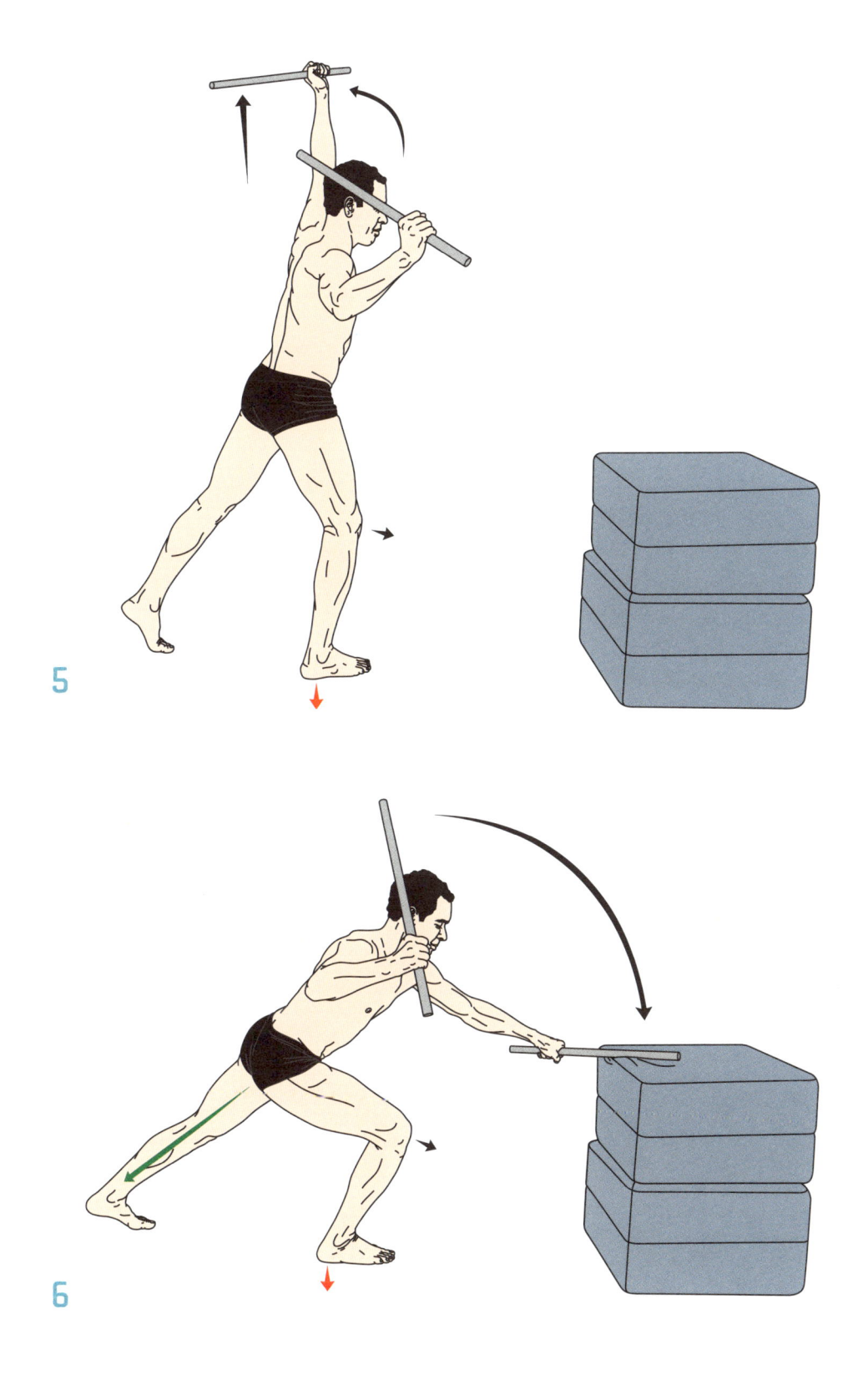

6

197

ATIVIDADE IV
JOÃO-BOBO

DESCRIÇÃO DOS EXERCÍCIOS

OBJETIVO Melhorar o equilíbrio e despertar os ligamentos do corpo, estimulando os sensores proprioceptivos. Conferir maior firmeza aos ligamentos do pé e do tornozelo e estimular o controle do equilíbrio por meio de movimentos alternados entre pernas e braços em diferentes alturas e direções, prevenindo-se contra entorses e pinçamentos.

MATERIAL Dois bancos baixos, com aproximadamente 15 cm de altura cada.

EXERCÍCIO 1

Preparação

Realize este exercício com um ajudante. Suba em um banquinho e apoie apenas a parte anterior dos pés, quase desencostando os calcanhares.

Execução

1. Posicionado diante da sua lateral direita, seu ajudante fará uma leve pressão com a ponta dos dedos em sua têmpora direita, logo acima da orelha. Em seguida, passando para o outro lado, exercerá de novo a pressão, desta vez sobre a têmpora esquerda.

2. Colocando-se agora à sua frente, o ajudante apoiará a mão em seu peito direito e fará aí uma pressão moderada, empurrando-o para trás. Em seguida, repetirá o contato sobre o peito esquerdo.

3. O ajudante se posicionará então atrás de você e pressionará os dedos sobre o lado direito de suas costas, no espaço entre a coluna e a escápula. Depois, aplicará a mesma pressão do lado esquerdo de suas costas.

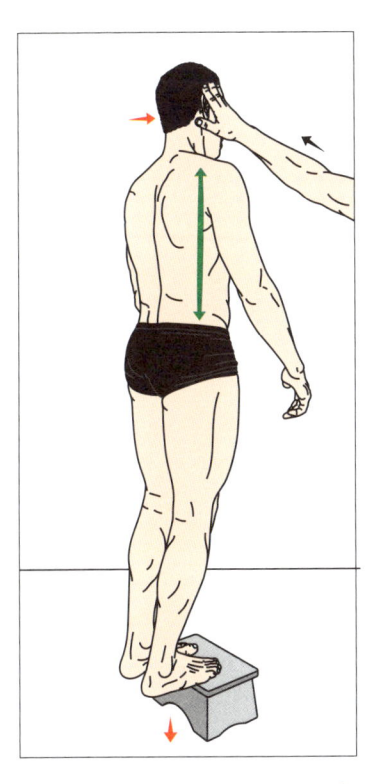

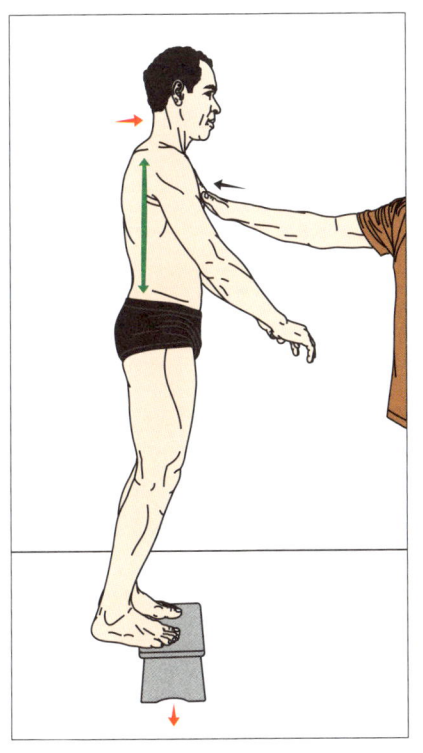

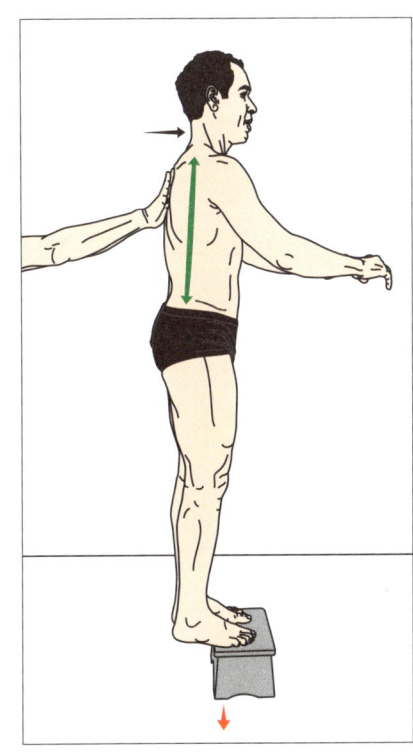

4 De frente agora para a sua lateral direita, de joelhos e com a mão apoiada no osso da lateral da sua coxa, o ajudante imprimirá uma carga moderada, repetindo em seguida a pressão do outro lado.

Sequência

Cada um dos contatos de pressão deverá durar três segundos, desapoiando abruptamente para que o ajudante lute por seu equilíbrio.

Observe

Ao sofrer a pressão, jamais ceda qualquer parte do corpo no sentido do contato. Mantenha firmes a cabeça, os ombros e o tronco. Conserve-se ereto e sem qualquer torção ou inclinação. Retome constantemente a posição ereta uniforme, sem crispar os músculos.

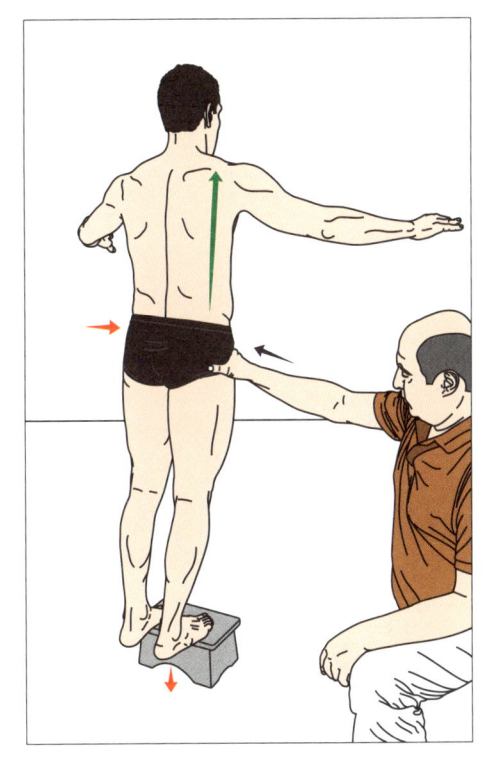

EXERCÍCIO 2

Preparação

Você e seu ajudante devem permanecer frente a frente, cada um sobre o seu próprio banquinho, projetando o peso sobre a parte anterior dos pés e organizando os braços dispostos naturalmente ao longo do corpo.

Execução

1. Ergam a mão direita um pouco acima da altura da cabeça um do outro. Desse ponto de contato, exerçam pressão nas mãos, com os cotovelos dobrados. Reparem que o tronco fará uma torção natural para a esquerda. Mantendo a largura do peito, o outro braço deve permanecer aberto na lateral oposta. É importante manter o olhar direcionado para as mãos.

2. Repitam o mesmo movimento do lado esquerdo. Cuidem para que a bacia se mantenha na vertical, com as virilhas bem esticadas, e contraiam o abdômen.

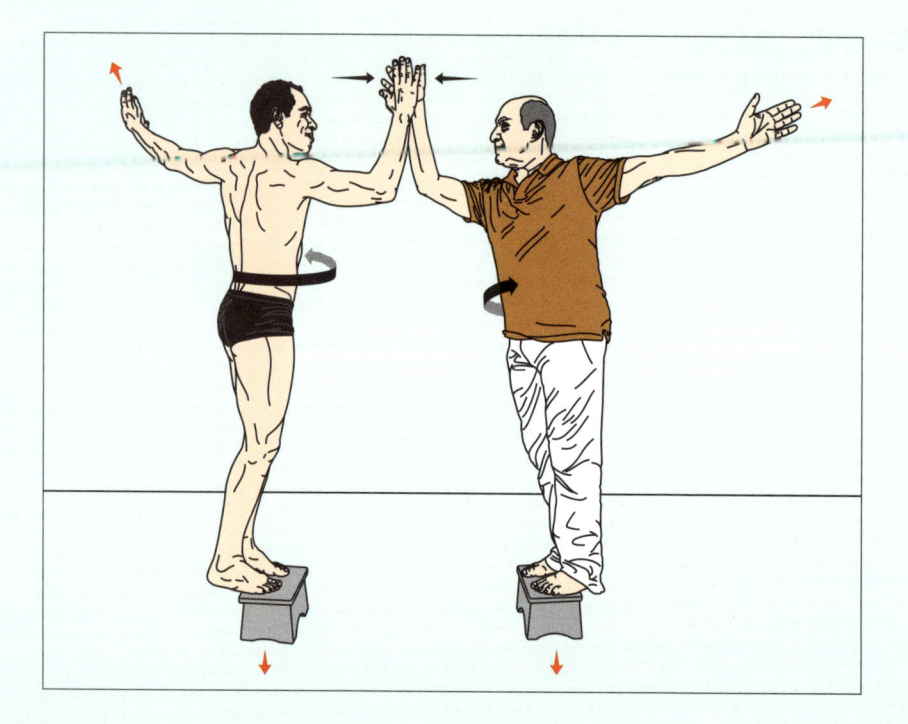

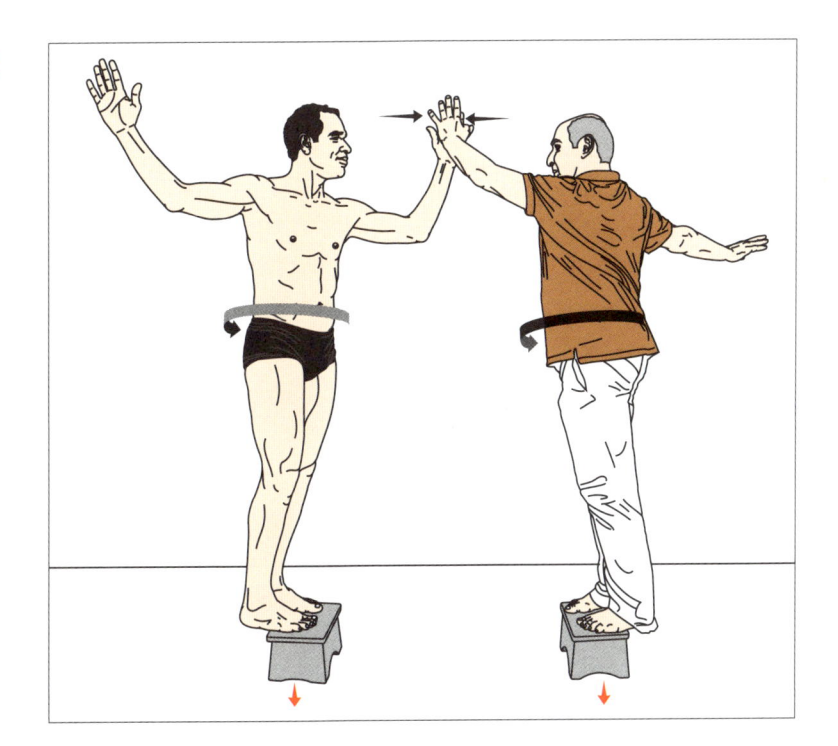

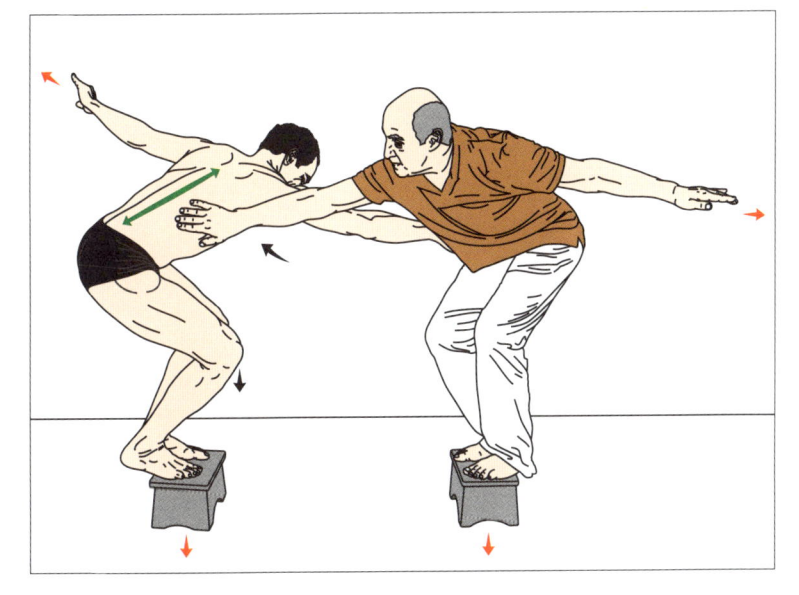

3 Dobrando os joelhos, inclinem o tronco para a frente. Estendam o braço direito até alcançar o osso da bacia (ilíaco) do lado direito do parceiro com a mão direita.

4 Repitam o movimento do outro lado. Não se esqueçam de manter a contração abdominal, além dos músculos que controlam a sustentação da bacia (rotadores).

5 Ergam agora o pé direito do banquinho até que a parte interna dos pés de ambos encoste uma na outra. Façam pressão.

6 Voltem a apoiar o pé no banquinho para recuperar o equilíbrio.

7 Repitam o movimento com o pé esquerdo e façam a sequência toda novamente.

Sequência

Repitam no mínimo oito vezes, até que o domínio do equilíbrio se estabeleça, promovendo autonomia e vivacidade.

Observe

O tempo todo o corpo submete-se à torção e a uma constante alternância entre manter-se em pé na vertical, inclinar-se à frente e voltar à posição vertical, desta vez com apenas um pé de apoio. Tentem impor um ritmo contínuo, com um momento de maior tensão e pouco deslocamento quando os dois se tocam, e um momento mais dançante, de transição, enquanto ocorre a mudança de posição, deixando o exercício bastante dinâmico.

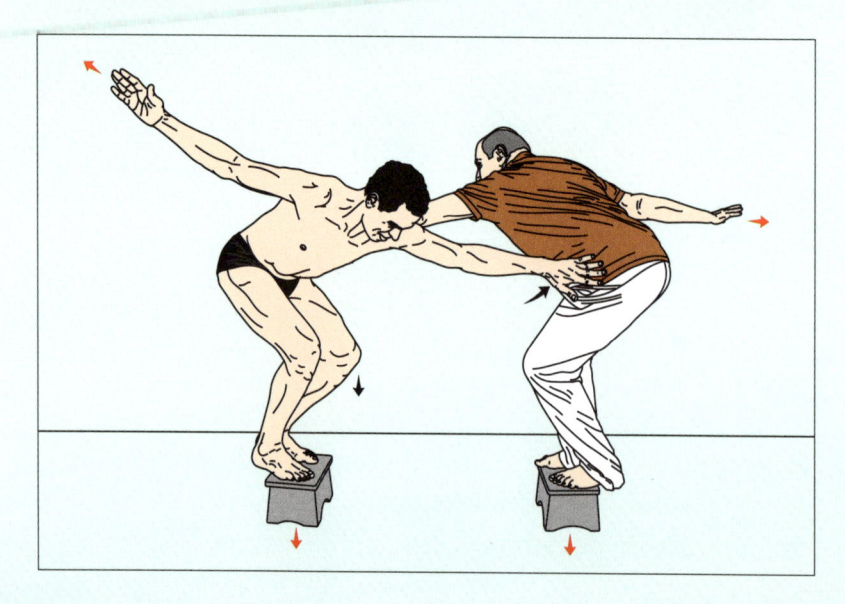

5

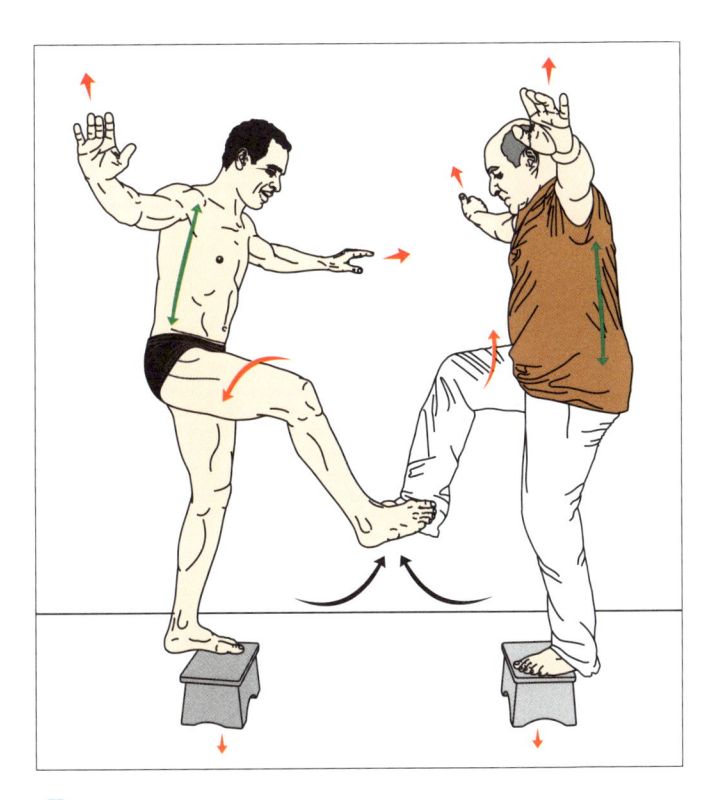

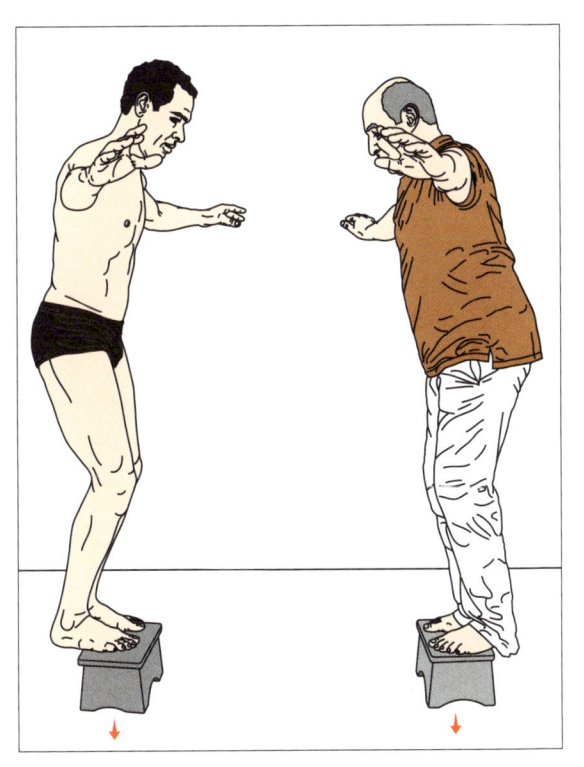

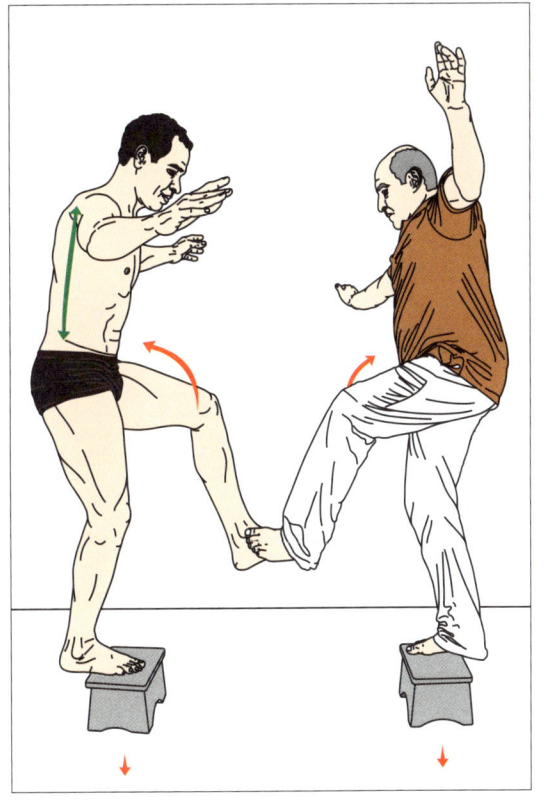

6

7

203

ATIVIDADE V

O APOIO DOS PÉS E A DESCOMPRESSÃO DO TRONCO

DESCRIÇÃO DOS EXERCÍCIOS

OBJETIVO Você irá aprender a controlar e sentir o movimento do pé e do tornozelo ao realizar o apoio no chão (do amortecimento à impulsão), durante a caminhada. Ademais, trabalhará a ampliação de comprimento das costas por meio da sensibilidade proporcionada pela escovação. É muito comum que, sentados, encurvemos as costas. Isso é sinal de que os músculos que controlam a coluna e a bacia estão muito curtos e não permitem que sentemos devidamente sobre os ísquios, numa posição saudável. A escovação dessa região ajudará a dar comprimento a esses músculos.

MATERIAL Para esta atividade, você precisará de uma fita crepe ou qualquer fita adesiva resistente que tiver em casa, um espaldar ou barra de parede e uma prancha de madeira de 1,90 m de comprimento, 29 cm de largura e 3 cm de espessura com apoio para os pés.

A partir do exercício 2, utilizará também duas escovinhas.

EXERCÍCIO 1

Preparação

Sente-se na prancha, fixada na quinta barra, com o pé esquerdo apoiado no chão e o pé direito sobre a borda do apoio da prancha.

Execução

1. Corte um pedaço de fita adesiva um pouco mais comprido do que o comprimento transversal de seu pé. Grude uma das pontas na borda externa do calcanhar direito. Passe a fita diagonalmente sobre o arco do pé e prenda a outra ponta no dedão. A fita deve ser colada somente no pé direito. Apoie o pé direito no apoio da prancha. Mantenha o tornozelo dobrado e os dedos organizados como se estivesse pisando no chão.

1   **2**   **3**

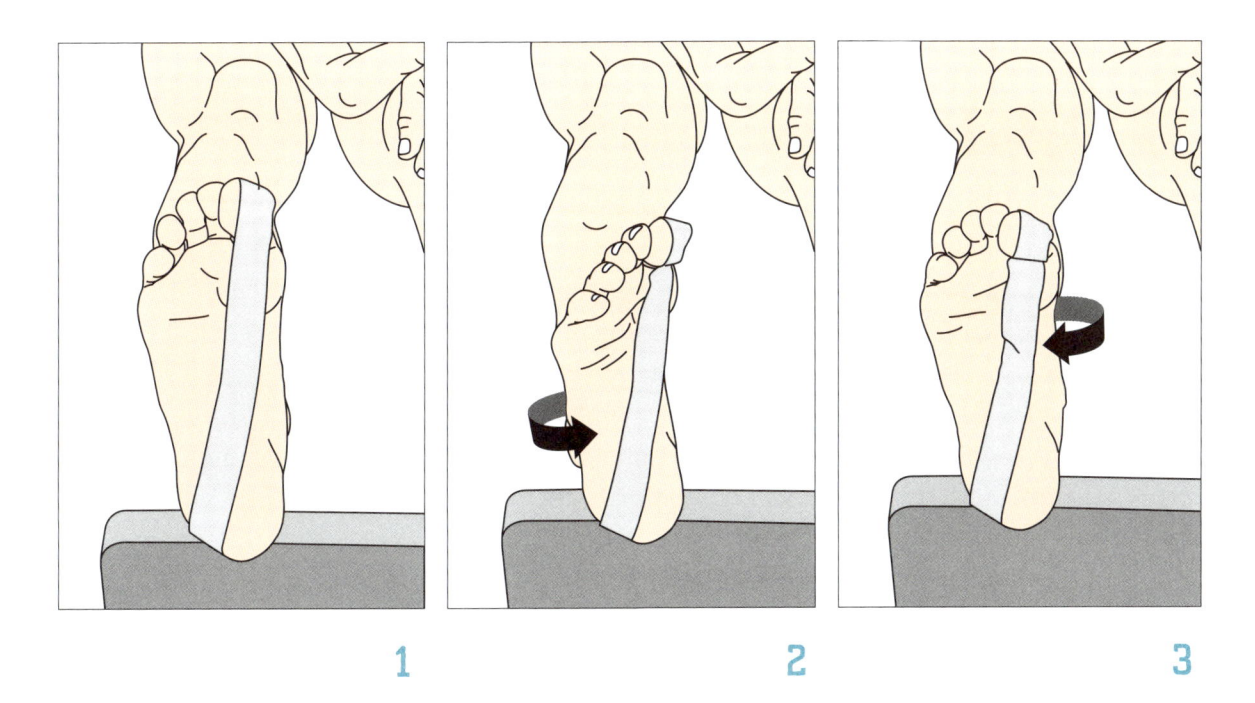

2 Pressione a curvatura externa do calcanhar, sentindo a fita contra o apoio, e observe a tendência do tornozelo a torcer, elevando o arco longitudinal e o dedão. Esse movimento reproduz exatamente o que acontece no primeiro momento em que o pé toca o chão. É o músculo da canela — o tibial anterior —, responsável pelo amortecimento do impacto ao pisar o chão.

3 Agora pressione o dedão contra o apoio, tomando cuidado para que o joelho não vire para dentro. Esse movimento reproduz a última etapa de contato do pé com o solo, no instante em que este dá o impulso para levar o peso do corpo adiante, convocando o outro pé. Os músculos que realizam essa força, chamados de fibulares, ficam na lateral externa da perna.

Sequência

Repita esse movimento oito vezes, levante-se da prancha e caminhe pela sala. Troque de pé, agora sem fita, e observe diferentes sensações.

Observe

Imagine que você está caminhando na rua e, a cada passo, o pé percorre o movimento da borda lateral do calcanhar até o dedão.

EXERCÍCIO 2

Preparação

Agora usaremos as escovas na área dos tornozelos, dos joelhos e das costas. Tais movimentos estimularão a perna e o tronco de modo a prepará-los para os exercícios seguintes. Você fará uso das duas escovas, da prancha de madeira e do espaldar. Sente-se na prancha, apoie o pé esquerdo no chão e encoste apenas a parte inferior do calcanhar direito na borda do apoio da prancha.

Execução

1. Com a mão direita, posicione a escova acima do ossinho saliente da parte externa do tornozelo (maléolo lateral). Com a mão esquerda, posicione a escova sobre o ossinho do lado interno do tornozelo (maléolo medial), de frente para a outra escova.

2. Exercendo uma pressão moderada, deslize as escovas ao mesmo tempo, descendo a da mão direita até o calcanhar e erguendo a da esquerda para cima, em direção ao joelho. Ao ultrapassar os ossinhos, detenha as escovas por um tempo e volte à posição inicial para recomeçar.

Sequência

Repita a tração seis vezes.

Observe

A tração deve ser sempre no mesmo sentido: mão direita para baixo e mão esquerda para cima. Não inverta!

1

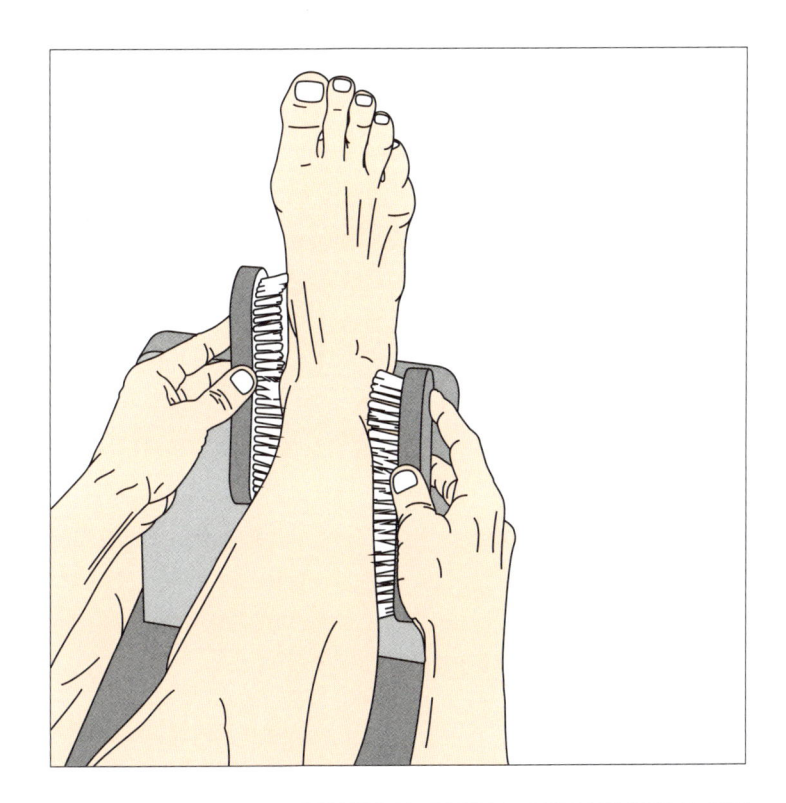

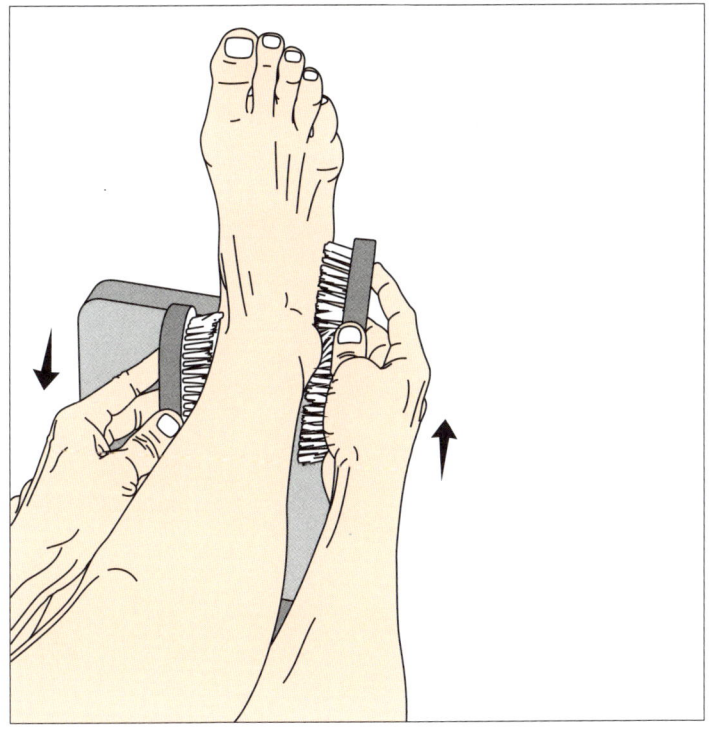

2

EXERCÍCIO 3

Preparação

Continue com a perna direita sobre a prancha, o joelho um pouco dobrado. Esticar a perna sobrecarregaria os ligamentos do joelho.

Execução

1. Utilize agora apenas uma escova, apoiada com a mão direita logo abaixo do joelho.

2. Tracione a escova para cima, aproximando-a da bacia, passando pelo lado de fora do joelho até o meio da coxa. Mantenha a perna bem posicionada, sem deixar que ela gire para dentro. Repita seis vezes a tração, sempre no mesmo sentido.

3. Segure a escova com a mão esquerda e volte a apoiá-la abaixo do joelho.

4. Tracione a escova para cima, passando pela parte de dentro do joelho até o meio da coxa. Não permita que a perna gire para fora. Repita o movimento seis vezes no mesmo sentido.

1

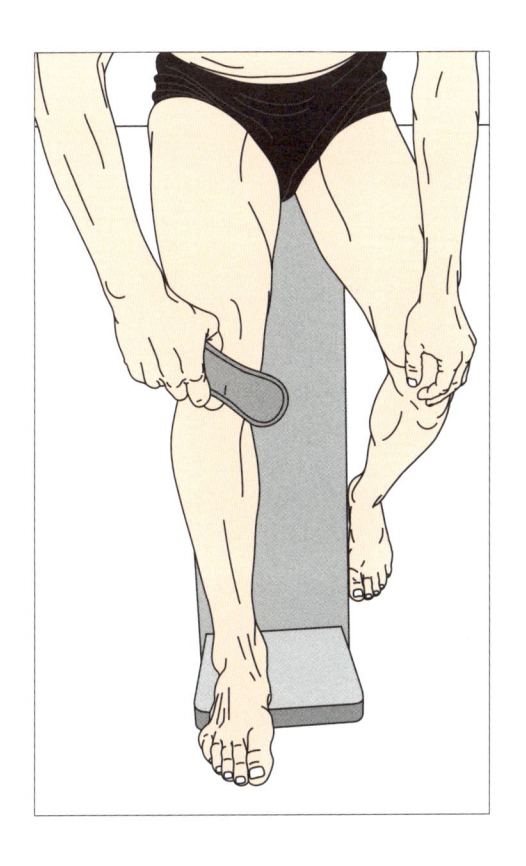

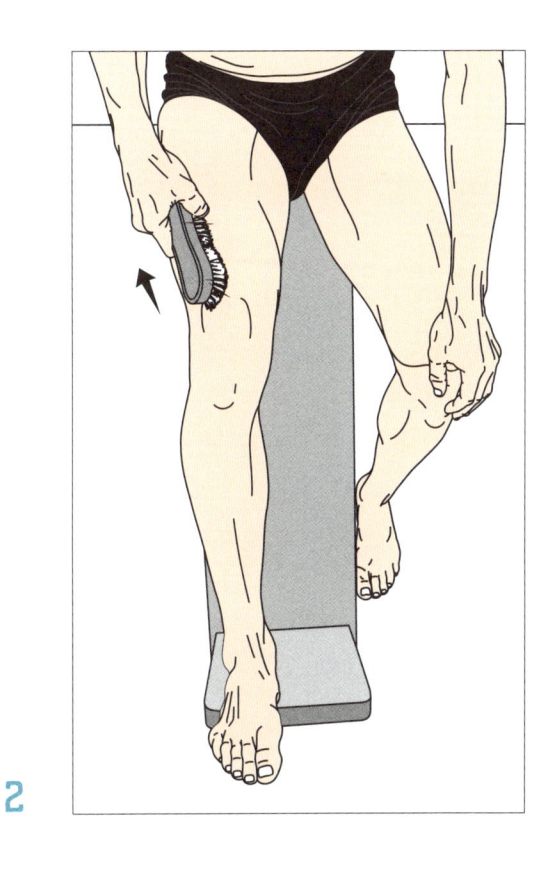

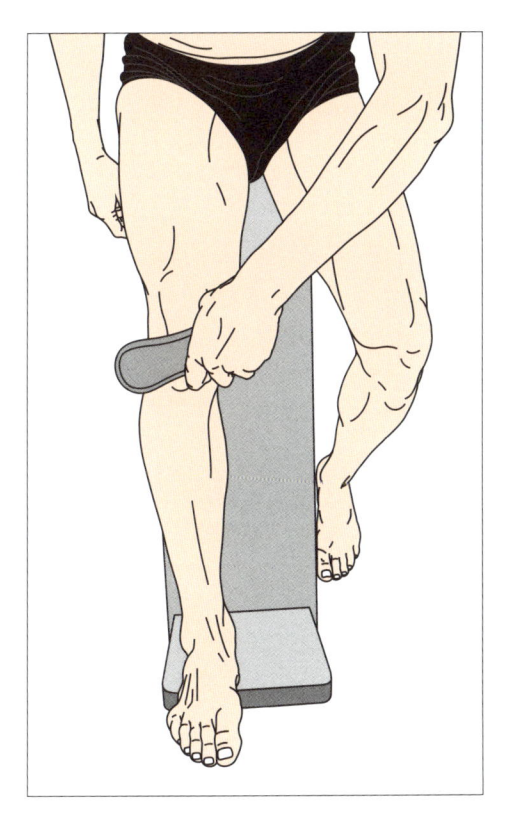

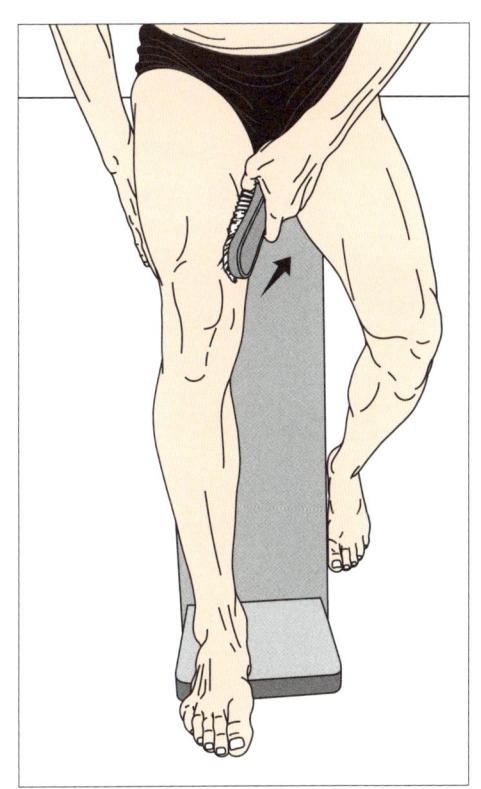

2

3

4

CAPÍTULO 4   Poderes de coesão e flexibilidade   ATIVIDADE V

5 Volte à posição inicial, segurando agora a escova com as duas mãos.

6 Tracione a escova para perto da bacia, desta vez em linha reta, passando por cima do joelho até a coxa. Repita seis vezes.

7 Para finalizar a sequência da perna, e ainda com as duas mãos, apoie a escova na parte de trás do joelho, na área da dobra. Não aperte demais a escova, pois trata-se de uma região bastante sensível.

8 Deslize a escova para baixo em direção ao calcanhar até o começo da panturrilha. Sinta como a escova proporciona uma agradável sensação de comprimento atrás do joelho. Repita seis vezes.

Sequência

Somente após a conclusão de toda a sequência da perna direita, você deve repetir os mesmos procedimentos com a perna esquerda.

Observe

Durante toda a escovação, mantenha o pé, do lado que está sendo escovado, em constante pressão contra o apoio. Sinta o calor produzido pela fricção da escova e como o local parece mais presente, ativado.

5

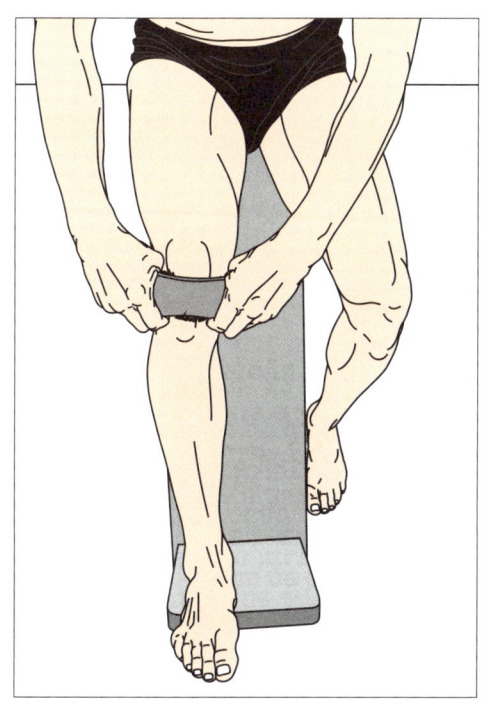

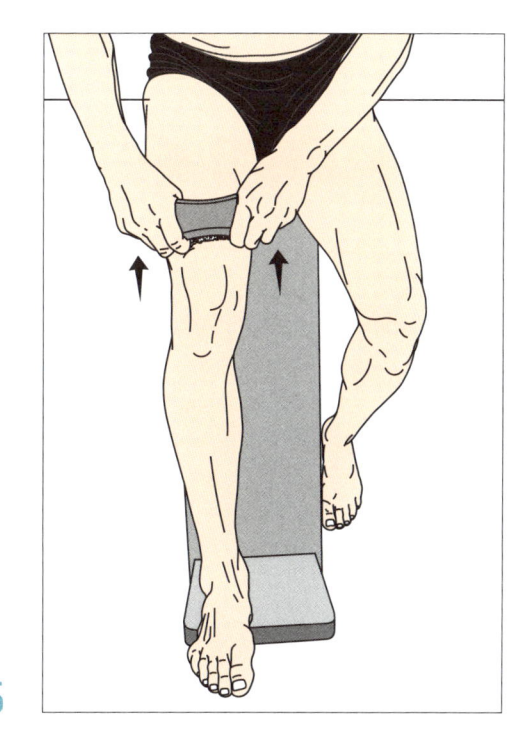

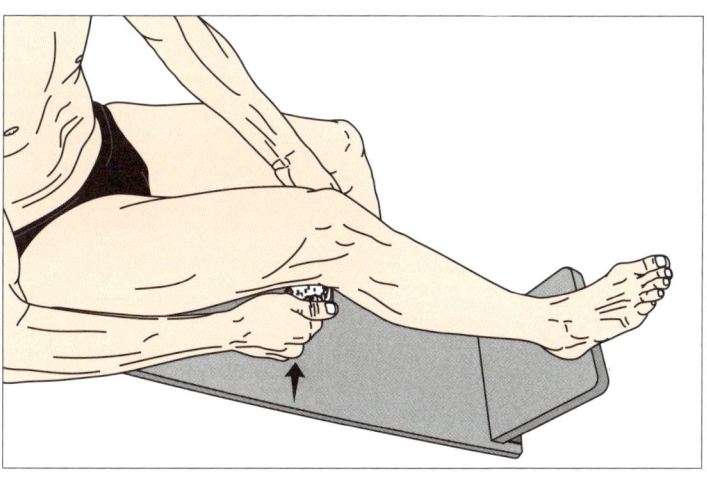

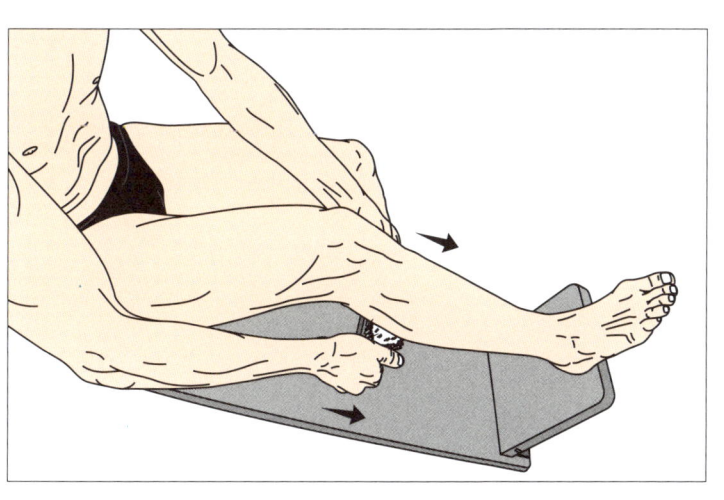

6

7

8

211

EXERCÍCIO 4

Preparação

Antes de partir para o exercício seguinte, iremos escovar as costas. Observe que na ilustração mostramos a sequência com a pessoa sentada em um banco, somente para facilitar a visualização. Você pode continuar sentado na prancha para fazer essa escovação. Não deixe de apoiar os dois pés no chão, um de cada lado da prancha.

Execução

1. Com as duas mãos, segure a escova do lado direito na altura do meio das costas, ou o mais alto que seus braços alcançarem.

2. Tracione a escova para baixo até a bacia, passando por cima do osso do quadril. Sinta como esse lado da cintura parece mais comprido, com as costelas mais distantes em relação ao osso da bacia.

3. Agora volte a posicionar a escova no meio das costas, desta vez em cima da coluna.

4. Tracione a escova para baixo e tente perceber sua coluna mais comprida e mais bem posicionada.

Sequência

Repita seis vezes e, em seguida, refaça as etapas do exercício no lado esquerdo.

Observe

Mantenha o tronco equilibrado, sem permitir que ele se incline para o lado.

1

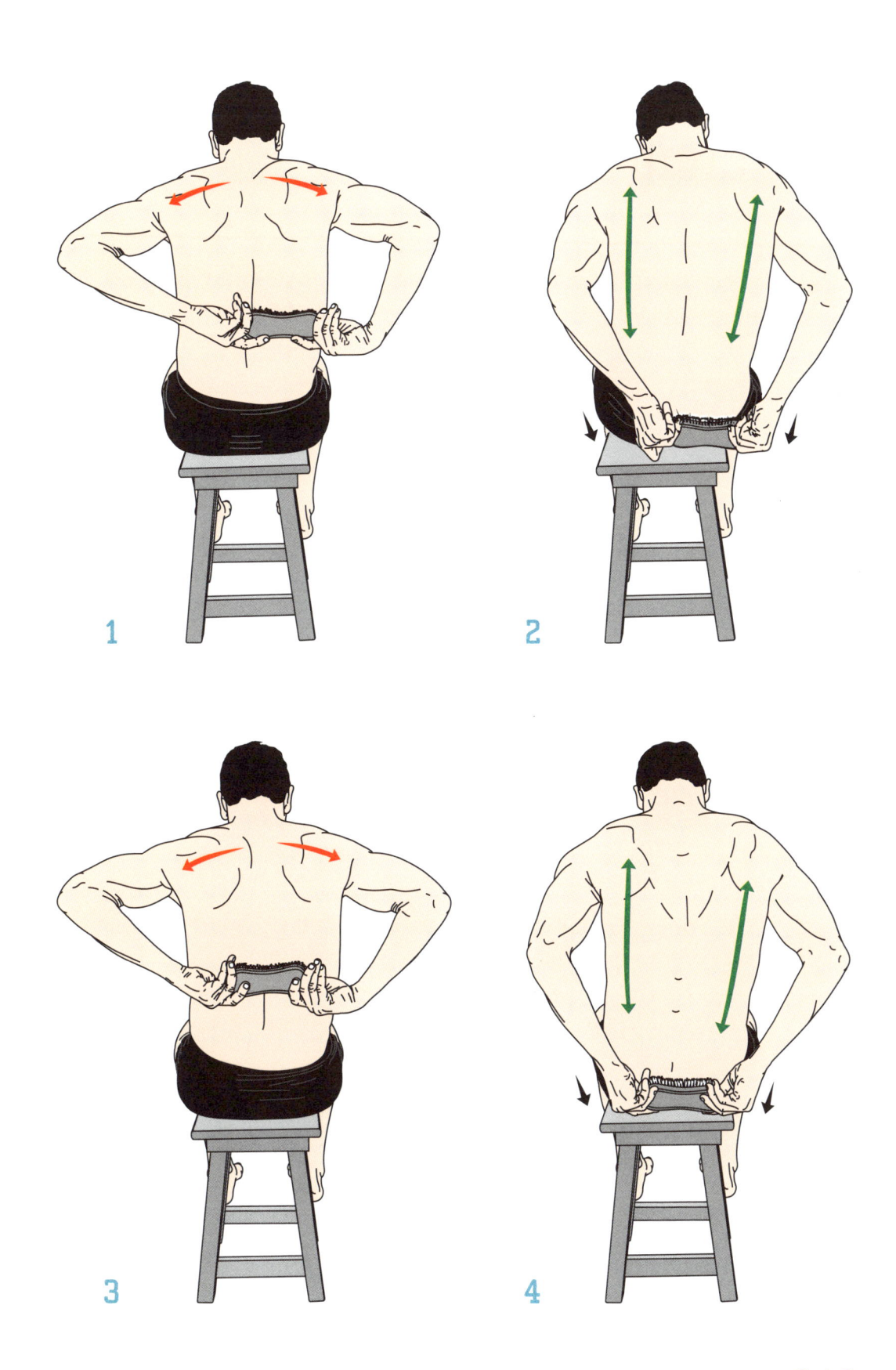

2

3

4

213

CAPÍTULO 4   Poderes de coesão e flexibilidade   ATIVIDADE V

EXERCÍCIO 5

Preparação

Vamos reproduzir o movimento de pisar no chão durante uma caminhada, para que você seja capaz de sentir seu peso sobre o pé e perceba o que acontece com o resto do corpo[1]. Neste exercício, trabalharemos novamente com um ajudante.

Execução

1. Enquanto você pressiona o pé direito contra o apoio da prancha para evitar o encurvamento da coluna, seu ajudante deverá auxiliá-lo, suspendendo seu tronco ao segurar as laterais de suas costelas com ambas as mãos. Dessa forma, você alargará ainda mais o eixo, sem arquear a coluna. Não estique o joelho. Além de suspender suas costelas, o ajudante deverá tracionar sua cabeça para o alto, auxiliando no crescimento vertical. Cuidado!

2. A mão do ajudante **não** poderá empurrá-lo, levando sua cabeça em direção ao joelho.

3. Agora, sem o ajudante, sente-se sobre os dois ossos da bacia, com a perna direita sobre a prancha inclinada, o joelho levemente dobrado e o pé no apoio. Deixe o pé esquerdo no chão. Inicie uma pressão do calcanhar e da borda externa do pé.

4. Mantendo a pressão, conduza a força ao dedão. Com os braços esticados, você deverá sentir como o tronco cresce e realiza uma sutil inclinação para a frente. Apoie bem os ombros sobre o tronco, evitando que se ergam até as orelhas. Estique o pescoço e oriente o olhar.

Sequência

Repita de quatro a seis vezes com cada uma das pernas.

Observe

Expire durante a pressão do pé; inspire mantendo a pressão e o comprimento da coluna. Em um terceiro momento, expire, desfazendo a pressão.

---

1   Os passos da marcha humana estão descritos em: Ivaldo Bertazzo, "Assim caminha a humanidade", em: *Corpo vivo — Reeducação do movimento*, São Paulo: Edições Sesc SP, 2010, p. 195.

1

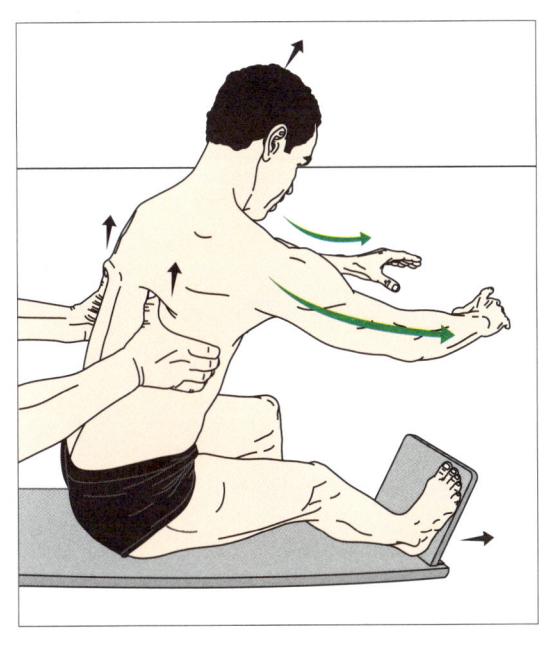

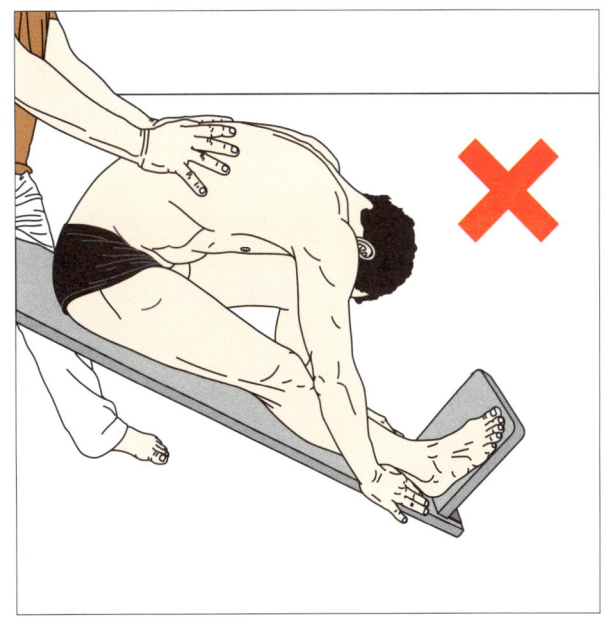

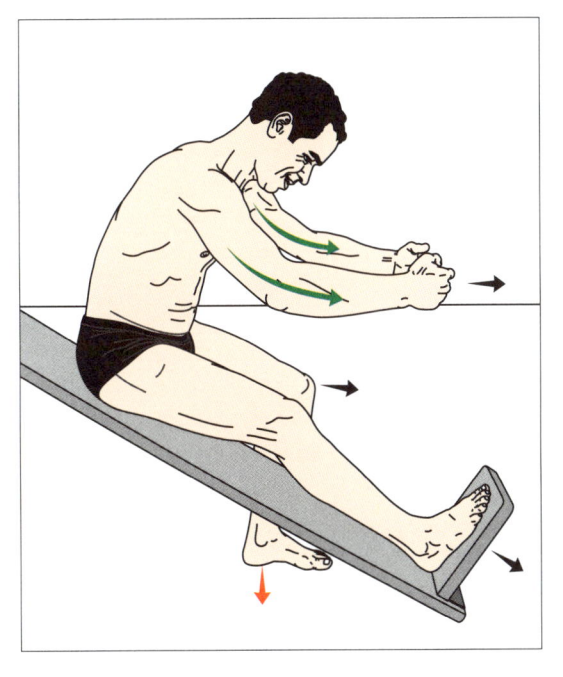

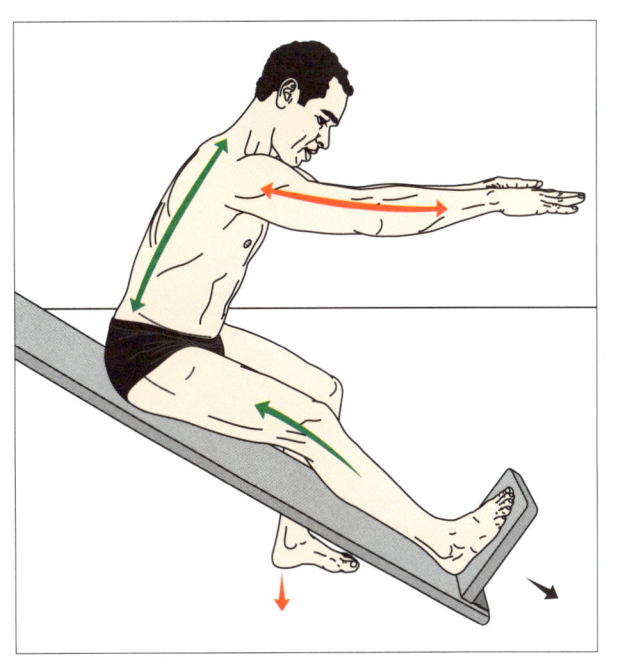

2

3

4

215

ATIVIDADE VI

ROLAMENTO

DESCRIÇÃO DO EXERCÍCIO

OBJETIVO Depois de todo o trabalho de estimulação realizado até agora para dar firmeza aos seus ligamentos e proteger seu corpo de lesões numa queda ou qualquer outra situação de risco, você está pronto para este exercício. Ele deixará seu corpo alerta para reagir.
MATERIAL Para esta atividade, serão utilizados dois colchonetes. Continue trabalhando com um ajudante.

Preparação

Disponha os colchonetes no chão e, como um gato, apoie-se sobre os dois joelhos e as duas mãos. O ajudante deve colocar a mão direita sobre seu ombro direito e a mão esquerda sobre seu quadril direito.

Execução

1. Seu ajudante deverá pressioná-lo moderadamente a partir desses pontos de contato. Resista, sem deixar que seu corpo caia da posição.

2. Em seguida, o ajudante interrompe a pressão e dá um passo atrás. Sua mão e seu joelho do lado direito perderão o apoio e você rolará sobre o ombro, a bacia e a coxa desse mesmo lado.

3. Continue o rolamento até ficar de barriga para cima como um bebê, com as pernas e os braços dobrados no ar, em uma posição arredondada.

Sequência

Repita de três a quatro vezes e troque de lado.

Observe

Imagine-se como um tatu-bola que, na iminência do perigo, enrola-se como forma de proteção.

217

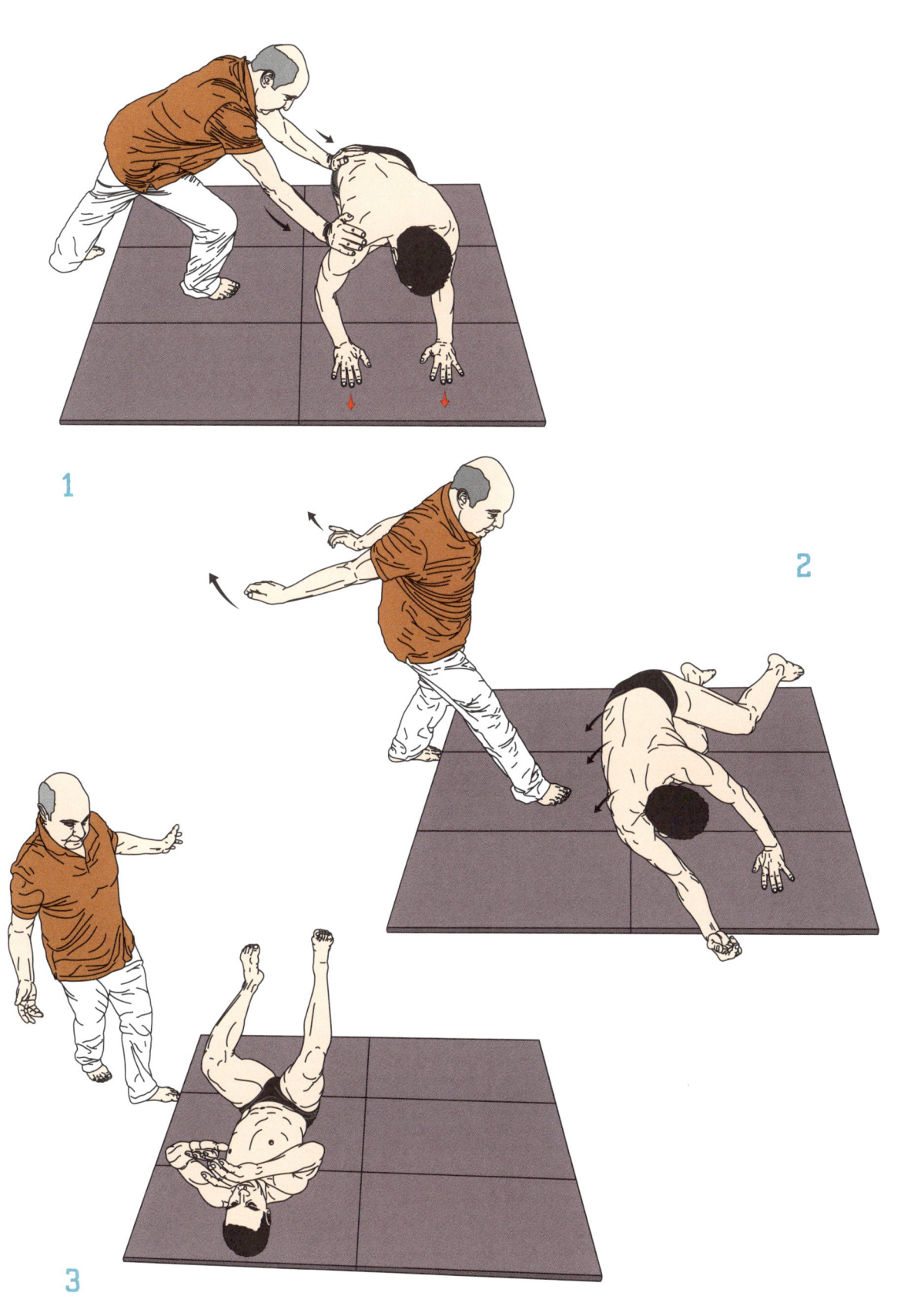

ATIVIDADE VII

CAMINHADA

DESCRIÇÃO DOS EXERCÍCIOS

OBJETIVO Nesta última atividade do capítulo, o objetivo é ensinar todo o corpo a agir contra uma resistência, de modo a ganhar força e acionar todos os ligamentos que foram estimulados até agora. Faremos o corpo funcionar em unidade. Juntos e coordenados, pés, pernas, bacia, tronco, pescoço, cabeça, braços, mãos e respiração se mobilizarão ao mesmo tempo! Visamos preparar o corpo para prevenir quedas, torções violentas e outros acidentes comuns.

MATERIAL Um espaldar ou barra de apoio e um elástico comprido de até 1,50 m de comprimento por 1 cm de largura, com alças nas pontas.

Preparação

Fique de costas para o espaldar, com os pés paralelos, e segure cada alça do elástico com uma das mãos. Dê alguns passos para a frente até o elástico tensionar.

Execução

1. Dê um largo passo com a perna direita e estenda o braço esquerdo à sua frente, contra a resistência do elástico, como se estivesse caminhando em grande velocidade. Simultaneamente, abra o outro braço na lateral, igualmente tracionando o elástico, para equilibrar o corpo. Mantenha a perna direita dobrada. Projete o conjunto tronco e bacia adiante e contraia o abdômen. Expire com força durante o avanço e inspire ao retornar.

2. Agora repita o movimento com a perna esquerda. Observe na ilustração como deverão estar alinhadas a perna e a coxa do lado oposto. É a propulsão do pé que está atrás a responsável por lançar a bacia e o tronco para a frente, com o auxílio do braço que empurra o elástico.

1

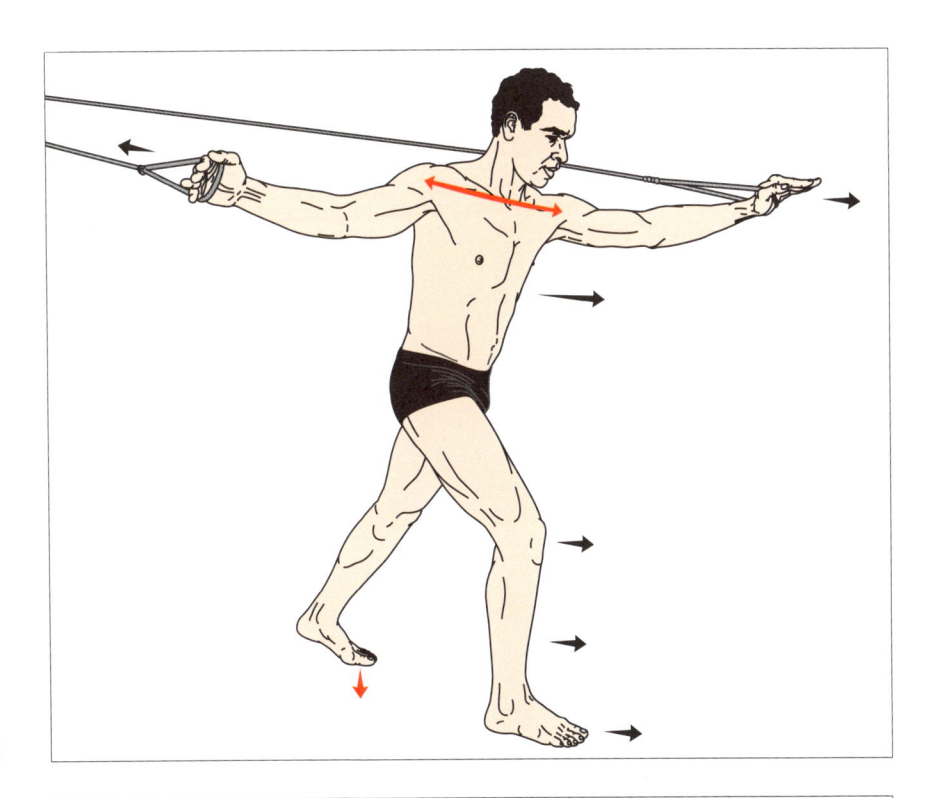

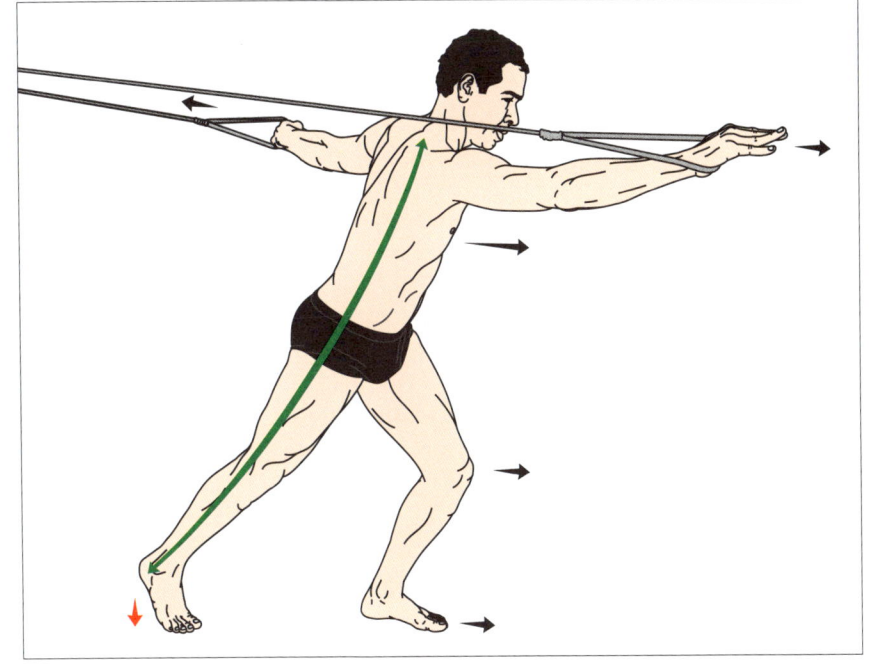

2

219

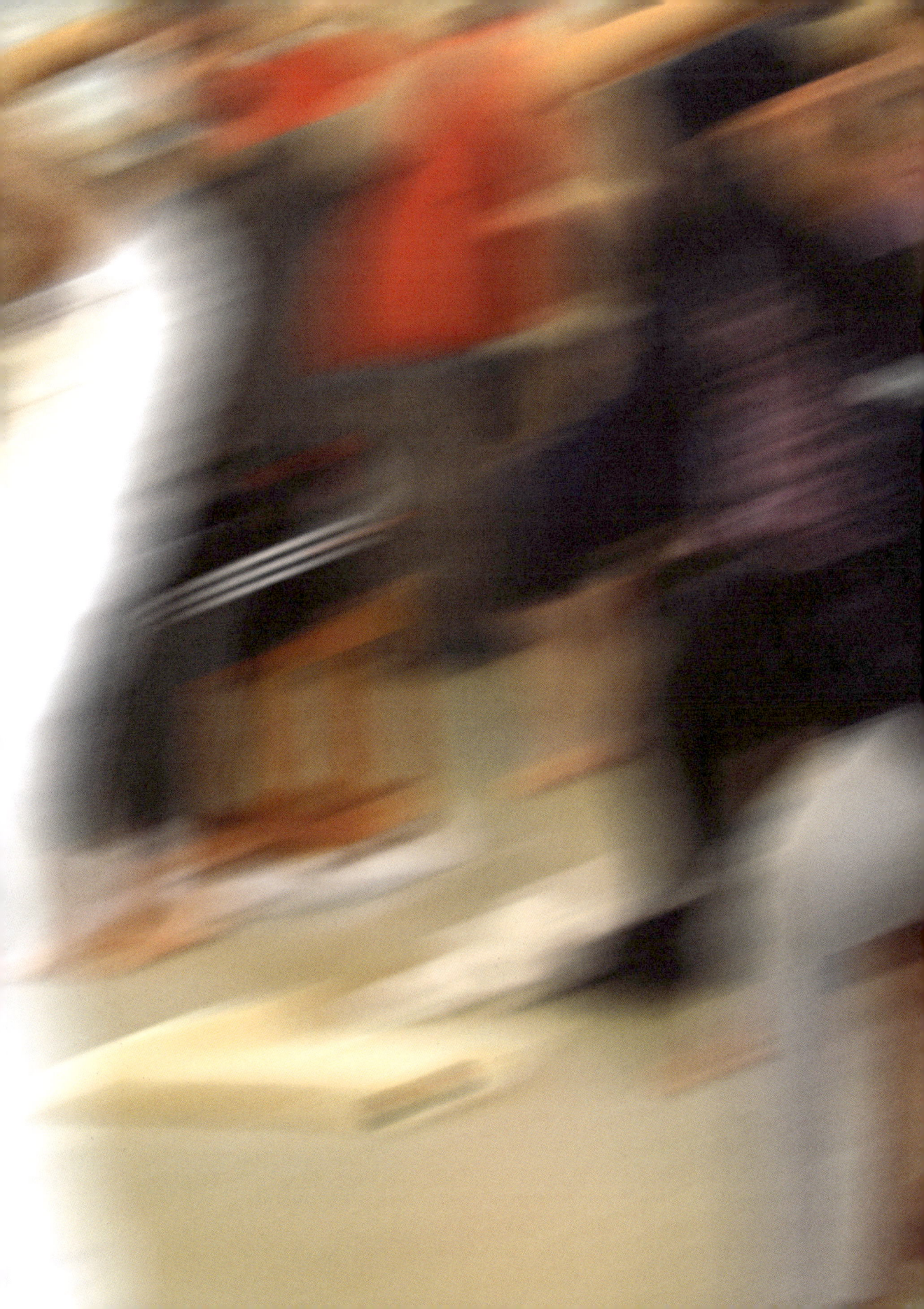

CAPÍTULO 5

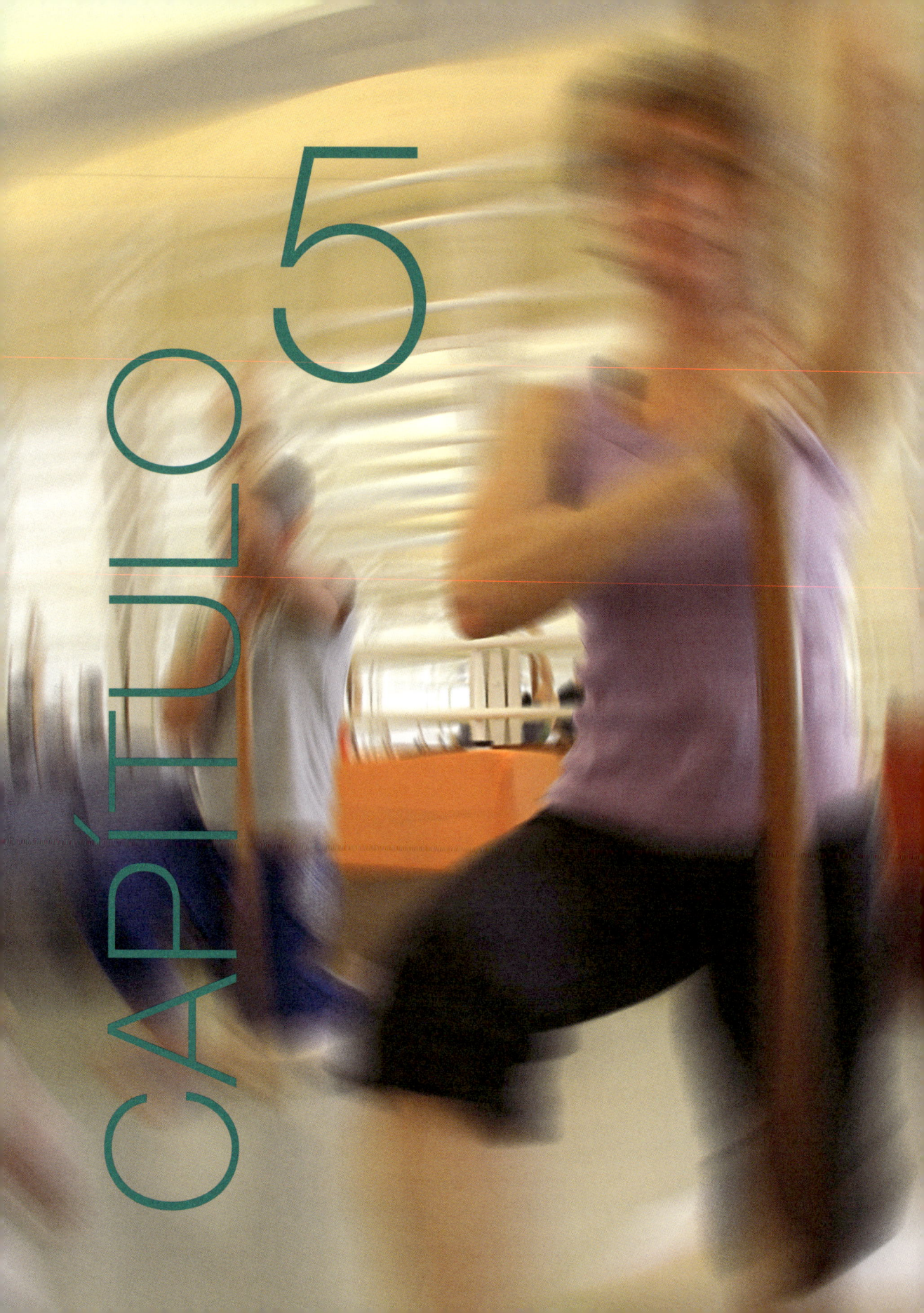

Elevadas aspirações*

A vontade não é um sentimento que vem se acoplar a uma ideia; é uma energia existente em nosso organismo, sem vínculos a conceitos, independente e inteligente; uma energia livre: energia que se desencadeia para uma decisão. A vontade não se trata de uma tensão ou esforço: mas do desencadeamento de uma força existente em nós.

Roger Vittoz

"Ela estava inspirada", dizemos de alguém que realizou um bom trabalho. "Fulano perdeu a inspiração, já não é mais o mesmo", quando, inversamente, criticamos aquele que não apresenta a mesma vivacidade de antes. Não é à toa que a *inspiração* é sinônimo de uma atividade talentosa. "Ela conseguiu fazer tudo a que aspirava", e a respiração ressurge como metáfora do desejo. Se estivermos inspirados, poderemos concretizar nossas aspirações.

Dentre nossas poucas certezas, uma das maiores é a de que, se estamos vivos, sem dúvida respiramos. Em boas ou más condições, a respiração, função vital ao organismo, é movida pelo instinto. Não podemos parar de respirar, e o próprio corpo garante, de uma forma ou de outra, essa

* Colaboração: Geni Gandra

CAPÍTULO 5   Elevadas aspirações

perpetuação cíclica. A respiração se dá como um processo automático, assim como os batimentos cardíacos, o percurso digestivo e o processamento dos rins. Mas, diferentemente destes, a respiração pode ser controlada. Tente conter seus batimentos. Tente deter a digestão estomacal. Impossível, não é? Agora, estimule uma breve apneia entre a inspiração e a expiração. Bem mais simples.

Por essas e outras dizemos que a respiração está situada na fronteira entre as ações voluntárias e involuntárias do organismo; entre os impulsos da espécie e o gesto consciente. Ela regula os instintos mais profundos, estabelecendo um elo entre nossas imediatas necessidades de expressão e de sobrevivência. Cuspir, falar, tossir, cantar, exalar, aspirar, prever, ansiar são todos elementos humanos essenciais, contidos tanto em momentos de afirmação cultural quanto de preservação biológica. Cada ciclo respiratório penetra o âmago de nossas células, levando combustível para o metabolismo e criando mecanismos que nos preservem da degeneração. A respiração estabelece o trânsito entre ações essenciais do organismo e o mundo que nos cerca. Em sua nascente brotam nosso ânimo e emoções. Partindo das reações mais arcaicas de nossos comportamentos, transporta-nos aos cumes mais sublimes da alma.

Os atores estão acostumados a simular sentimentos manipulando o ar que entra e sai dos pulmões, desenhando um infinito leque de personagens. O modo que você respira durante uma fala transmite o seu estado emocional. O inverso também acontece: nossa situação condiciona nosso modo de respirar. Em situação de perigo, a respiração se tornará irregular e estacada. Durante uma ansiosa espera, paramos de respirar sem que atinemos para isso. No que se refere à respiração, o elo entre forma e função é estreito e imediato. Mais do que nunca, quando se instaura qualquer desequilíbrio funcional, desata-se um círculo vicioso de ações desorganizadoras, ampliando as deformações estruturais e diminuindo a capacidade respiratória. Após uma crise de bronquite, por exemplo, quadro no qual a função está comprometida, desenham-se rapidamente marcas de enrijecimento no tronco, comprometendo a morfologia. A função restringe a forma. Inversamente, ao observar o portador de um desvio da coluna vertebral, seu excesso de curvas, vemos que a torção instalada nas vértebras e costelas desenha um grave comprometimento estrutural que condiciona a respiração. Aqui, a forma constrange a função, aprisionando-a em um desenho engessado.

A respiração se subordina a como nos erguemos ou sentamos, ao modelo postural que desenhamos em nosso corpo. Por exemplo, quem começa a cantar costuma logo se levantar da cadeira ou endireitar o tronco. A postura irá determinar um modo de respiração. Um corpo devidamente estruturado, com gestos bem organizados, colabora para o bom funcionamento da mecânica respiratória. Um círculo potencialmente vicioso se converte em círculo virtuoso: respirando bem, o ar ajudará na preservação da forma e da função. Precisamos ajudar a respiração a nos ajudar.

Armar a tenda, de posse das estruturas

O tórax é um conjunto ósseo que, recoberto por músculos, abriga em seu interior os órgãos mais nobres do nosso corpo, excetuando o cérebro e os sentidos. Nessa cavidade situam-se os pulmões e o coração, entremeados por grandes vasos sanguíneos. Se pudéssemos nos encolher ao tamanho de uma formiga, viajar ao centro do corpo até essa região e olhá-la por baixo, teríamos a impressão de estar sob uma cúpula, semelhante em sua arquitetura à tenda de um circo. Seria como se estivéssemos debaixo de uma série articulada de mastros prontos para receber a cobertura da lona. Obviamente, cada peça dessa armação deve estar precisamente disposta para que a lona possa recair sobre ela com precisão, delimitando assim seu amplo espaço interno. Morfologicamente, a respiração nada mais é do que o preenchimento desse espaço. É preciso que a estrutura do circo esteja corretamente armada para que a respiração flua sem entraves.

A caixa torácica é composta, na parte frontal, pelo osso esterno e, de seu centro à extremidade posterior, pela coluna vertebral. Conferindo contorno ao tórax, temos 12 pares de costelas distintos. Dez deles vão do esterno à coluna, linhas esféricas ao tronco. Na parte dianteira do tronco, as costelas se articulam com as cartilagens costais do esterno e, nas costas, com as vértebras da coluna torácica. As duas costelas mais baixas, conhecidas como flutuantes, articulam-se apenas com as duas últimas vértebras dorsais.

Entender a mecânica e orientação das costelas é fundamental para o domínio e direcionamento da respiração. Imagine que os dedos de suas mãos são pincéis desenhando o ar. Imagine também um típico par de costelas, como, por exemplo, o sétimo, que ocupa uma posição central no tórax. Agora, fique em pé e tente desenhar no espaço essas mesmas costelas, partindo do esterno à coluna dorsal. Repita o desenho algumas vezes. Responda então: o par de costelas que você desenhou com as mãos preenche, como uma moldura, o espaço equivalente ao volume do tórax? E ainda: elas seguem de uma extremidade à outra linearmente ou seu traçado exibe alguma obliquidade? Os dois polos onde elas se inserem estão no mesmo nível?

Chamamos essa prática de *mímica das costelas*. Muitas vezes ela costuma revelar uma representação mental equivocada que fazemos de nosso tórax e, particularmente, da forma e disposição de uma costela típica. Se palparmos uma costela em alguém, seguindo seu trajeto do esterno até a coluna dorsal, notaremos que ela apresenta uma obliquidade impressionante. Veremos que ela desce pela frente, para depois, torcendo-se sobre seu próprio eixo, inserir-se entre as vértebras torácicas alguns centímetros acima do ponto em que partiu do esterno. Durante a inspiração, essa costela realiza três expansões simultâneas: na região do peito ela se move para baixo; nos lados, expande-se na horizontal; nas costas, cresce para cima. Em seu conjunto, ademais, as costelas afastam-se umas das outras durante as inspirações. Segundo Piret e Beziérs[1], isso revela a tridimensionalidade do movimento do tórax, no qual as costelas superiores movem-se para a frente, e as inferiores, para trás.

Em nossos exercícios, a inspiração modela o espaço interno do corpo, fazendo com que as costelas se expandam nessas direções. Ao expirar, deve-se concentrar — e isso é reiterado de maneira insistente nas atividades — na manutenção do volume conquistado durante a inspiração, com a preservação da largura das paredes laterais do tórax, que se prepara para uma nova inspiração.

O protagonista do fluxo de ar no organismo é o diafragma. A respiração é uma ação coordenada de dezenas de músculos, tendo o diafragma como regente. Trata-se de um músculo plano em forma de abóbada que fecha a caixa torácica por baixo, separando o tórax do abdômen[2]. Ministro supremo, ele coordena as ondulações do tronco, o movimento de fole

---

1 Suzane Pirit, Marie Madeleine Beziers, *op. cit.*
2 Sobre esse tema, ver capítulo "Sofrimentos e formosuras da espécie humana", em: Ivaldo Bertazzo, *Corpo vivo — Reeducação do movimento*, São Paulo: Edições Sesc SP, 2010, p. 23.

das costelas que sugam o ar da atmosfera, a compressão e descompressão das vísceras, artérias e veias.

A contração do diafragma produz o achatamento do centro frênico — um tecido tendinoso, duro e resistente localizado na parte central desse músculo —, causando a expansão do tórax durante a inspiração. Na expiração, por sua vez, a compressão dos músculos abdominais faz que o diafragma se eleve novamente em direção ao tórax. Esse fenômeno se deve a uma alternância de pressões entre as duas cavidades, a torácica e a abdominal, ambas hermeticamente fechadas. Na inspiração, a pressão aumenta no abdômen, pois o diafragma desce comprimindo as vísceras. Ao mesmo tempo, a pressão torácica diminui, permitindo que o ar entre nos pulmões. Quando a contração cessa e o diafragma relaxa, a situação se inverte. A pressão diminui no abdômen e se intensifica nos pulmões para que o ar possa sair.

Nesse processo, o diafragma conta com alguns coadjuvantes. Trata-se do grupo de músculos conhecidos como acessórios da respiração e que são corresponsáveis pelo movimento das costelas na inspiração. Na expiração, a ação principal será dos músculos abdominais que comprimem o abdômen na elevação do diafragma. Para que o diafragma funcione livremente, subindo e descendo como um pistão, os músculos acessórios da respiração terão papel primordial: garantirão a elasticidade necessária para que o pulmão encha e esvazie livremente, além de conter e suspender as costelas e a cabeça. Elevando as estruturas ósseas, eles promovem mecanismos de flutuação. Aqui se destaca o modo impressionante com que, mais uma vez, os músculos exercem suas múltiplas funções, ora sustentando o esqueleto, ora mobilizando e flexibilizando suas estruturas.

Aprendendo a respirar

Por que é tão difícil ensinar alguém a respirar? Porque a respiração se processa dentro do volume do nosso corpo, em espaços raramente observados. Primeiro, construímos imagens internas do arcabouço, como fizemos com a mímica das costelas: múltiplas vezes as mãos posicionadas à frente do nosso corpo desenharão as costelas em seu posicionamento estrutural/espacial. Em seguida, precisamos sentir esse arcabouço por meio de resistências e modelagens, como experimentado com a toalha.

Desse ponto, partimos para as atividades propriamente ditas, suspendendo o arcabouço contra a gravidade. Somente então iniciamos a atividade respiratória.

Construir imagens próprias do funcionamento da respiração, compreendê-la e acioná-la conscienciosamente são condições necessárias para que nos tornemos *mestres condutores* desse território. Trata-se de um instrumento de intervenção dos sistemas sutis nos aparentemente mais rígidos do organismo.

Ao *inspirarmos*, os músculos acessórios expandem o volume das costelas e *armam a tenda do circo*. Por si, os pulmões não têm força suficiente nem devem cumprir a tarefa de expandir a caixa torácica. Sua responsabilidade é ocupar-se da própria elasticidade. A ação de inflar se deve, na verdade, aos músculos acessórios que suspendem por um lado a caixa, em trabalho conjunto com as fáscias — membranas fibrosas localizadas bem abaixo da pele —, que esticam a bolsa dos pulmões para baixo, no mesmo sentido do achatamento do diafragma. Os sistemas são elásticos e devem agir em direções contrárias: ao mesmo tempo em que certos músculos suspendem o conjunto da caixa torácica e pescoço, o tecido pulmonar se alarga e cresce para baixo, devido à tração do diafragma. Surge então um lindo equilíbrio entre a suspensão das costelas e a tração elástica pulmonar para baixo, que acompanha o diafragma, permitindo o insuflar dos pulmões.

Ao *expirarmos*, a fuga de ar dos pulmões pode ser considerada um movimento passivo, provocado pela distensão da musculatura respiratória. O estreitamento do tórax e a redução da cavidade pulmonar geram uma pressão sobre as vias respiratórias que é superior à pressão atmosférica, estimulando a despressurização e um novo equilíbrio de pressão intra e extratorácica. Trata-se de um ato automático, controlado pelo próprio sistema nervoso central. Se a suspensão das estruturas for previamente modelada — se a tenda for moldada a contento, portanto —, o encher e esvaziar acontecerá sem perda de flutuação e suspensão da caixa torácica.

Visto de perfil, o tronco é marcado por três curvas modeladas pela estrutura da coluna vertebral. Essas curvas formam as nossas lordoses, convexidades desenhadas no pescoço, na cintura e no meio das costas (a chamada cifose dorsal). Imaginemos que, se tudo vai bem, essa coluna autorregula constantemente o próprio comprimento, num jogo de molas amortecedoras

229

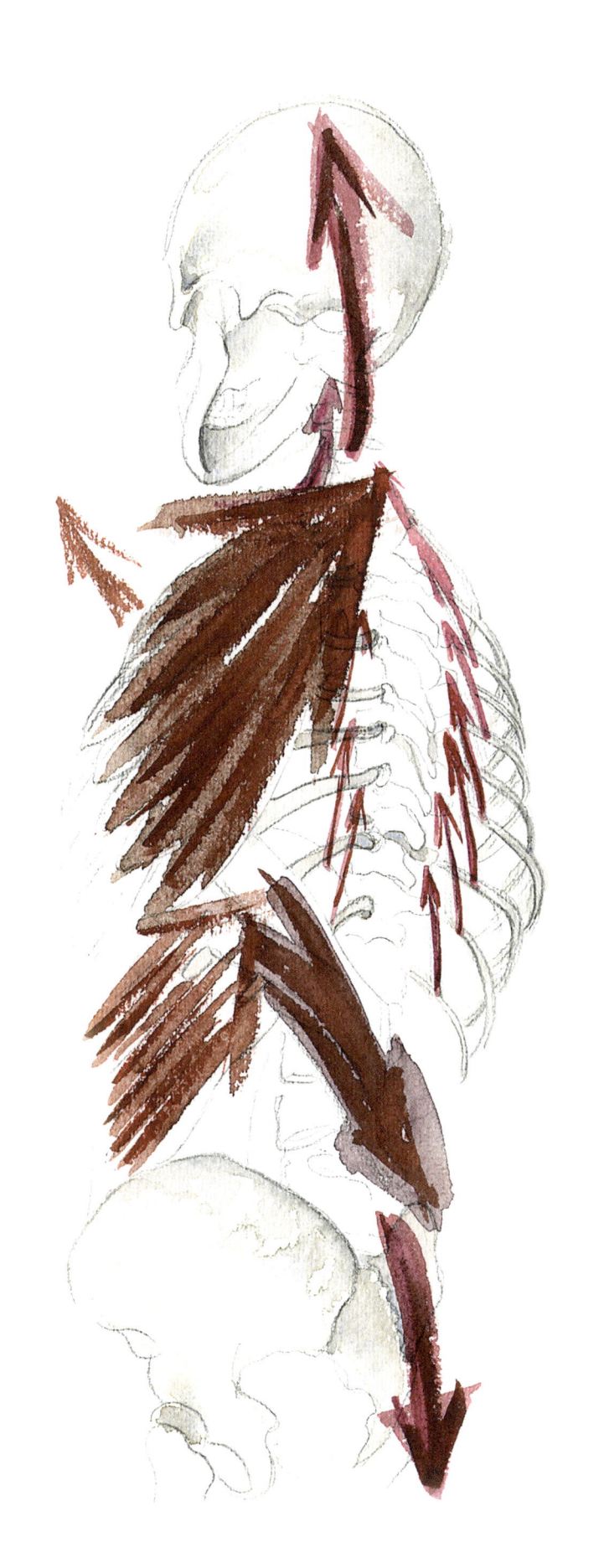

que ora minimizam as curvas, quando os impulsos e alcances do corpo se expandem — foco primordial da reeducação do movimento —, ora as estreitam, durante posições estáticas, quando estamos sentados e relaxados. O ativo pistão diafragmático, durante o respirar, em perseverante sobe e desce, contribui para a sadia modulação dos amortecedores da coluna e do tronco, bem como para a plasticidade das curvas vertebrais.

Soltos a favor da gravidade, fatalmente ampliamos as curvas fisiológicas da coluna. Quando as curvas ultrapassam certo limite, a respiração decresce, sua capacidade diminui e o círculo vicioso se inicia. Sempre antes de começar uma atividade respiratória, vibre seu corpo, faça pequenas torções ou *twists* no tronco. Cresça o eixo vertebral através da pressão dos pés contra o chão, por meio da oposição entre a força da bacia contra o banco e o crânio suspenso. Em seguida, estabeleça as larguras do seu corpo, encaixe os ombros sobre as costelas, desenhando uma linha horizontal, e alargue as costelas flutuantes, situadas na base da sua cintura. De posse dessa organização, arredonde-se levemente para que suas lordoses diminuam e os músculos da parede frontal do tronco entrem em ação.

É importante que a tonicidade muscular esteja distribuída equilibradamente pelo corpo. Retomando a metáfora: músculos posteriores excessivamente fortes e a ausência de estrutura na frente, dificultam a montagem do circo, pois, como cabos, puxarão toda a estrutura para trás, deformando sua cúpula. Da mesma maneira, se os músculos anteriores agirem excessivamente penderão a estrutura para a frente, desenhando uma exagerada cifose. A reeducação do movimento busca sempre manter o comprimento dos músculos da cadeia posterior e anterior, a fim de sustentar uma postura que permita ao diafragma se movimentar a favor do bom posicionamento da coluna vertebral, como um pistão livre em seu cadenciado sobe e desce.

Desse modo, a respiração será capaz de se adaptar às atitudes mais variadas impostas pelo cotidiano, moldando e regulando automaticamente o arcabouço corporal. Os exercícios a seguir procuram sistematizar esses conceitos. Realize todas as atividades em sequência, para flutuar ao respirar sem se achatar contra o chão. No contexto de outros trabalhos, esses exercícios também valem como aquecimentos que podem ser feitos isoladamente. Vale lembrar a orientação para as setas: preta é movimento; vermelha é força opositora do movimento e verde é a sensação resultante.

231

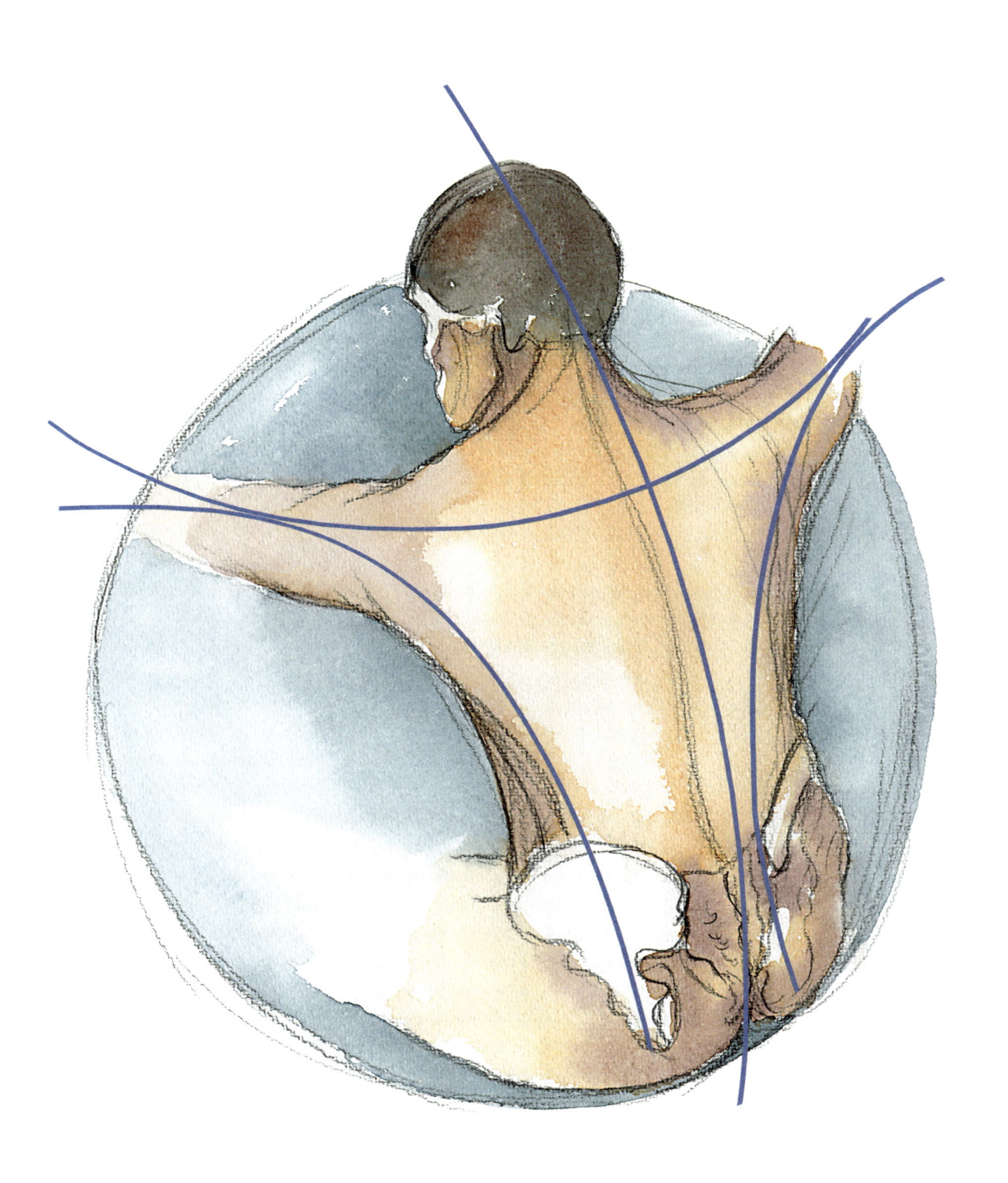

ATIVIDADE I

MASSAGEANDO AS COSTELAS COM BASTÃO DE MADEIRA

DESCRIÇÃO DOS EXERCÍCIOS

OBJETIVO Massagear e ativar os músculos acessórios da respiração por meio de compressões deslizantes com o bastão. Modelar o tórax a partir da atividade respiratória. Deixar alertas os sensores subcutâneos. O bastão será sempre manuseado para suspender e descomprimir o tronco durante a fase expiratória, mantendo a largura e comprimentos conquistados durante a inspiração.
MATERIAL Um bastão fino e leve de 1,50 m.

EXERCÍCIO 1

Preparação

Fique em pé, com o peso do corpo bem distribuído entre os pés paralelos. Coloque o bastão nas costas numa posição enviesada para o lado direito sobre a coluna dorsal, com a palma da mão direita voltada para a frente e a mão esquerda atrás do corpo. Deixe os cotovelos abertos para não perder o alargamento dos peitorais. Você irá massagear a região do músculo serrátil posterior superior.

Execução

1 Coloque-se em uma posição de enrolamento do tronco para a frente, descendo o osso esterno de modo que as primeiras costelas projetem-se para trás. Inspire devagar. Expire sem pressa enquanto desliza o bastão ao longo das costas, partindo da coluna até a ponta superior da escápula direita.

2 Retorne ao ponto de partida inspirando pelo nariz. Expire massageando e abrindo a escápula mais uma vez. Os músculos romboides, situados entre a parte superior da coluna e a escápula, também se beneficiam bastante com essas compressões e trações.

1

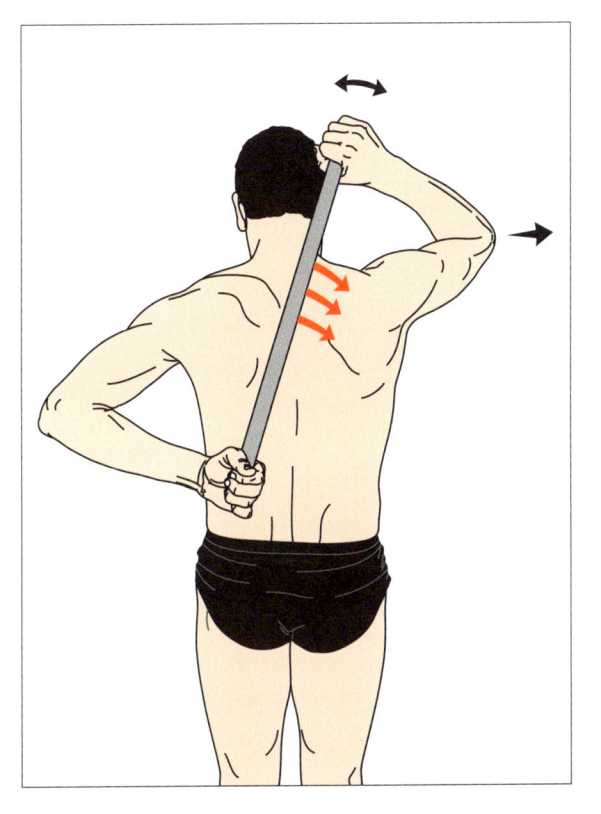

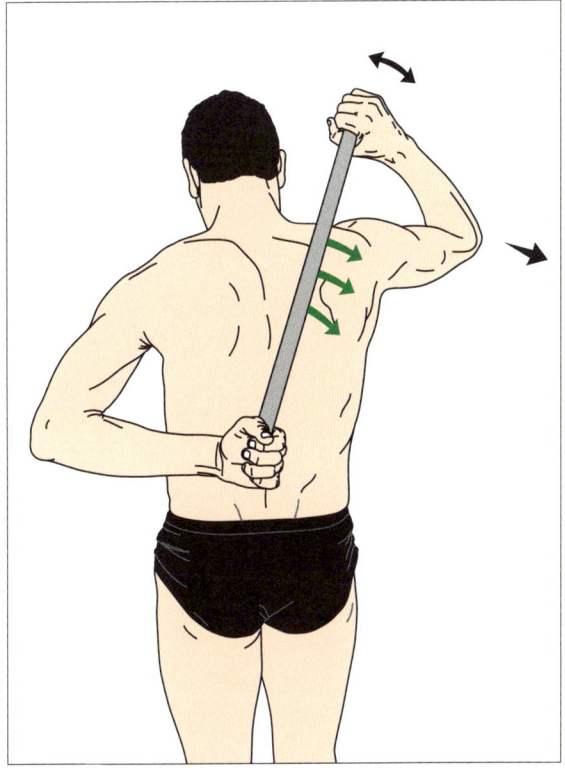

2

Sequência

Repita oito vezes o movimento.

Observe

A sensação despertada no local massageado, inspirando e expirando sem subir os ombros na direção das orelhas. Perceba se ele está mais aquecido e sensível. Memorize essa sensação, direcionando o ar para alargar a região ao inspirar e mantendo a expansão enquanto expira. Repita esse procedimento algumas vezes. Durante o exercício, lembre-se de flexionar os tornozelos a cada deslizar do bastão e tenha cuidado para não soltar o peso da cabeça para baixo, pois os músculos cervicais acionam o crescimento do pescoço. Só depois de observar as reações à direita retome o bastão para massagear o outro lado.

EXERCÍCIO 2

Preparação

Ainda em pé, deixe o bastão debaixo do braço direito e posicione-o lateralmente, segurando-o pela frente com a palma da mão direita para cima e por trás com a mão esquerda, na região do músculo serrátil anterior. Localizado abaixo das axilas e nas laterais do tronco, esse músculo é bem desenvolvido e bastante visível nos grandes nadadores.

Execução

1. Inspire alargando as costelas contra o bastão.
2. Deslize o bastão com pressões vigorosas sobre as costelas, movimentando-o rapidamente de baixo para cima seguidas vezes enquanto expira. Faça com que o bastão percorra toda a lateral do tronco, girando um pouco o corpo para trás quando o trouxer para cima, garantindo o estímulo por toda a extensão do músculo. Tracione-o, induzindo o alargar e suspender as costelas.

Sequência

Massageie a região durante oito ciclos respiratórios completos.

Observe

Mobilize os espaços entre as costelas massageadas em inspirações profundas e lentas e, ao expirar, tente manter esses espaços abertos, contrariando a tendência de fechá-los pela contração dos músculos abdominais. Depois, passe o bastão para a esquerda e trabalhe o serrátil anterior desse lado.

1

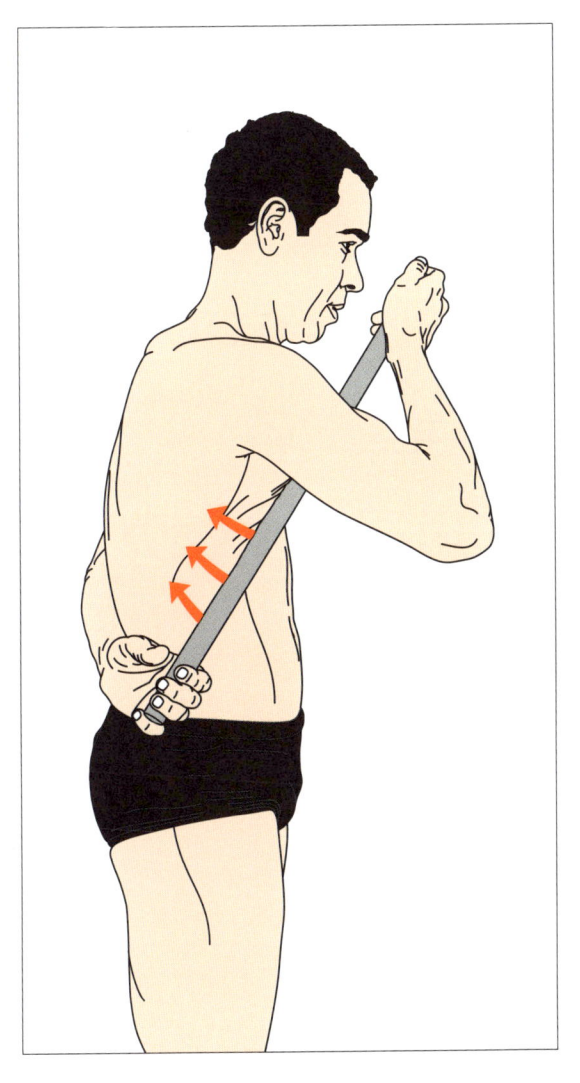

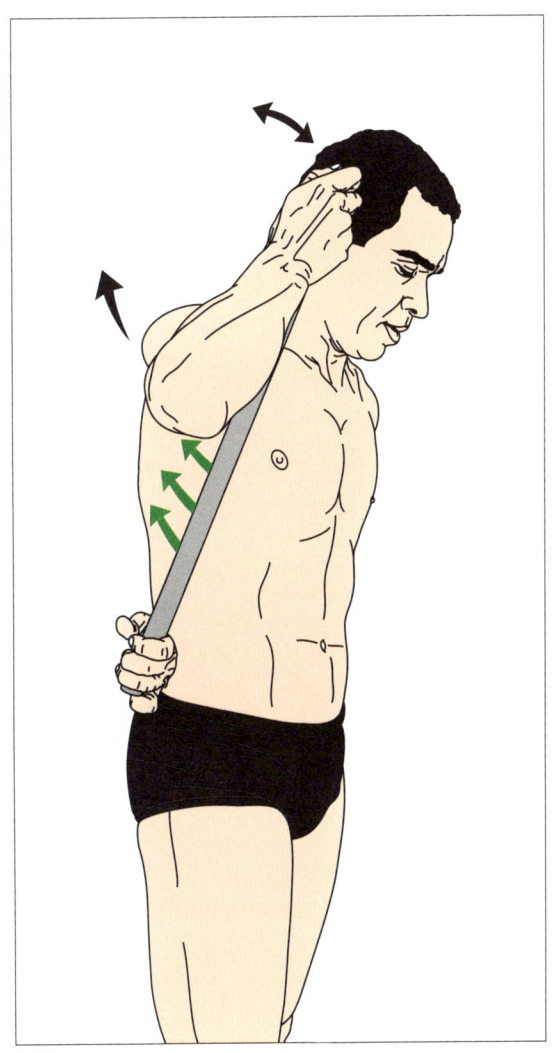

2

EXERCÍCIO 3

Preparação

Continue em pé e posicione o bastão na horizontal, sob as costelas flutuantes do lado direito, segurando-o com a palma da mão direita para cima e a mão esquerda por trás do corpo, para assim imprimir compressões à musculatura da região. Esse músculo traciona as quatro costelas inferiores para trás e para baixo durante a fase inspiratória.

Execução

1. Acentue a flexão do tronco e não relaxe os músculos abdominais para que as costelas flutuantes sobressaiam. Essa região é comumente *fechada*, com tendência a fibroses e retrações musculares. Massageie vigorosamente. Erguendo a mão direita, deslize e incline o bastão de baixo para cima sobre as costelas ao expirar, de modo que fique diagonal.

2. Ao inspirar, abaixe o bastão e procure dirigir o ar para as costelas flutuantes, projetando-as para trás. Ao expirar de novo, não perca o volume conquistado e deslize o bastão para cima, ativando a região enquanto suspende o tronco.

Sequência

Repita oito vezes as compressões sobre as costelas.

Observe

Depois da massagem, veja como fica mais fácil mobilizar essas costelas ao inspirar. Dirija o ar para a base dos pulmões do lado direito. Busque expandi-las e mantenha-as abertas na expiração seguinte. Passe o bastão para o lado esquerdo e repita os movimentos desse lado.

1

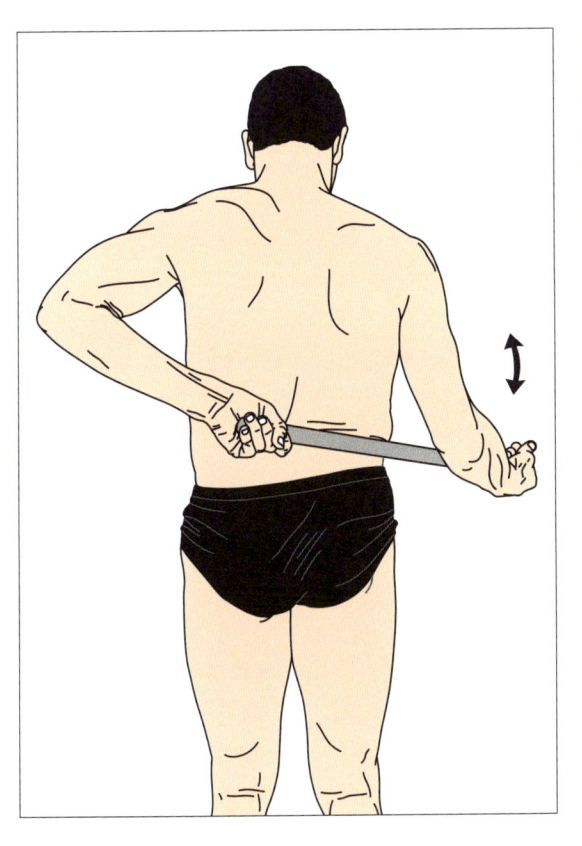

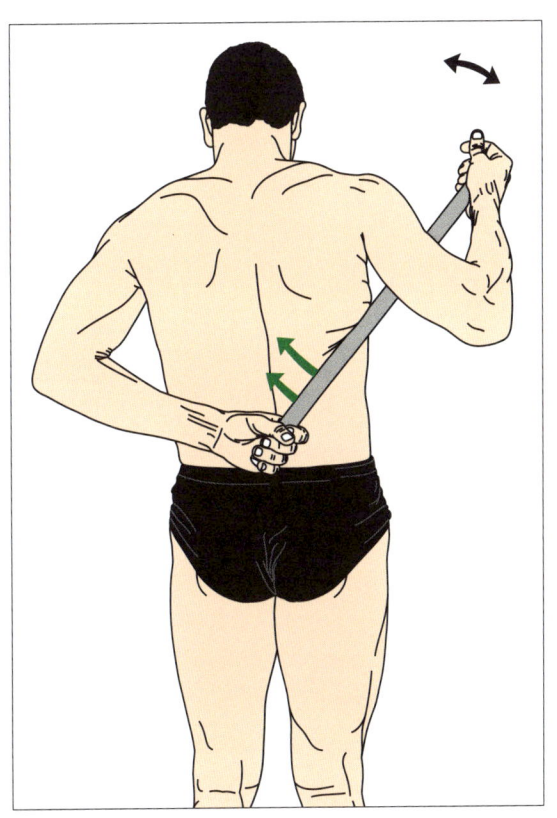

2

CAPÍTULO 5   Elevadas aspirações   ATIVIDADE II

ATIVIDADE II
ESTIMULANDO A PERCEPÇÃO DAS COSTELAS

DESCRIÇÃO DO EXERCÍCIO

OBJETIVO Liberar os músculos intercostais externos, responsáveis pela expansão das costelas na inspiração. Ativar a circulação sanguínea e estimular a percepção da direção das costelas e do volume do tórax.
MATERIAL Um pedaço de conduíte plástico (utilizado em construções) de 1,5 m bastante flexível e adaptável ao tronco.

Preparação

Em pé, passe o conduíte por baixo dos braços, segurando pela frente com a mão direita e o cotovelo direito flexionado a 45 graus. O tubo flexível deve descer à medida que contorna a parte anterior do corpo, numa posição similar à da direção das costelas no tórax. Incline o tronco para a frente, deixe o peso do corpo distribuído entre os pés, flexione os tornozelos e desça a bacia.

Execução

1 Alterne o movimento das mãos: a direita para a frente e a esquerda para o alto. Imprima um ritmo constante, friccionando as costelas do lado direito, subindo e descendo o conduíte pela lateral do tórax. Siga o desenho fisiológico das costelas relembrando as mímicas executadas pelas mãos no espaço, agora sensível sobre sua própria pele.

1

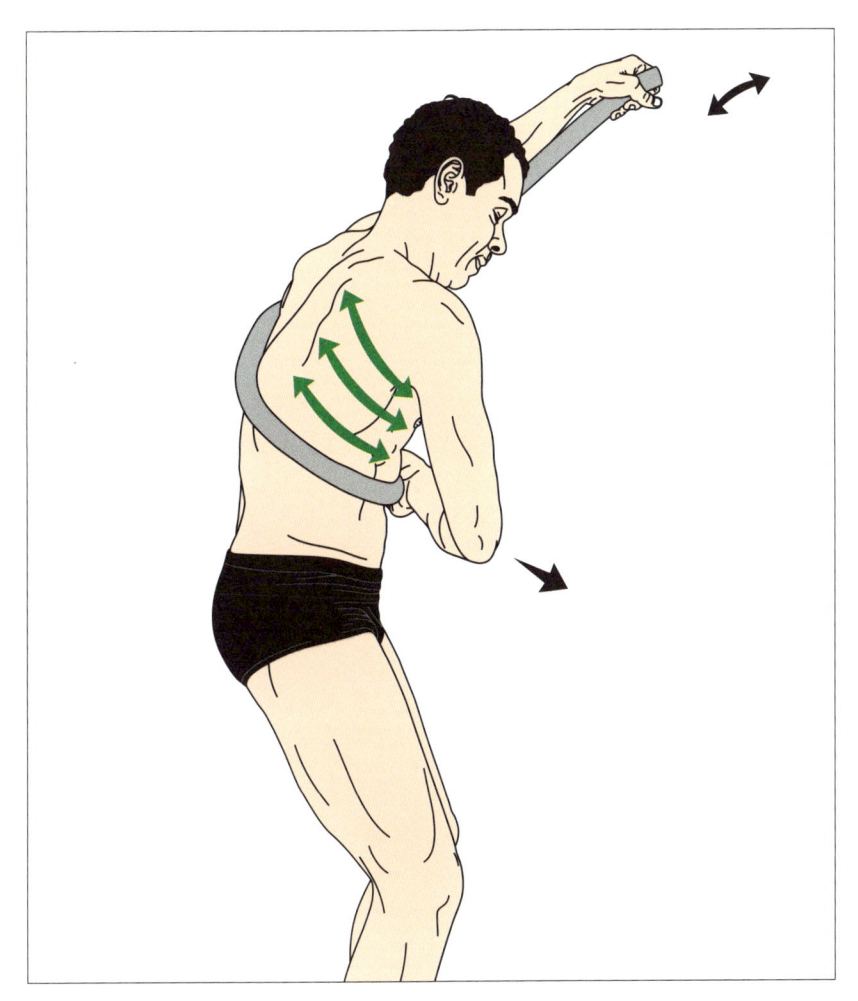

Sequência

Realize esse vaivém do conduíte sobre as costelas por cerca de meio minuto.

Observe

As fricções sobre a pele aquecem-na e aguçam a percepção. Usufrua das sensações da elevação das costelas por trás ao inspirar e tente sustentá-las ao expirar. Depois desse trabalho perceptivo à direita, friccione o conduíte sobre as costelas do lado esquerdo.

ATIVIDADE III

FORTALECENDO O PILAR LATERAL DO TRONCO PELA EXPIRAÇÃO

DESCRIÇÃO DO EXERCÍCIO

OBJETIVO Estimular a ação dos músculos oblíquos externos do abdômen, acordando-os para atuarem na fase expiratória. Fortalecer e descomprimir o pilar de sustentação lateral do tronco para elevação e suspensão do tórax.

MATERIAL De preferência, utilize uma superfície acolchoada vertical. Na ausência de uma, realize a atividade diretamente contra a parede, cuidando para não se machucar.

Preparação

Apoie as costas e os glúteos na superfície acolchoada. Flexione os tornozelos, descendo a bacia, como se estivesse sentado no ar. A postura é sustentada pela força dos quadríceps e pela pressão dos pés paralelos contra o chão. Mantenha a mão direita na articulação da coxa com a bacia e a esquerda sobre a parte da frente das costelas do lado direito.

Execução

1 Inspire calmamente e consciente da expansão das costelas flutuantes contra a parede acolchoada. Não dilate o abdômen. Expire pressionando com força o pé direito no chão. Ao mesmo tempo, intensifique a rotação externa da coxa direita com a mão direita, tendo cuidado para não pender o joelho.

2 Empurre as costelas do lado direito para trás e para cima com a mão esquerda. Nessa ação expiratória comprima o lado direito da musculatura lombar contra a superfície acolchoada. Inspire expandindo as costelas flutuantes contra a parede, estimulando a suspensão do

1

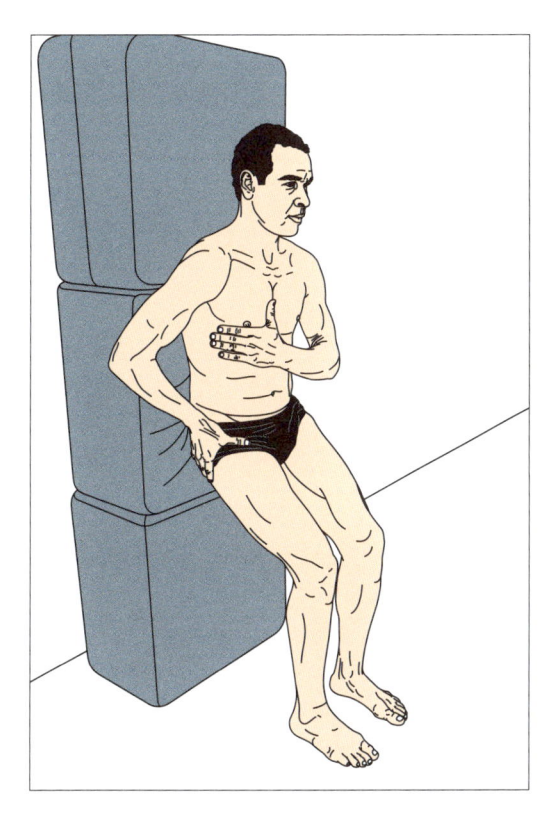

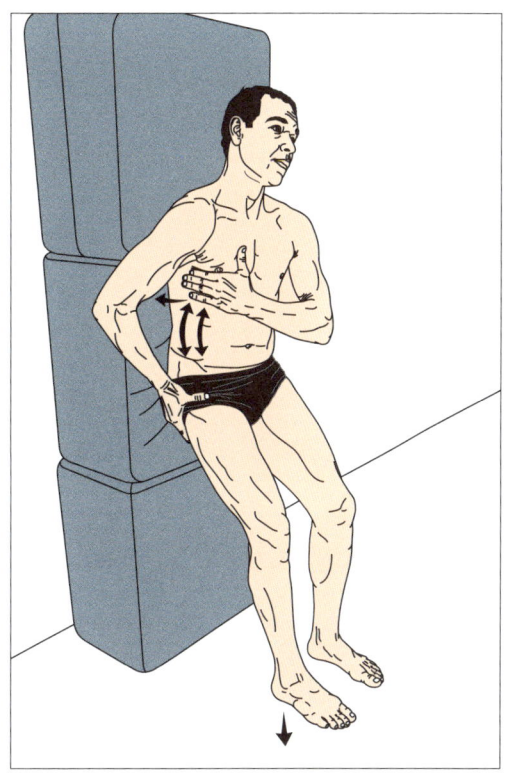

2

tronco pelos músculos acessórios da respiração. Expire fazendo pressão das vísceras abdominais para trás. Inspire enquanto transfere as mãos para as costelas e a articulação da coxa do lado esquerdo.

Ao expirar, pressione o pé esquerdo contra o chão e trabalhe sobre a musculatura desse lado.

Sequência

Alterne direita e esquerda dez vezes sem interrupção.

Observe

Em momento algum do exercício estique os joelhos. Pense na flutuação das alternâncias entre direita e esquerda! Como durante a caminhada, a força dos pés pressionando o chão atinge o tronco em um revezamento do tônus corporal de um lado para o outro. A respiração coordena e dá cadência ao movimento.

ATIVIDADE IV

UM SEXTO SENTIDO DA POSIÇÃO DA CABEÇA

Se a cabeça não estiver bem posicionada sobre o pescoço e este não estiver livre para a passagem do ar, qualquer exercício respiratório resultará ineficiente. É fácil constatar a diferença: sentado em um banco comum, solte o peso da cabeça sobre o pescoço *quebrando* a nuca. Deixe a boca aberta e assim experimente alguns ciclos respiratórios. Em seguida apoie bem os pés no chão, olhe para a frente encaixando os ombros e, mais uma vez, inspire e expire. Vê como é grande a diferença?

DESCRIÇÃO DOS EXERCÍCIOS

OBJETIVO Estimular os músculos da base do crânio (suboccipitais e escalenos), liberando-os durante os exercícios respiratórios. Reeducar o encaixe dos ombros sobre as costelas, durante a inspiração, estimulando a percepção do posicionamento da cabeça sobre o pescoço sem rupturas ou retificações da coluna cervical. Realizados, tais objetivos resultarão na descompressão dos espaços relativos aos discos entre as vértebras cervicais.

MATERIAL Um elástico com 12 cm de largura e 1,80 m de comprimento com fixação de velcro nas pontas; um espaldar ou um móvel pesado, firme, que não oscile de modo algum quando o elástico esticar; um banco com 40 cm de altura.

CAPÍTULO 5   Elevadas aspirações   ATIVIDADE IV

EXERCÍCIO 1

Preparação

Fixe o elástico na sexta barra do espaldar, a uma altura correspondente à da sua cabeça na posição sentada. Sente-se com o lado esquerdo voltado para a barra, com os pés próximos ao banco e paralelos. Mantenha a bacia alinhada e apoie as mãos nos joelhos, encaixe os ombros e deixe os cotovelos levemente flexionados. Lembre-se das linhas de referência que mantêm a simetria do retângulo do tronco; não as deforme desviando o corpo para os lados. Coloque o elástico de lado, por cima da orelha, com forte tração na direção do espaldar. Direcione o olhar à frente e não incline a cabeça. Um parceiro ou um espelho é indicado nas primeiras práticas para ajudar nas correções.

Execução

1 Expire prolongadamente e, ao mesmo tempo, pressione os dois pés contra o chão. Sinta a compressão da parede abdominal. Desapoie as mãos e, sem esticar os cotovelos, perceba que o pescoço ganha força e altura do lado direito. Inspire, sentindo a passagem do ar. Sem franzir o rosto! Não eleve os ombros e mantenha o peitoral direito aberto na largura da clavícula. Expire devagar soltando o ar num fluxo forte e contínuo. Empurre o chão com os pés e intensifique a força da barriga para dentro. Nessa expiração, alongue mais ainda seus braços, descomprimindo o pescoço.

Sequência

Repita dez vezes esse fluxo respiratório contínuo.

Observe

Antes de trocar de lado, levante-se e ande um pouco pelo espaço. Sinta a largura do peitoral e a descompressão do lado direito do pescoço ao dirigir seu olhar à frente. Sente-se novamente, agora com o lado direito do corpo voltado para a barra, e trabalhe o pescoço do lado esquerdo.

1

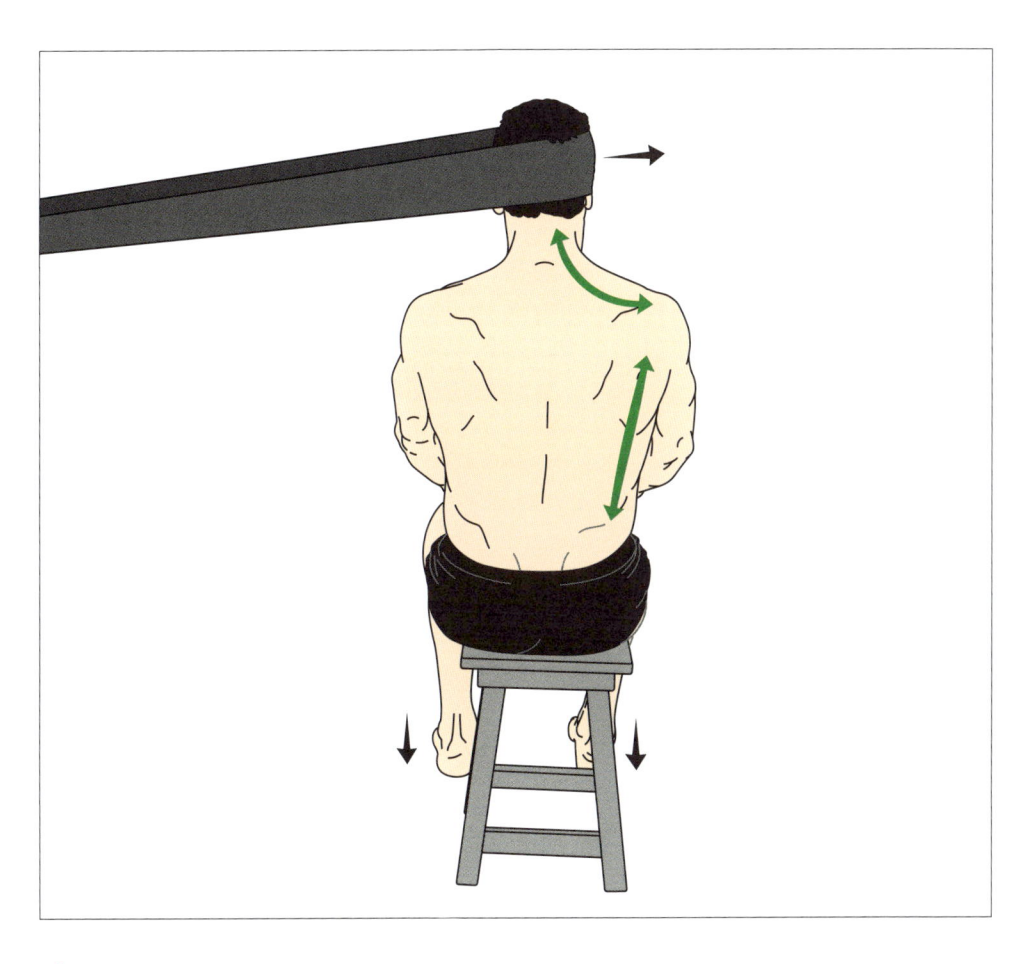

EXERCÍCIO 2

Preparação

Mantenha o elástico preso na mesma altura e sente-se de costas para a barra. Fixe o olhar em um ponto à frente e mantenha-o como referência durante o exercício, colocando o elástico na testa. Em momento algum puxe o queixo para dentro, nem tampouco projete a cabeça para a frente em resistência ao elástico; simplesmente cresça. Isso anularia a passagem de tensão muscular para crescer o pescoço e organizar os músculos da face durante o exercício.

Execução

1. Inicie uma longa expiração, pressionando os pés no solo e acionando a rotação externa das coxas, sem deixar os joelhos abrirem para fora. Comprima os músculos abdominais, desapoie um pouco as mãos dos joelhos e alargue os braços diante do corpo. Inspire, evitando forçar o peito para a frente ou subir o osso esterno.

Ao expirar, descomprima o abdômen e alterne o alongamento suave e sustentado dos braços para a frente, sem esticar os cotovelos nem desencaixar os ombros.

Sequência

Complete dez ciclos respiratórios antes de retirar o elástico da testa.

Observe

Caminhe devagar e com calma, atento à respiração e ao posicionamento da cabeça sobre o pescoço. Perceba que você ganha altura e que seu olhar desvenda um horizonte mais amplo diante de si.

1

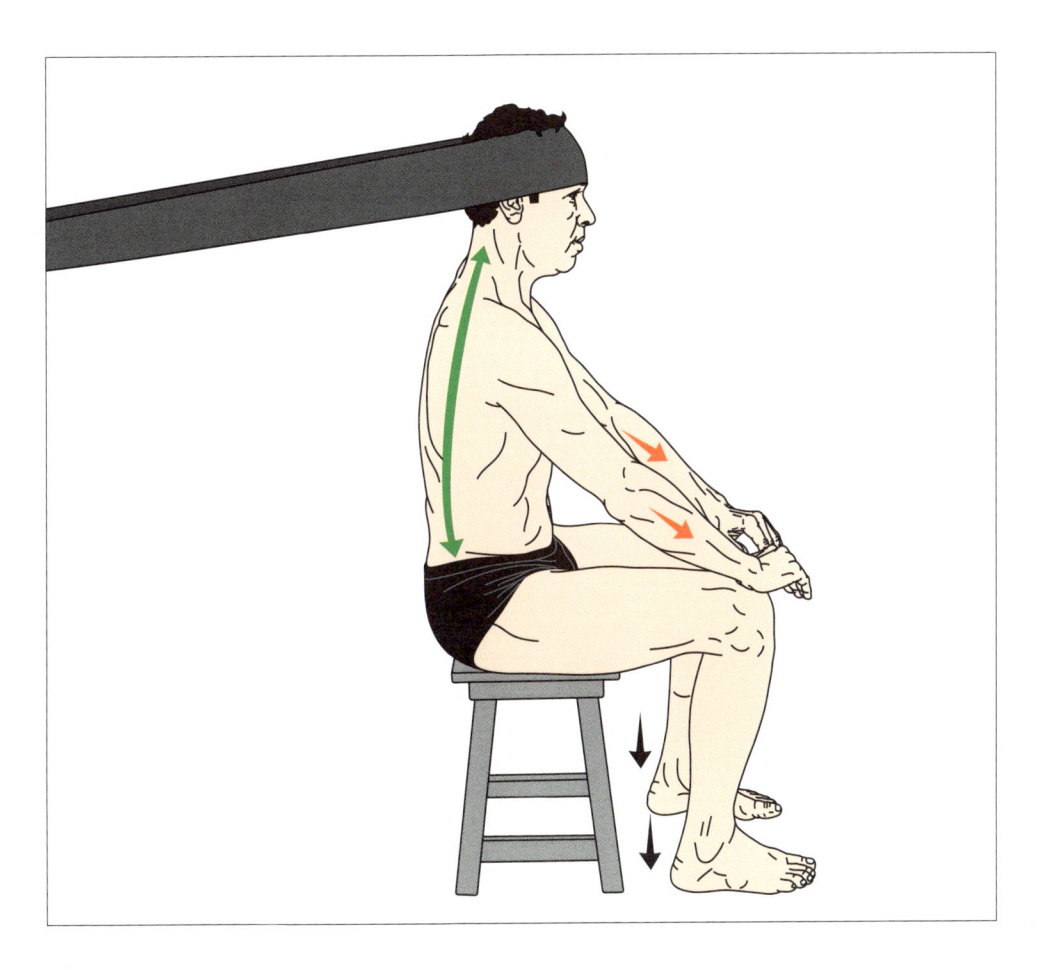

EXERCÍCIO 3

Preparação

Mantenha o elástico na mesma altura e sente-se de frente para a barra. Coloque o elástico atrás da cabeça e alongue os braços à frente, mantendo os ombros encaixados. Não olhe para o chão; fixe-se em um ponto e mantenha-o como referência. Entenda que, apesar da resistência da cabeça contra o elástico, o corpo deve manter-se no prumo, extremamente uniforme.

Execução

1 Inicie a expiração pressionando os pés contra o chão, enquanto aciona a rotação externa das coxas, sem afastar os joelhos, para estabilizar a bacia. Reaja contra a tração que puxa a cabeça para a frente e busque a percepção da descompressão da nuca. Inspire intensificando a sensação de oposição entre a bacia e o crânio. Ganhe largura dos músculos do tronco e dos ombros. Expelindo um fluxo de ar constante e vigoroso, empurre os pés contra o chão e avance suavemente os braços à frente, sem perder a largura dos peitorais.

Sequência

Complete dez ciclos respiratórios.

Observe

Ao retirar o elástico, levante-se e caminhe. A cabeça é uma massa pesada e, por isso, tende a desabar quando caminhamos. Reaja a essa tendência usufruindo da ativação dos músculos suboccipitais estimulados pelo exercício. Mantenha a cabeça equilibrada sobre o pescoço.

1

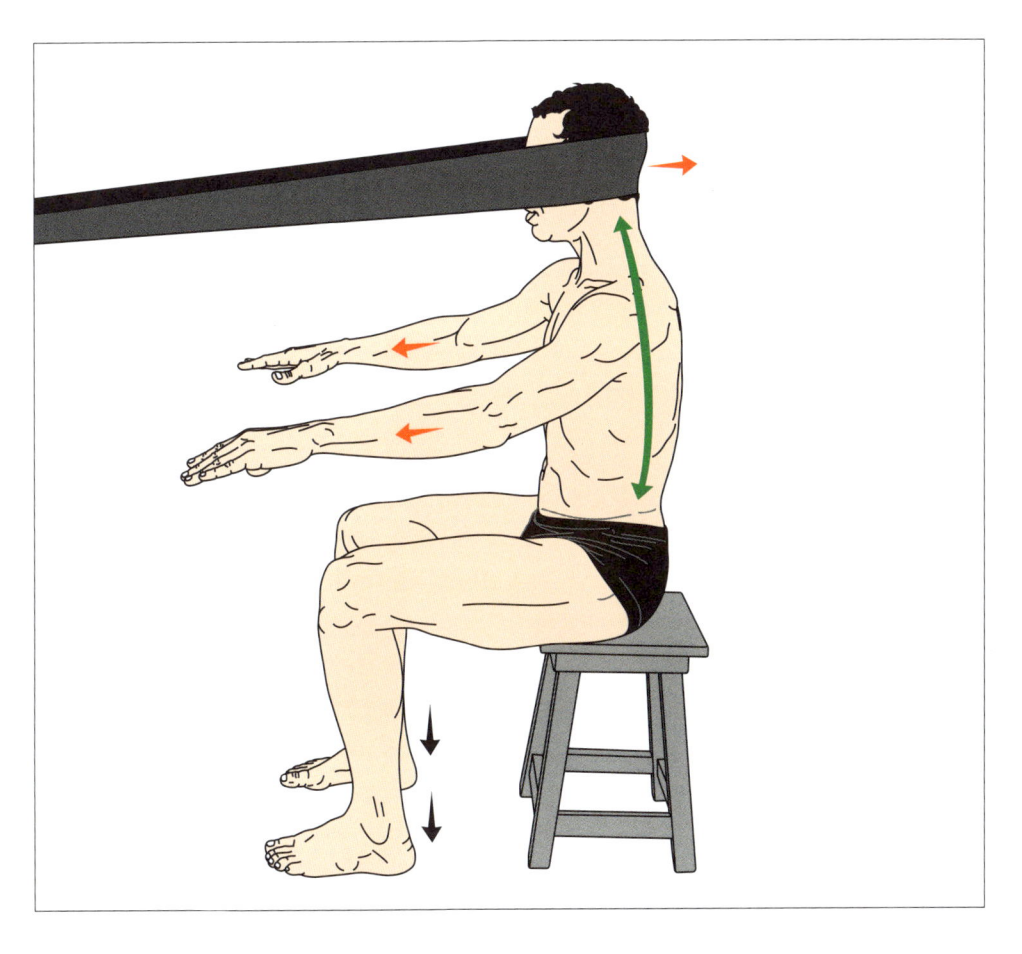

249

EXERCÍCIO 4

Preparação

Agora prenda o elástico na primeira barra do espaldar. Continue de frente para a barra, com os pés paralelos e próximos ao banco. Firme o elástico atrás da cabeça e deixe-se inclinar a favor da tração do elástico com uma flexão do tronco, apoiando as mãos nos joelhos e dobrando os cotovelos com o olhar voltado à frente e para o chão.

Execução

1. Expire empurrando os pés contra o solo, sentindo a tensão muscular chegar até os glúteos.

2. Inspire alargando os cotovelos para os lados. Expire pressionando os abdominais e alongue os braços para a frente, empurrando os pés contra o solo. Ao mesmo tempo, reaja à tração, retornando a cabeça para trás, sem encurtar a nuca, sentindo a ativação dos músculos da nuca. Mantenha a flexão do tronco e o pescoço no prolongamento de toda a coluna. Expire sem perder a tração do elástico, mantendo o enrolamento do tronco, o comprimento da nuca e o olhar obliquamente ao chão. Sinta a oposição entre o osso sacro e o crânio alongando mais os braços para a frente, intensificando as forças flexoras do corpo. Imagine uma coluna longa e esférica desde a base da cabeça até a bacia. Relaxe enquanto expira devagar, apoiando de novo as mãos nos joelhos, com os cotovelos dobrados, e ceda o corpo a favor da tração do elástico.

Sequência

Sem tirar o elástico, repita cinco vezes os ciclos respiratórios descritos acima com pequenas pausas entre eles.

Observe

Olhar para o chão não significa soltar o peso da cabeça para baixo. Ande pela sala e sinta a estrutura alongada e firme dos músculos do pescoço que agora sustentam o peso da cabeça. Mude de direção aleatoriamente, sustentando o foco do olhar sempre à frente.

1

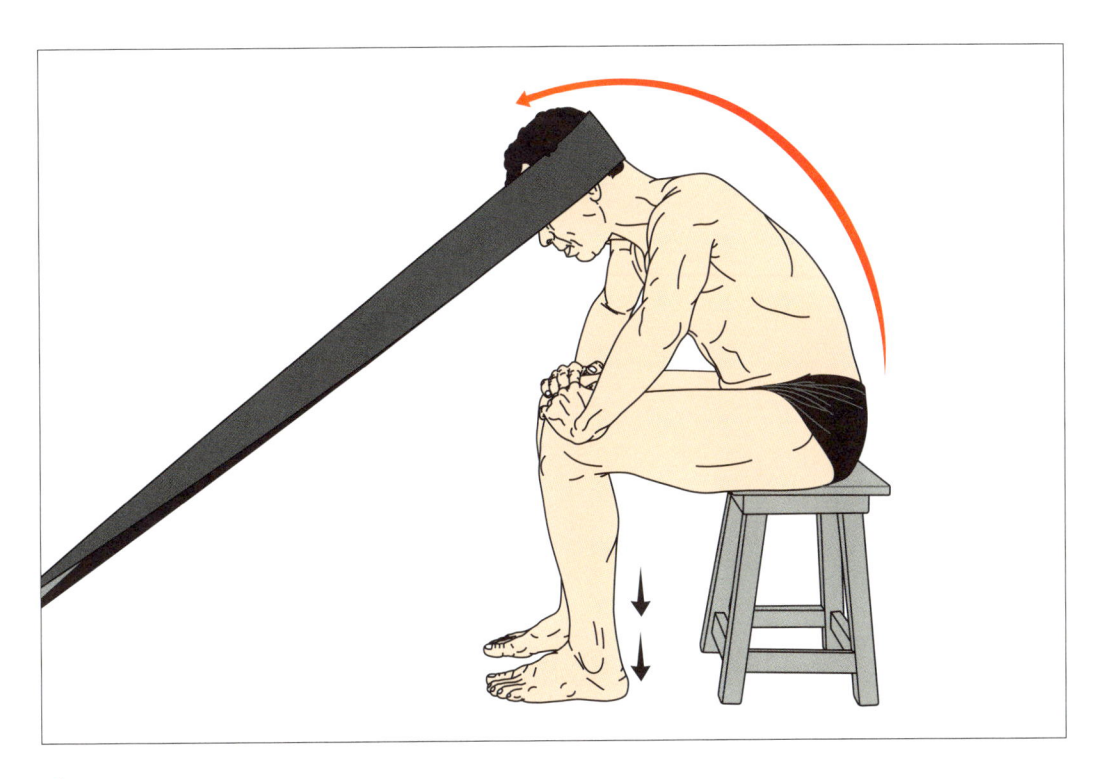

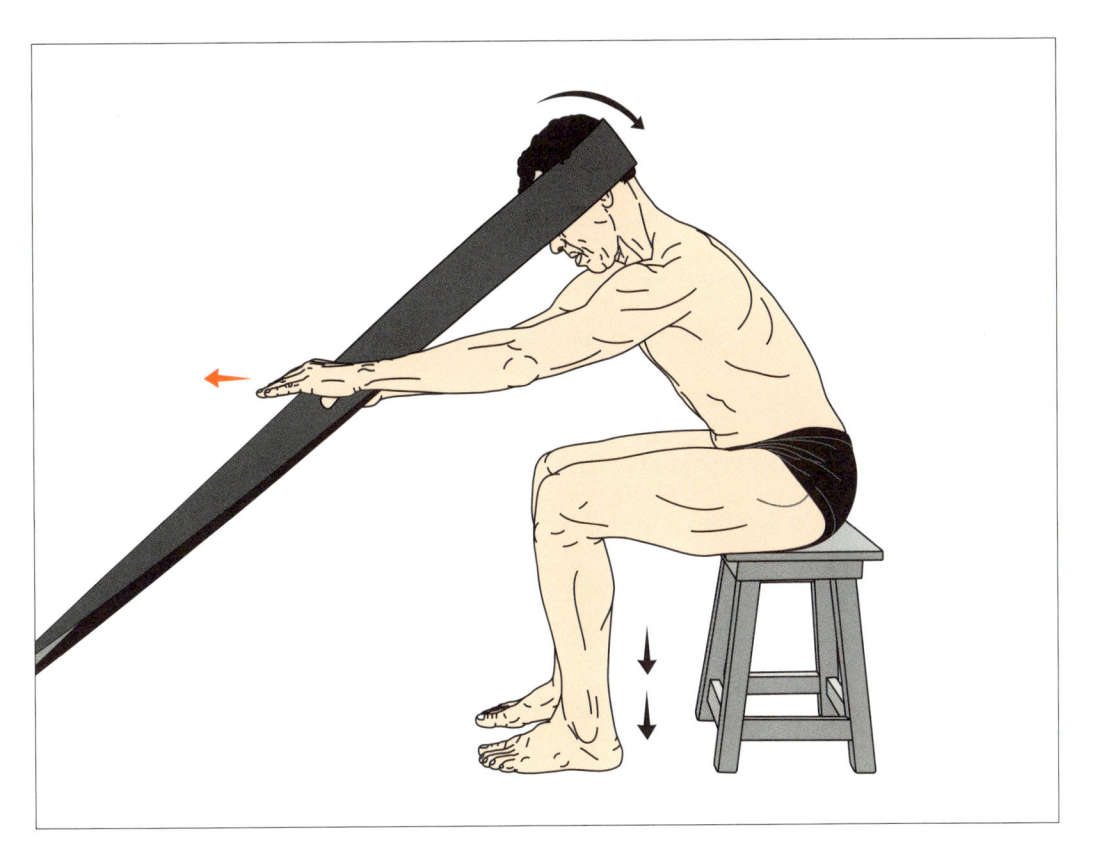

2

251

ATIVIDADE V
REPOSICIONANDO O CORPO EM TRAÇÃO

Muito além do uso corrente de mover as mãos, nossos braços têm uma função ativa na motricidade. O ato de se locomover fazendo uso dos braços é conhecido como braquiação (palavra derivada do latim *brachium*, ou *braço*). A braquiação se apresenta comumente nos primatas, que em movimentos harmoniosos e precisos de seus membros superiores lançam-se de galho em galho. Observando esses animais, notamos que suas caixas torácicas são amplas e estruturadas. Estimular a suspensão do corpo em exercícios de braquiação, associando-os à respiração, traz inúmeros benefícios: ajuda a aumentar a capacidade pulmonar porque colabora na abertura dos espaços intercostais, proporciona força aos braços e às mãos, descomprime a coluna vertebral, além de trazer força e contenção aos músculos da porção dianteira do corpo.

DESCRIÇÃO DOS EXERCÍCIOS

OBJETIVO Estruturar a força do tronco pela suspensão do corpo em posição de tração a partir do trabalho respiratório, reposicionando adequadamente a cabeça, o tronco e a bacia por meio dos braços.
MATERIAL Um espaldar.

CAPÍTULO 5   Elevadas aspirações   ATIVIDADE V

EXERCÍCIO 1

Preparação

Fique em pé de frente para o espaldar e, com os braços elevados, segure-se na barra mais alta que puder alcançar com as mãos. Distancie uma mão da outra para manter a largura das clavículas.

Execução

1 Enquanto expira prolongadamente, pendure-se na barra cedendo o peso do corpo a favor da gravidade. Projete a coluna dorsal para trás, os ombros se elevarão naturalmente e deixe os cotovelos esticarem. Dirija o olhar para o chão sem desabar a cabeça, mantendo-a no prolongamento da coluna.

2 Mantenha-se pendurado ao inspirar e, ao mesmo tempo, intensifique a força das mãos na barra. Flexione os cotovelos e encaixe os ombros sobre o tórax, crescendo o pescoço enquanto ajusta o foco do olhar à frente.

Inicie uma longa expiração enquanto retorna à posição inicial, com o corpo de frente para o espaldar. Inspire usufruindo a suspensão do corpo para, em seguida, pendurar-se de novo expirando.

Sequência

Repita cinco vezes o exercício.

Observe

Solte a barra e sinta a suspensão do seu corpo ao respirar livremente.

1

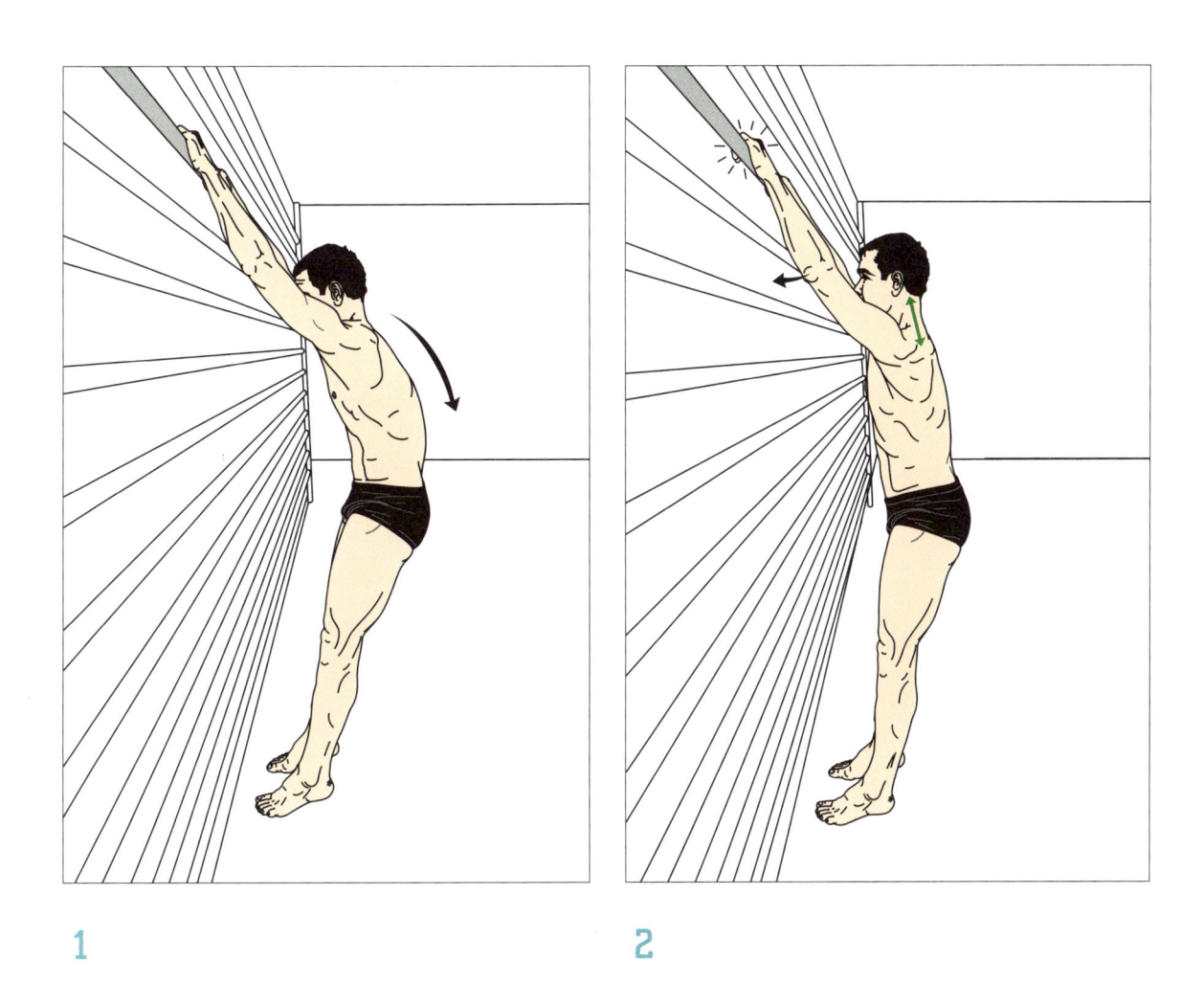

2

255

EXERCÍCIO 2

Preparação

Ainda em pé e diante do espaldar, use as duas mãos para segurar a barra que está na altura dos ombros.

Execução

1. Comece expirando, sustentando a barra; alongue os cotovelos e projete a coluna lombar para trás. Sinta, nesse deslocamento, o arredondar das costas e o peso do corpo.

2. Não perca a tração ao inspirar: intensifique a força das mãos, alargue os cotovelos e encaixe as escápulas para crescer o pescoço e realinhar o tronco, sentindo a suspensão resultante.

Reposicione a cabeça, mantendo-a no prolongamento da coluna. Na expiração seguinte, puxe a barra trazendo de volta todo o corpo.

Sequência

Repita a série cinco vezes.

Observe

Faça uma pequena pausa antes de executar o próximo exercício, atento à respiração.

1

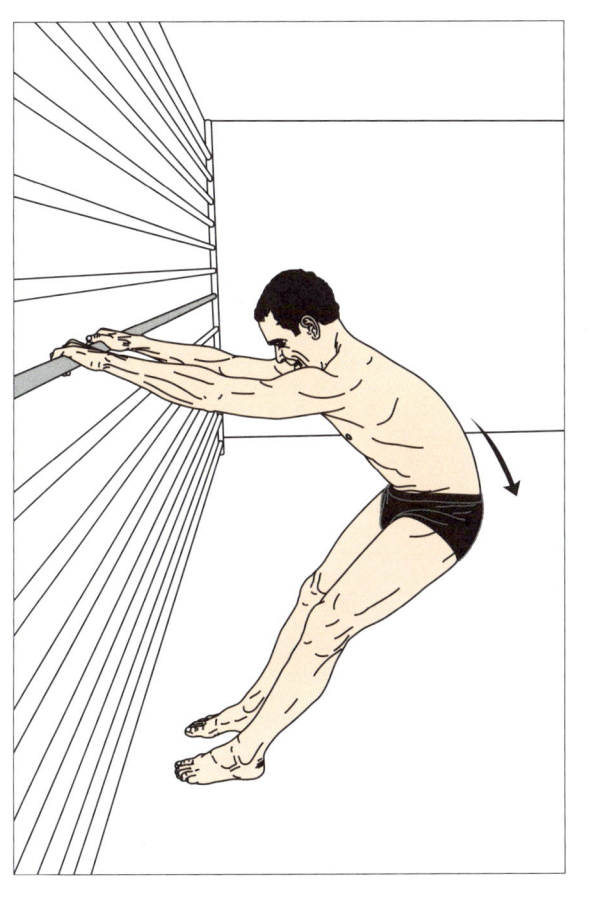

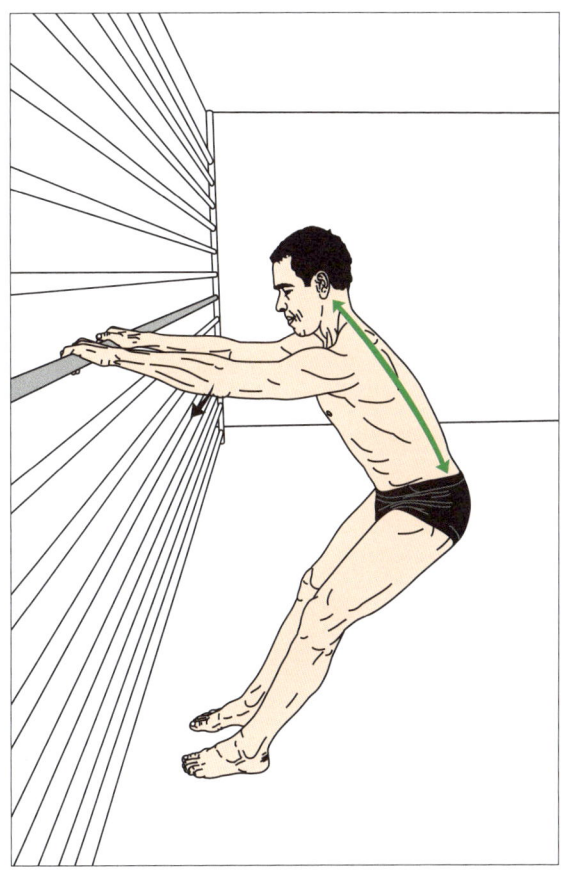

2

EXERCÍCIO 3

Preparação

Mantenha-se em pé, com o lado direito voltado para o espaldar. Com a mão direita, segure a barra que está na altura da cintura, flexionando o cotovelo. A mão esquerda segura a barra mais alta que alcançar, um pouco à frente do corpo.

Execução

1. Mantendo a bacia alinhada e o peso distribuído entre os dois pés; inspire.

2. Expire prolongadamente enquanto desloca a bacia para o lado, chegando a uma tração sustentada pela força da mão e que alonga a lateral esquerda do corpo. Na inspiração seguinte, crie forças para suspender o corpo, flexionando o cotovelo esquerdo, e puxe a barra com a mão para encaixar o ombro, alongar o pescoço e reposicionar a cabeça entre os dois ombros, sem perder a inclinação do corpo para a direita. Ao expirar, intensifique a pressão do pé esquerdo contra o chão.

3. Aumente o espaço da cintura do lado esquerdo: a bacia agora dirige uma força para o chão e as costas se suspendem sem se desviarem para o lado.

Retorne à posição inicial, trazendo a bacia de novo para a direita.

Sequência

Repita a tração cinco vezes, atento ao ritmo da respiração.

Observe

Antes de realizar a sequência do lado direito, perceba a respiração preenchendo e descomprimindo os espaços do lado esquerdo do tronco.

1

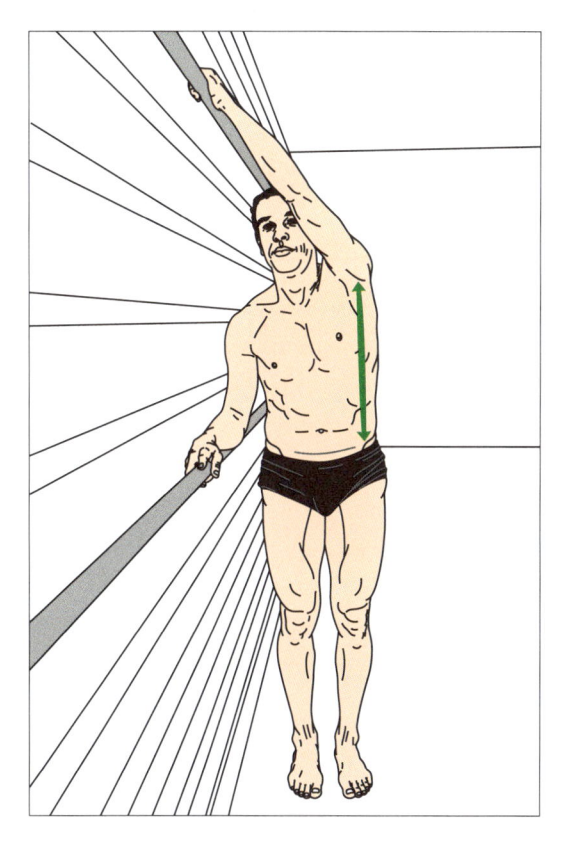

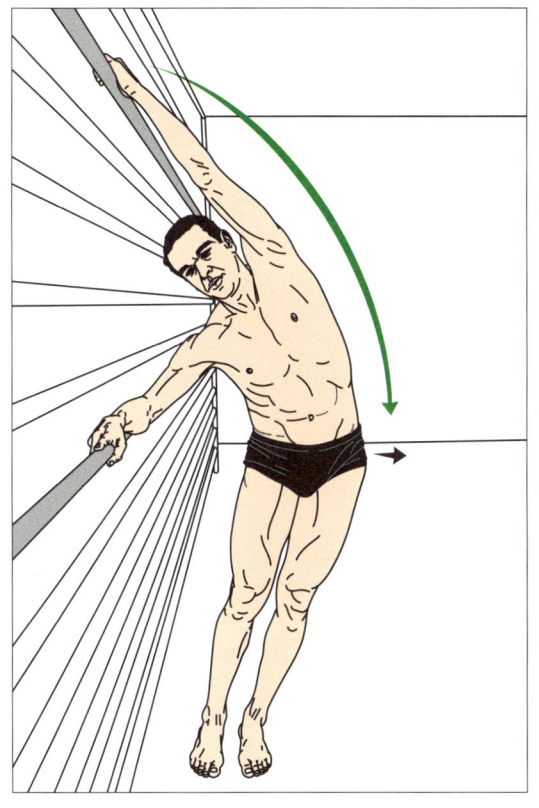

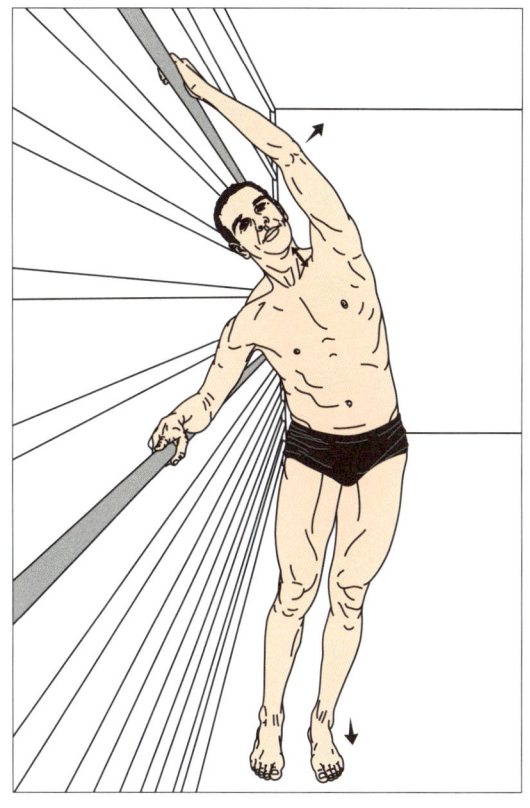

2

3

259

CAPÍTULO 5   Elevadas aspirações   ATIVIDADE V

EXERCÍCIO 4

Preparação

Com o lado direito do corpo contra o espaldar, suba na terceira barra e pise com o pé direito na frente e o esquerdo atrás. Acomode os pés em linha reta, para garantir o apoio longitudinal dos pés sobre a barra. Com a mão direita e o cotovelo flexionado, segure firmemente a barra que está na altura da cintura. A mão esquerda segura uma barra na altura que o braço alcança, um pouco à frente do corpo. A bacia e o tronco ficam alinhados para a frente. Não distorça a caixa frontal do tronco.

Execução

1. Desloque a bacia lateralmente, alongando todo o lado esquerdo do corpo durante uma longa expiração, de modo a formar uma letra C com a coluna. Nessa expiração, estique o cotovelo e deixe o ombro subir na direção da orelha.

2. Acione a força da mão esquerda ao inspirar, pressionando-a contra a barra, flexione o cotovelo esquerdo e desça a escápula para encaixar o ombro. O resultado dessa ação deve ser o realinhamento da cintura esquerda. Mantenha a suspensão do corpo ao expirar, fortalecendo o pilar lateral esquerdo do tronco.

   Inspire nessa posição de suspensão. Na próxima expiração, desloque mais uma vez a bacia para a esquerda.

Sequência

Refaça a série cinco vezes antes de descer com cuidado do espaldar.

Observe

Perceba a mobilização do lado esquerdo do corpo após descer do espaldar. Apenas então volte a subir para descomprimir o lado direito.

1

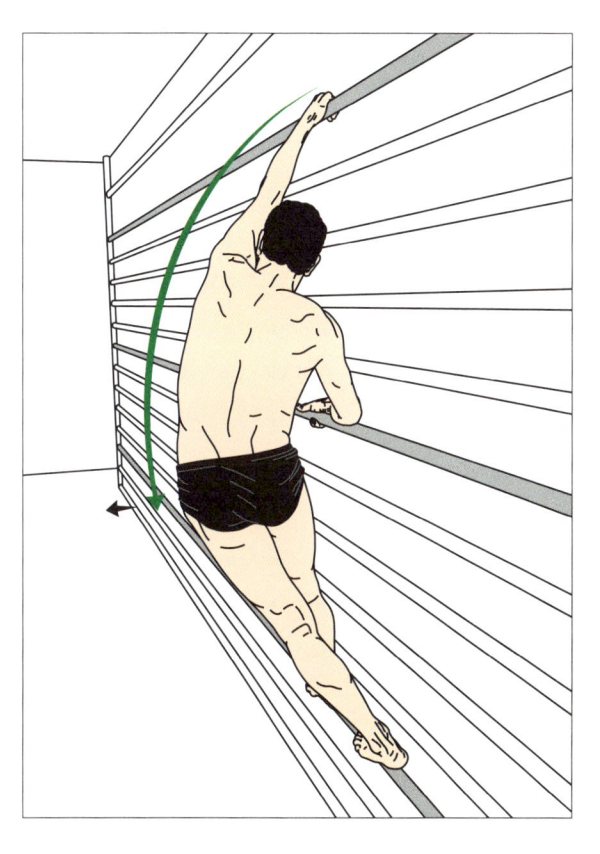

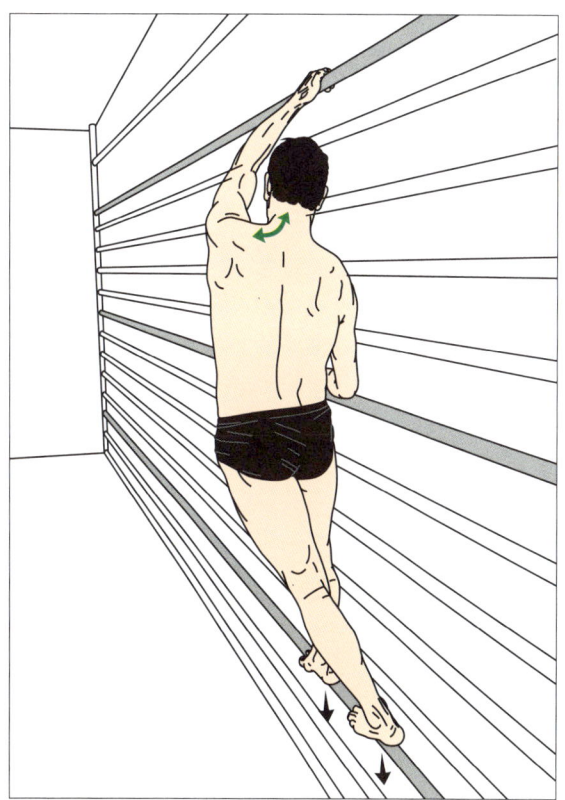

2

261

EXERCÍCIO 5

Preparação

Suba na segunda barra do espaldar apoiando as almofadas dos pés, ou seja, sua parte anterior, e segure com as duas mãos na barra mais alta que alcançar. Não force os calcanhares para o chão; deixe os pés em alinhamento horizontal.

Execução

1. Ao expirar, pese o corpo para trás e para baixo, projetando a coluna dorsal em cifose. Pendure-se mesmo, deixando que os ombros se aproximem das orelhas e os cotovelos fiquem esticados. Agora suspenda o tronco flexionando os cotovelos e encaixando os ombros enquanto inspira. Ao mesmo tempo, recoloque a cabeça no alinhamento da coluna, crescendo o pescoço. Não diminua o espaço da nuca. Expire com calma e mantenha-se suspenso, saboreando a suspensão e sustentação do peso da cabeça, e então inspire devagar.

2. Retorne à posição inicial na expiração seguinte, acionando mais a força das mãos para trazer o corpo de volta sem subir os ombros. Inspire com calma e, ao expirar, tracione-se mais uma vez.

Sequência

Repita a série mais três vezes antes de descer devagar do espaldar.

Observe

Caminhe pela sala num ritmo acelerado, atento às modificações sensoriais decorrentes do exercício: olhar horizontal e à frente, braços soltos e pendulares ao andar, respiração livre e, principalmente, o tronco *suspenso* e firme.

1

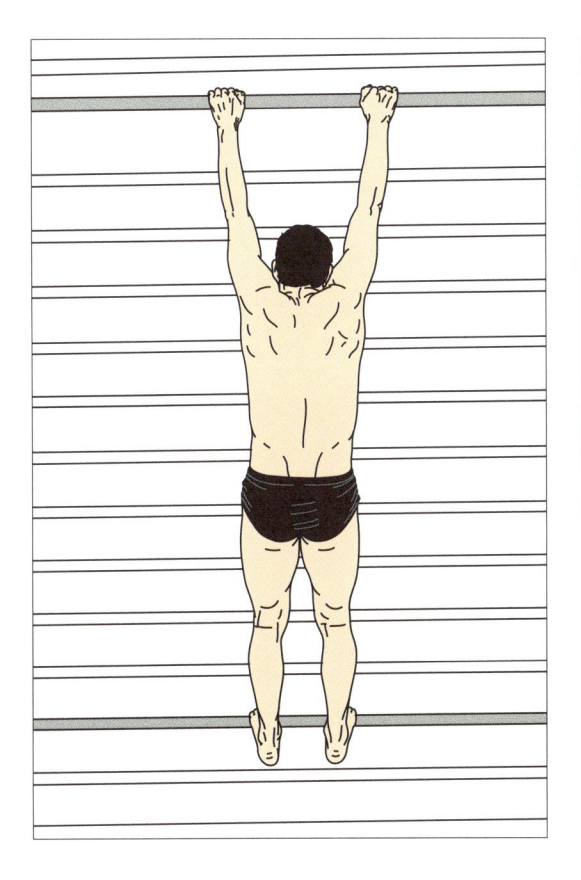

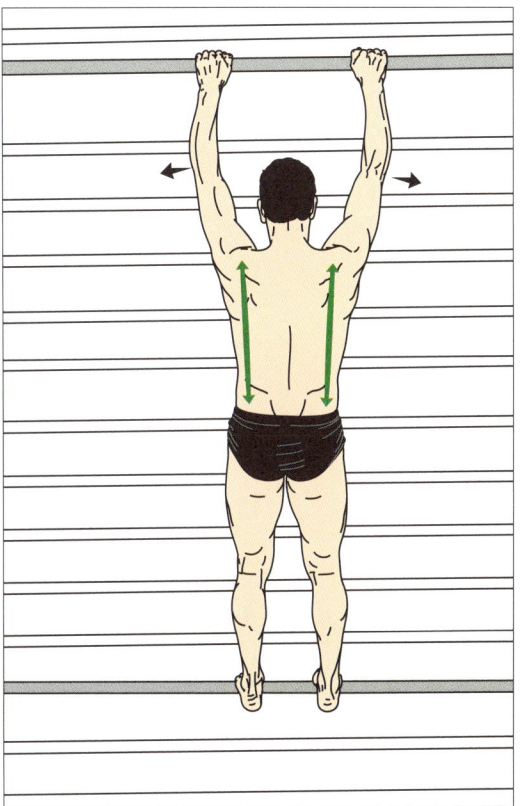

2

ATIVIDADE VI

REAGINDO CONTRA A AÇÃO DA GRAVIDADE AO RESPIRAR

A próxima atividade acontece com o corpo sentado numa prancha inclinada e a parede anterior do tronco apoiada sobre uma bola de ginástica. A inclinação da prancha induz naturalmente a bacia e a região lombar a uma lordose; contudo, serão acionadas as forças de correção, por isso iniciamos o exercício nessa atitude. Caso contrário, se não houver reação muscular, a tendência é que o corpo vá cedendo cada vez mais, desmanchando-se numa atitude *desleixada*. O uso da pressão dos pés no chão levará a força muscular das pernas até os músculos que fazem a coxa girar para fora; assim, a bacia assume uma boa posição, a lordose lombar desaparece e a coluna ganha mais comprimento em todos os segmentos, sem se retificar. Os exercícios que propomos a seguir associam essas reações musculares ao trabalho respiratório. Na reeducação do movimento utilizamos a curvatura da bola para moldar a parte dianteira do corpo, dando consistência e comprimento.

DESCRIÇÃO DOS EXERCÍCIOS

OBJETIVO Exercitar a respiração sem dilatar os músculos abdominais para a frente ao respirar, melhorando a ação do diafragma, mantendo a largura dos peitorais e das escápulas. Dar largura aos músculos paravertebrais, pois, quando estão excessivamente fortes, estreitam-se, transformando-se em cordas rígidas. Flexibilizar a parte superior da coluna, região dorsal alta, diminuindo as retificações interescapulares. Dar comprimento aos conjuntos dos músculos posteriores. Estimular e direcionar o trabalho respiratório na posição de enrolamento. Dar largura e diminuir as retrações dos músculos das costas, descomprimindo a coluna vertebral.

MATERIAL Uma prancha de 1,90 m de comprimento por 29 cm de largura e 3 cm de espessura; uma bola de ginástica com 65 cm de diâmetro (o tamanho da bola deve ser adaptado à pessoa); um espaldar.

EXERCÍCIO 1

Preparação

Posicione uma das extremidades da prancha na quinta barra do espaldar e acomode a bola entre a prancha e o apoio para os pés. Sente-se com a bola entre as pernas, mantendo os pés paralelos, e abrace a bola com os braços bem abertos, apoiando nela a frente do tronco desde o osso esterno até o púbis. Mantenha o queixo apoiado de leve na bola sem forçá-lo na direção do peito.

Execução

1. Apoie a face direita na bola, alongando o braço direito à frente e desapoiando a mão, enquanto expira lentamente. Ao mesmo tempo, pressione os pés contra o chão para desencadear uma passagem de força muscular pelas pernas até acionar os músculos que rodam a coxa para fora, diminuindo a lordose lombar.

2. Inspire sem dilatar o abdômen e vire o rosto de frente para a bola, mantendo a escápula encaixada e ganhando mais abertura no peitoral do lado direito. Expire mantendo o alongamento do braço. Inspire devagar, virando a cabeça para a direita, e apoie a face na bola. Repita a sequência de movimentos esticando agora o braço esquerdo.

Sequência

Alterne dez vezes os movimentos dos braços.

Observe

Saia da prancha e fique em pé com o peso do corpo bem distribuído. Concentre-se na respiração: perceba que os abdominais não se soltam na inspiração e que as costelas flutuantes projetam-se para trás e para fora.

1

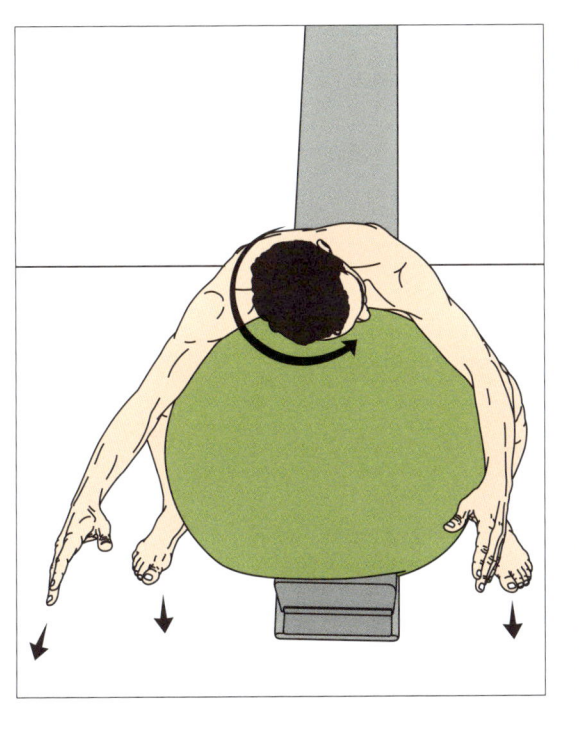

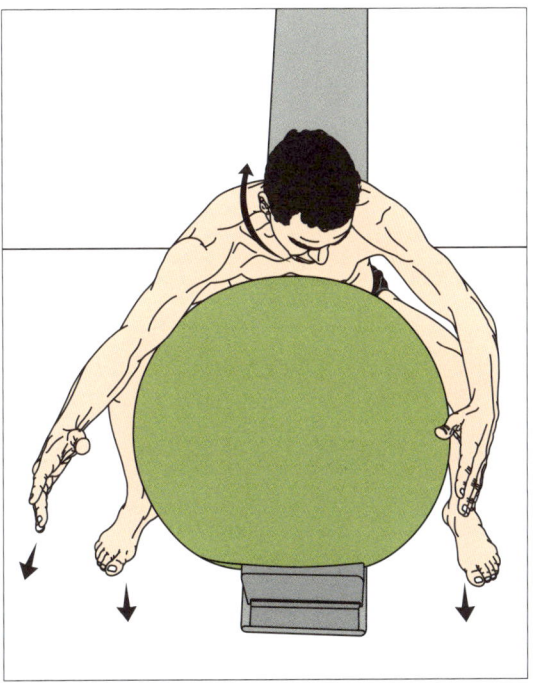

2

CAPÍTULO 5   Elevadas aspirações   ATIVIDADE VI

EXERCÍCIO 2

Preparação

Os exercícios 2 a 7 devem ser realizados com a colaboração de um ajudante e na sequência em que estão descritos. Sente-se na prancha reclinado sobre a bola, com o rosto virado para o lado esquerdo, pés paralelos e os joelhos apontando para a frente. Seu ajudante senta-se atrás de você.

Respire de maneira audível para guiar as mãos do ajudante, que deverá estimular sua pele acompanhando sua expiração, induzindo-o a alargar-se a favor das trações que recebe.

Execução

1. Seu ajudante posiciona as mãos espalmadas na região das suas costelas flutuantes, imediatamente acima da coluna lombar. Expire prolongadamente pressionando os dois pés contra o chão, torcendo a coxa para fora sem abrir os joelhos, enquanto estica o braço esquerdo à frente, alargando mais o peitoral e a escápula desse lado.

2. Seu ajudante vai manter o apoio na mão esquerda, posição de origem, e deslizar a mão direita das costelas até sua escápula direita, em uma linha oblíqua para fora e para cima, o ajudante vai tracionar sua pele vigorosamente, acompanhando seu ciclo expiratório. Inspire direcionando o ar para a região tracionada, enquanto seu ajudante retorna a mão à posição inicial, somente após terminar a fase inspiratória. Repita a tração na mesma direção acompanhando sempre a expiração do amigo, mantendo a tração sobre a escápula durante a inspiração que a segue.

Sequência

Repitam essa manobra do lado direito por cinco ciclos respiratórios completos, sempre lembrando que a tração deve acompanhar a expiração. Em seguida, refaçam a série do lado esquerdo, com o rosto voltado para a direita e o braço esquerdo esticado.

1

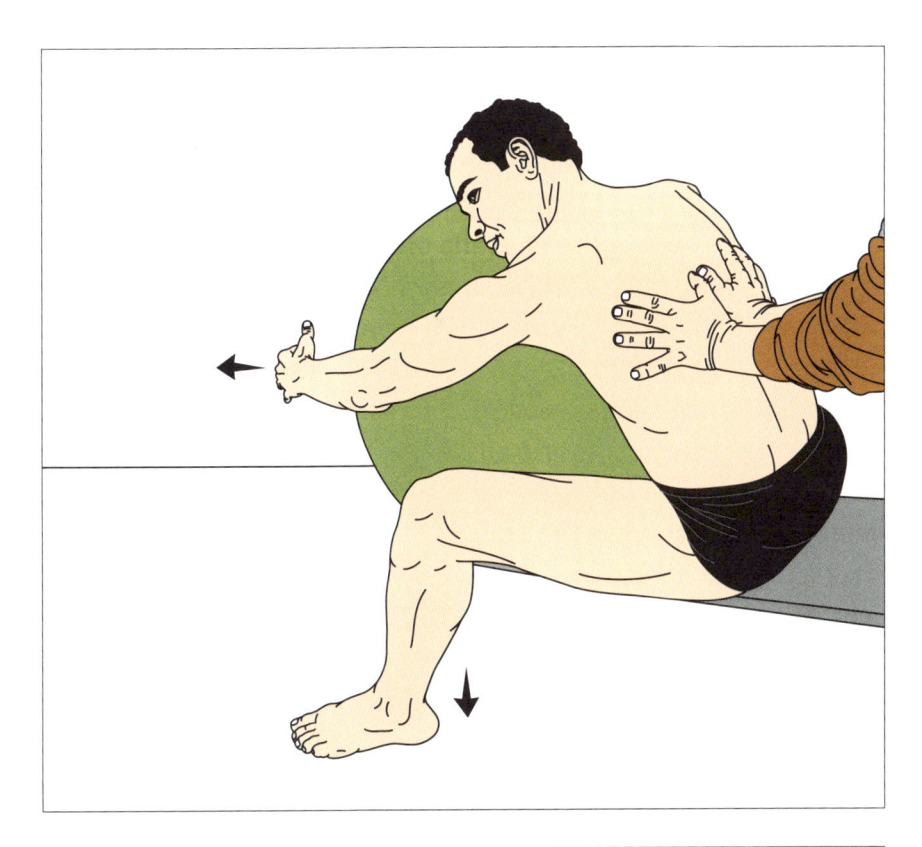

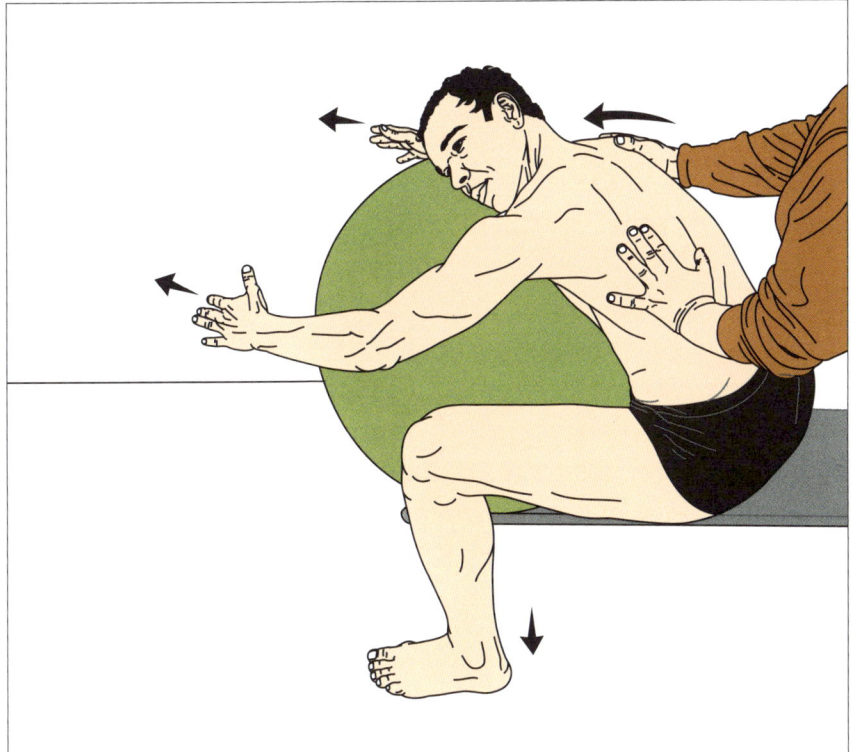

2

EXERCÍCIO 3

Preparação

Seu ajudante posiciona as mãos sobre seus músculos romboides, no meio das costas, entre as escápulas. Alterne o rosto para o lado esquerdo e direito lentamente, buscando dar mais largura aos peitorais, e estique os braços para a frente.

Execução

1. Acompanhando seu ciclo expiratório, o ajudante desliza as duas mãos para fora, alargando suas escápulas.

2. Em seguida, ele percorre as mãos por seus ombros até chegar aos cotovelos, mantendo a tração sobre eles. Retorne à posição inicial enquanto você inspira.

Vire o rosto para o lado direito para receber novamente as trações.

Sequência

Realizem a série durante quatro expirações de cada lado.

1

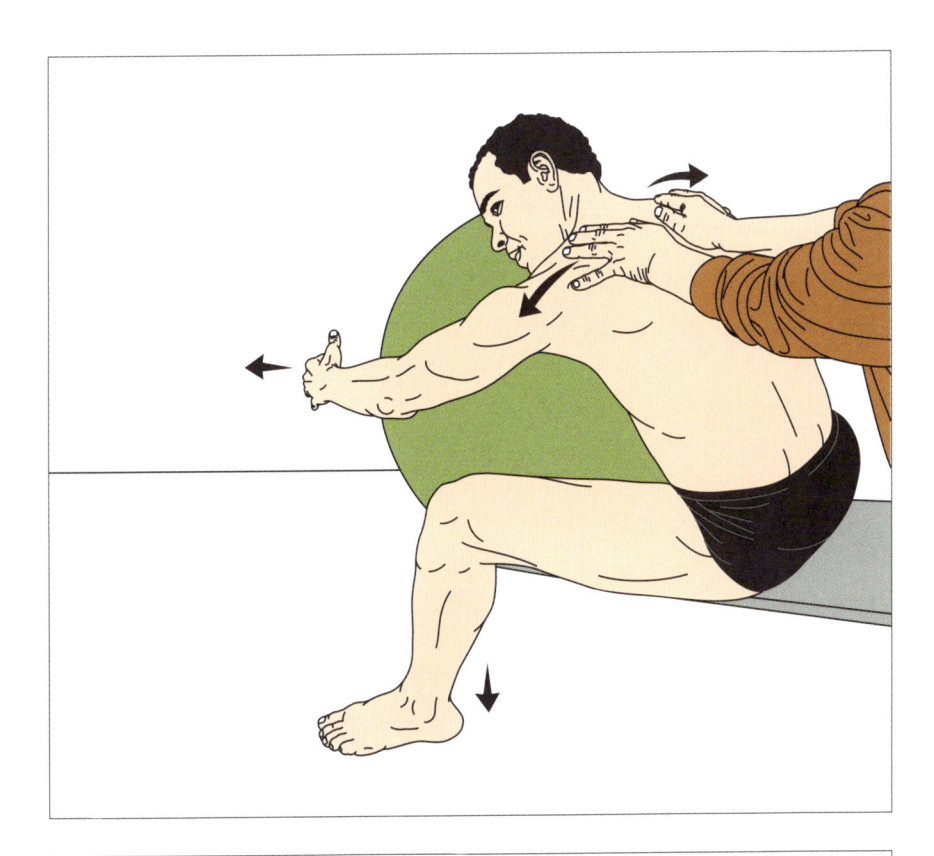

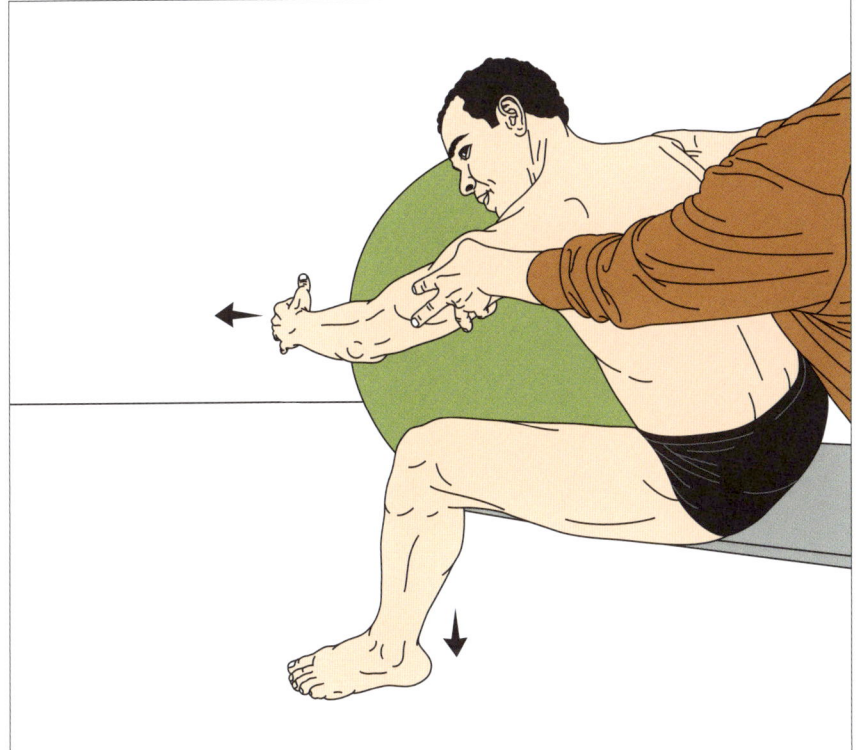

2

EXERCÍCIO 4

Preparação

Com o rosto voltado para o lado esquerdo e seu ajudante posiciona as mãos sobre suas costelas flutuantes.

Execução

1. O ajudante vai comprimir a região das costelas com as mãos ao mesmo tempo em que você inspira, alargando-se contra as mãos que o comprimem.

2. Agora expire, alongando os braços e pressionando os pés contra o chão, enquanto seu ajudante desliza as mãos pela lateral até suas costelas, espalmando-as e levantando-as para cima, no sentido da descompressão. Quando você inspirar, seu ajudante voltará ao ponto inicial, pressionando suas costelas flutuantes.

Sequência

Repitam essa série quatro vezes com o rosto voltado para a esquerda e mais quatro vezes com o rosto para a direita.

1

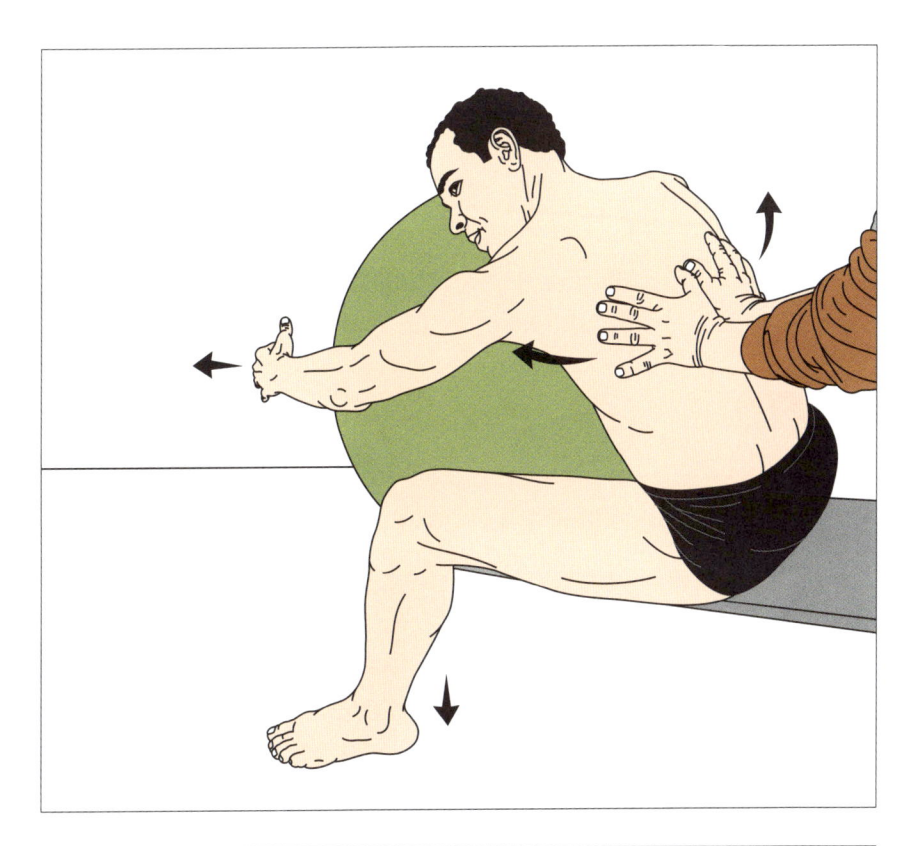

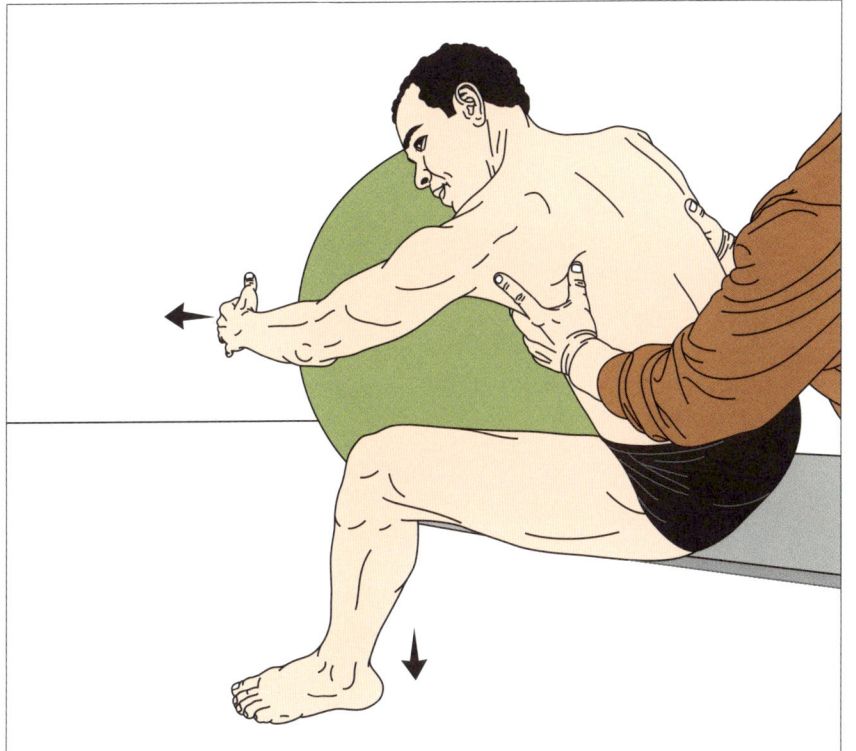

2

EXERCÍCIO 5

Preparação

O ajudante posiciona as mãos na sua bacia, sobre as articulações sacroilíacas. Continue com o lado direito do rosto na bola.

Execução

1. Inspire alargando-se contra as mãos do ajudante e estique os dois braços à frente. Comece a expirar, pressionando os pés contra o chão.

2. Enquanto isso, seu ajudante desliza as mãos no sentido ascendente até sua cintura, fazendo seu corpo descomprimir e vibrar suavemente para cima e para frente, numa sutil oscilação do tronco contra a bola.

Sequência

Repitam a série quatro vezes com o rosto voltado para esquerda e mais quatro vezes com o rosto para a direita.

275

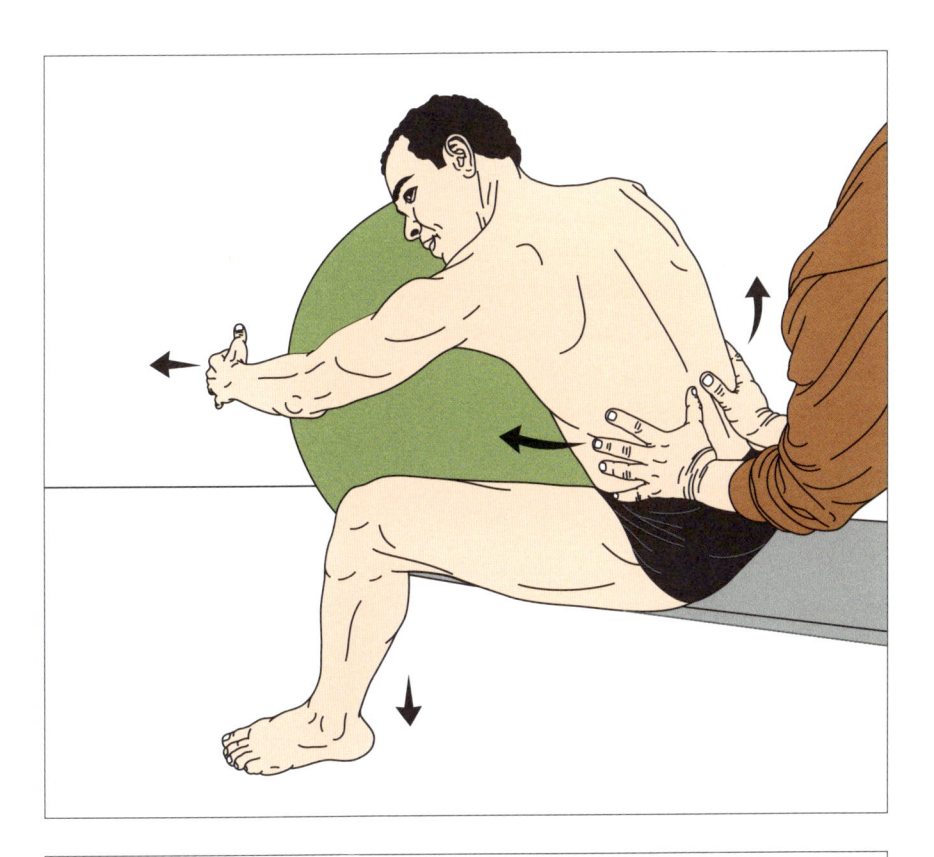

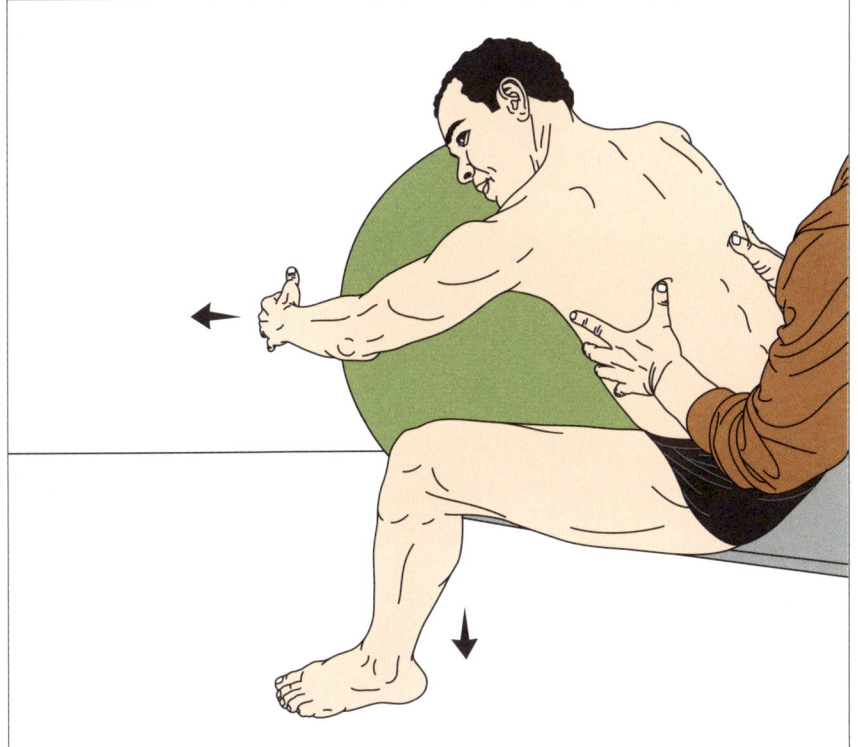

EXERCÍCIO 6

Preparação

Apoie o queixo sobre a bola e olhe para a frente, posicionando bem a cabeça e cuidando para não encurtar a nuca. Seu ajudante coloca as mãos sobre o centro da sua coluna, com os dedos da mão direita voltados para cima e os da mão esquerda para baixo.

Execução

1. Acompanhando sua expiração, o ajudante desliza as mãos ao longo de sua coluna em sentido oposto: a esquerda desce até o sacro e a direita sobe até a base do crânio, deixando o polegar e o indicador sobre o osso da base da cabeça, atrás das orelhas. Pressione mais os pés contra o chão e alongue os dois braços para a frente. Seu ajudante sustentará a oposição das mãos, enquanto você inspira e expira cinco vezes.

Sequência

Repitam o movimento cinco vezes.

1

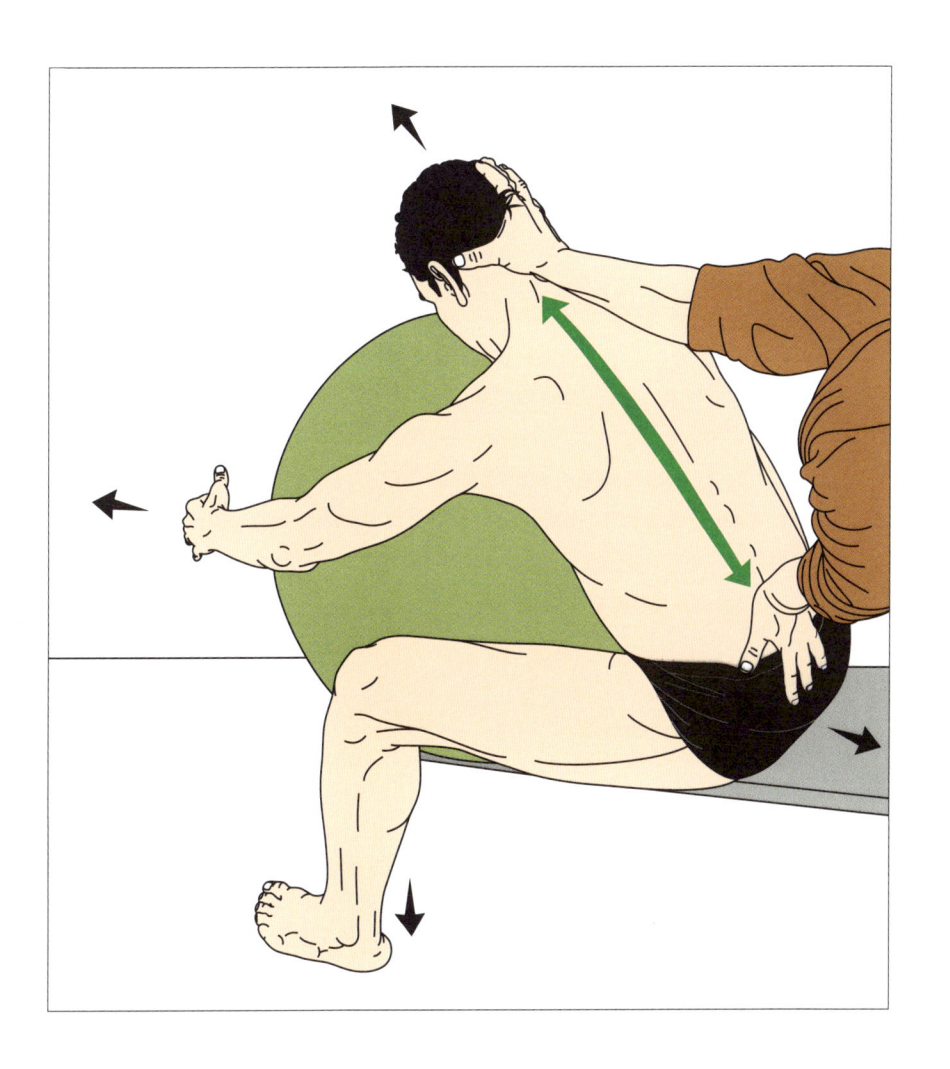

EXERCÍCIO 7

Preparação

Abrace a bola, olhando para a frente. Seu ajudante coloca a mão direita atrás da sua cabeça, na base do crânio, e a outra mão sobre a escápula esquerda.

Execução

1 Enquanto você expira devagar, o ajudante traciona com cuidado sua cabeça para cima e suavemente para a frente com a mão direita e, simultaneamente, com a mão esquerda, encaixa mais a escápula sobre o tórax, puxando-a para baixo e para fora. As mãos do ajudante não devem deslizar, e sim fixar-se sobre os ossos, intensificando as ações musculares para encaixar o ombro, alargando o peitoral pela frente e a escápula por trás. Ambos sustentam a posição enquanto você inspira e expira.

Sequência

Repitam cinco vezes de cada lado.

Observe

Levante-se da prancha e, em pé, coordene ativamente alguns ciclos respiratórios. Perceba que o abdômen não se dilata ao inspirar, surgindo o alargamento das costelas e o comprimento do eixo vertebral. Mantenha as larguras do tórax ao expirar.

1

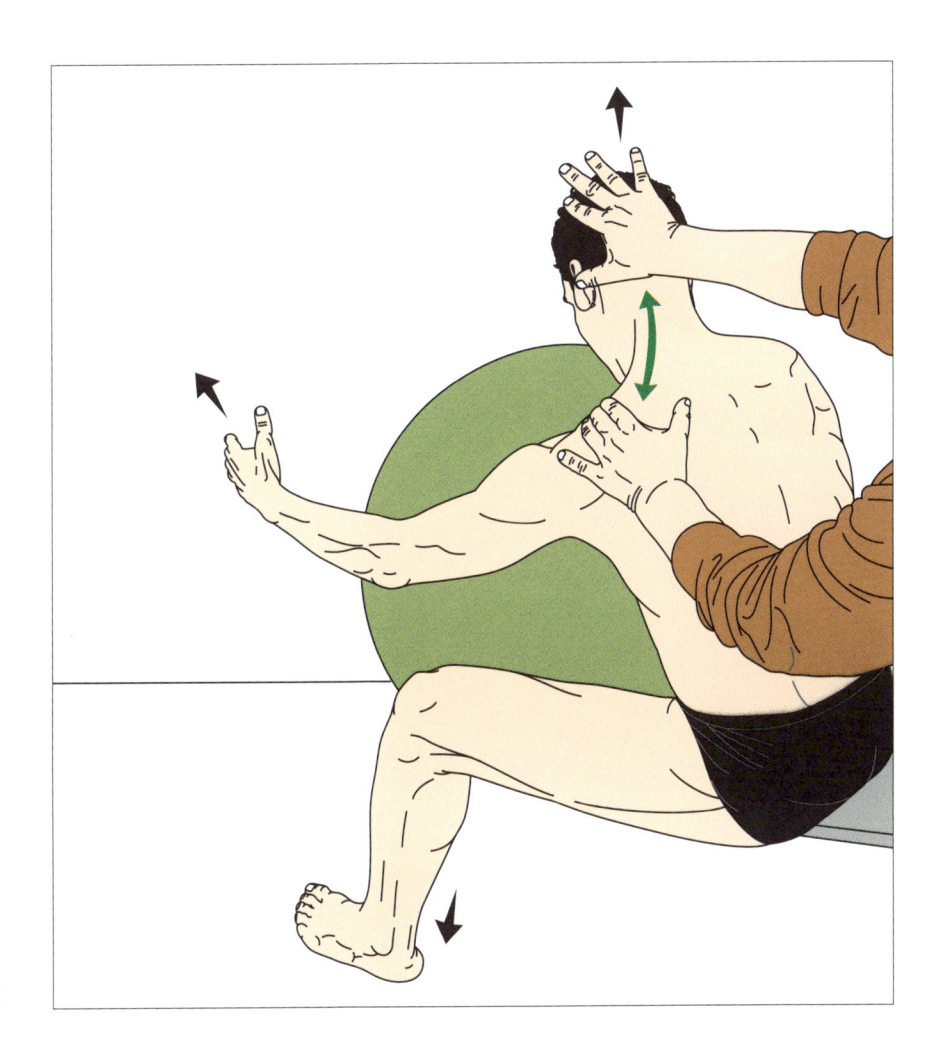

ATIVIDADE VII

REFINANDO O CONTROLE RESPIRATÓRIO

DESCRIÇÃO DO EXERCÍCIO

OBJETIVO Trabalhar a sensação respiratória, controlando os fluxos de inspiração e expiração.
MATERIAL Um banco com 40 cm de altura.

Preparação

Sente-se no banco com a bacia devidamente apoiada e deixe a mão esquerda repousar sobre a coxa, próxima ao joelho. Não estique os cotovelos; encaixe os ombros e organize o olhar.

Execução

1 Traga a mão direita fechada à frente do peito, com o cotovelo dobrado e aberto para fora.

2 Expire devagar e de modo sibilante. Com a palma da mão aberta, estique o braço levando a mão à frente, durante quatro segundos.

3 Quando terminar a expiração, vire a palma da mão para o chão. Mantenha-se em apneia por dois segundos: sinta a resistência dos pés contra o chão, o comprimento do braço direito, o olhar à frente.

1

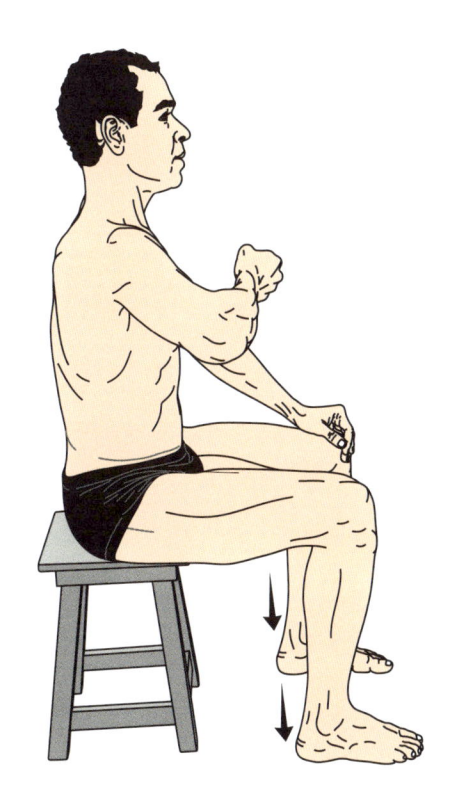

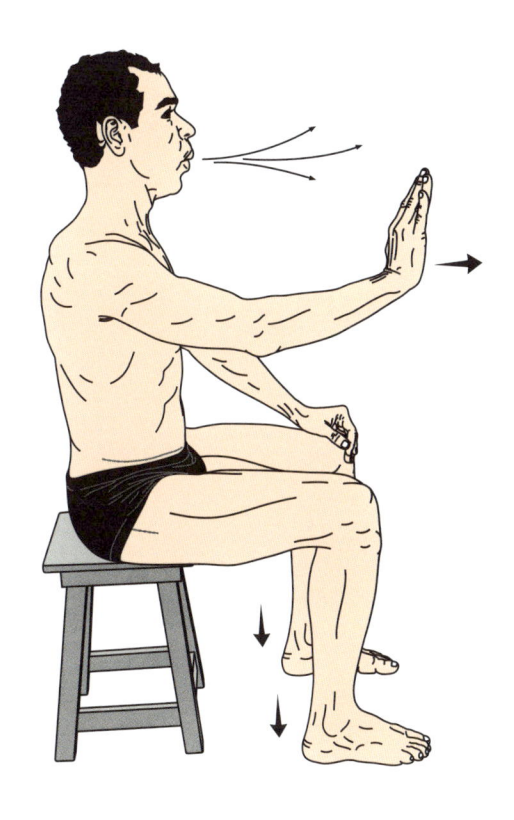

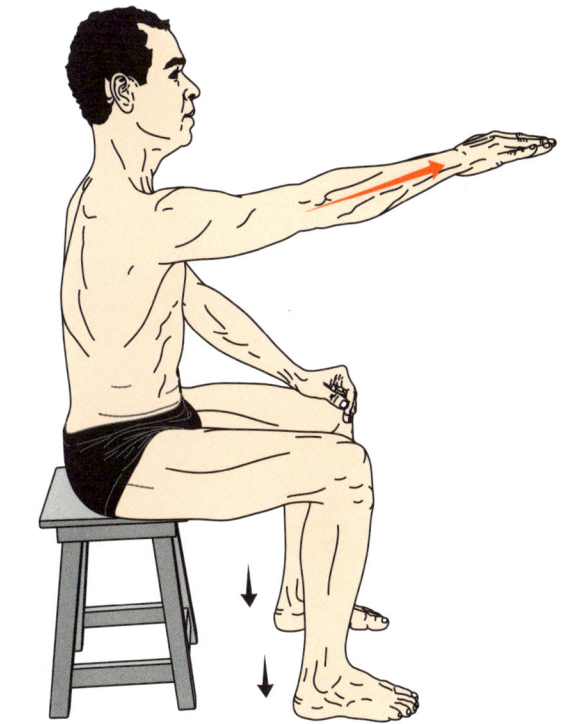

2

3

281

4 Inspire lentamente enquanto flexiona o cotovelo, dirigindo a palma da mão para si, na altura do peito, durante quatro segundos.

5 Fechando os dedos da mão direita, segure a respiração por mais dois segundos, sentindo os pulmões plenos de ar.

Sequência

Faça o exercício quantas vezes desejar, alterne os braços harmonizando seu esforço.

Observe

Para preservar a cadência do exercício, conte os períodos de apneia. Distribua bem o movimento da mão ao longo das inspirações e expirações. Perceba a descida do diafragma posteriormente sobre as costelas, sinta a subida do diafragma expulsando o ar. Acalme-se nos tempos de apneia e entenda as diferenças de pressão e comportamento do diafragma no final de casa fase.

4

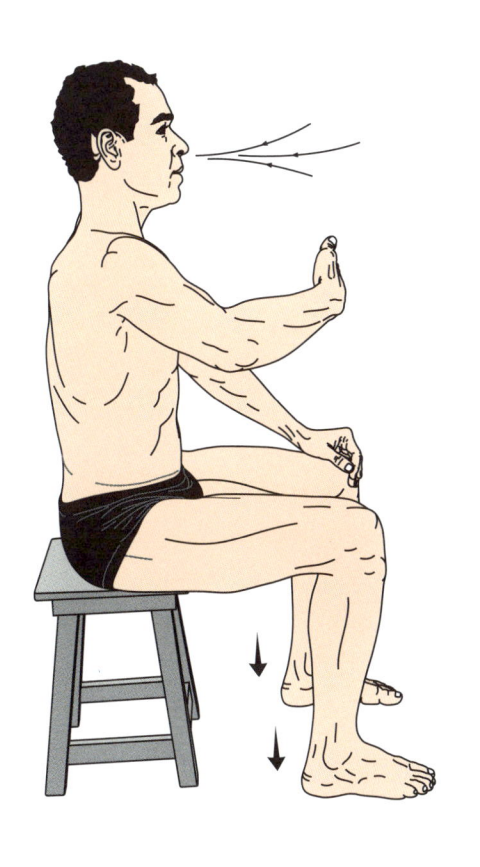

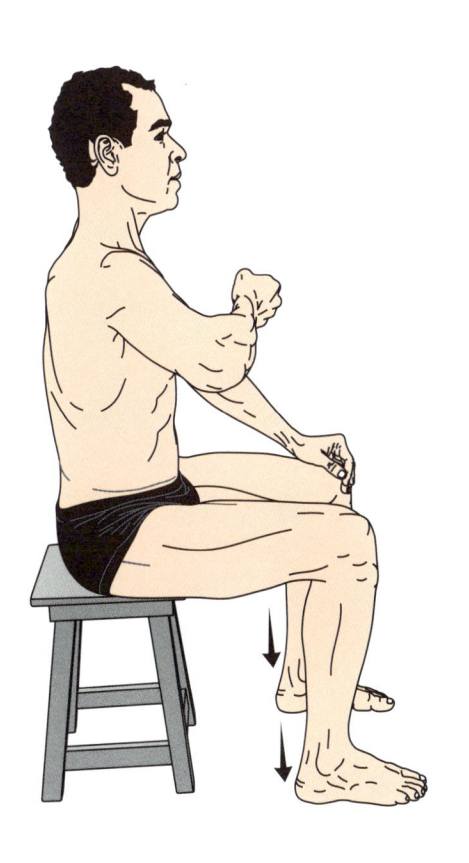

5

ATIVIDADE VIII

MANTENDO A LARGURA DO TRONCO E O COMPRIMENTO DA COLUNA AO RESPIRAR

DESCRIÇÃO DO EXERCÍCIO

OBJETIVO Alargar o tórax e preservar a altura da coluna vertebral durante a respiração, sem deixar o corpo ceder à gravidade.

MATERIAL Um elástico com 12 cm de largura e 1,80 m de comprimento, com fixação de velcro nas extremidades; um banco com 40 cm de altura.

Preparação

Enrole o elástico no tórax, tracionando para comprimir a costelas, e fixe-o com o velcro. As mulheres devem deixar o elástico logo abaixo das mamas e os homens podem fixá-lo mais alto, sob as axilas. Sente-se com os pés paralelos e próximos ao banco, a mão direita atrás da cabeça e a esquerda sobre a coxa, com o cotovelo flexionado.

Execução

1. Comece o exercício expirando, esvaziando os pulmões, deixando o elástico fechar as costelas comprimidas. Em seguida, inspire expandindo as costelas contra o elástico, sem projetar o peito para a frente nem subir os ombros. Ao expirar, resista à tendência de fechar as larguras e os espaços conquistados entre as costelas na inspiração anterior. Pressione suavemente a cabeça contra a mão direita e alargue o cotovelo sem puxá-lo para trás. Não se esqueça de pressionar os pés contra o chão e fazer força para girar os fêmures para fora, trazendo estabilidade para sua bacia. Inspire novamente e alargue-se mais ainda contra o elástico. Ao expirar, volte a sustentar a expansão antes de dar uma pausa, descendo a mão direita até a coxa. Coloque agora a mão esquerda atrás da cabeça e repita a sequência.

1

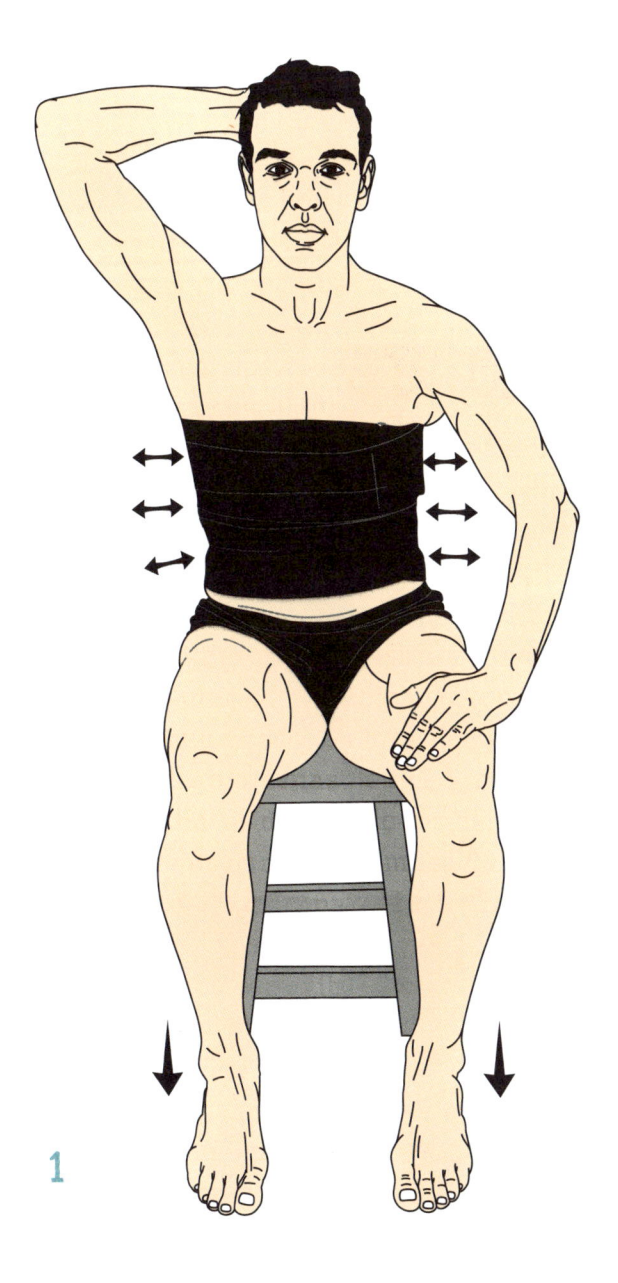

Sequência

Alterne o movimento entre as mãos, totalizando oito repetições antes de tirar o elástico.

Observe

Ainda sentado, experimente inspirar e expirar consciente da expansão das costelas.

ATIVIDADE IX

RESPIRANDO SEM DILATAR O ABDÔMEN

DESCRIÇÃO DO EXERCÍCIO

OBJETIVO Respirar de barriga para baixo e impedir a dilatação do abdômen durante a inspiração. Diminuir as fixações vertebrais durante a inspiração. Favorecer a ação de descida dos pilares posteriores do diafragma, ampliar a oxigenação na cabeça e circulação arterial nas pernas.

MATERIAL Um banco comum com 40 cm de altura e um quadrado de espuma de 35 x 10 cm de altura.

Preparação

Deite-se sobre o banco com a parte superior do abdômen apoiada na espuma. Deixe os joelhos dobrados e apoie os dedos dos pés no chão. Posicione os braços lateralmente, também com as pontas dos dedos das mãos no solo. Dê distância entre uma mão e a outra para manter a largura dos peitorais. Relaxe e solte a cabeça para baixo; perceba quanto ela pesa a favor da gravidade nessa posição.

Execução

1. Deixe o tronco assumir uma posição de arredondamento e relaxamento dos músculos das costas. Comece a expirar, atento às ações simultâneas que começam pela pressão forte dos antepés contra o chão, alongando os calcanhares e dando comprimento às pernas. Rode os fêmures para fora sem afastar os joelhos um do outro. Empurre os dedos das mãos no solo, encaixando os ombros, e descomprima o pescoço, elevando a cabeça até ficar com o rosto paralelo ao chão. Ao mesmo tempo, pressione os abdominais contra a coluna lombar, diminuindo o peso da barriga na espuma sobre o banco, eleve a cabeça mantendo o olhar em direção do chão e cresça o pescoço.

1

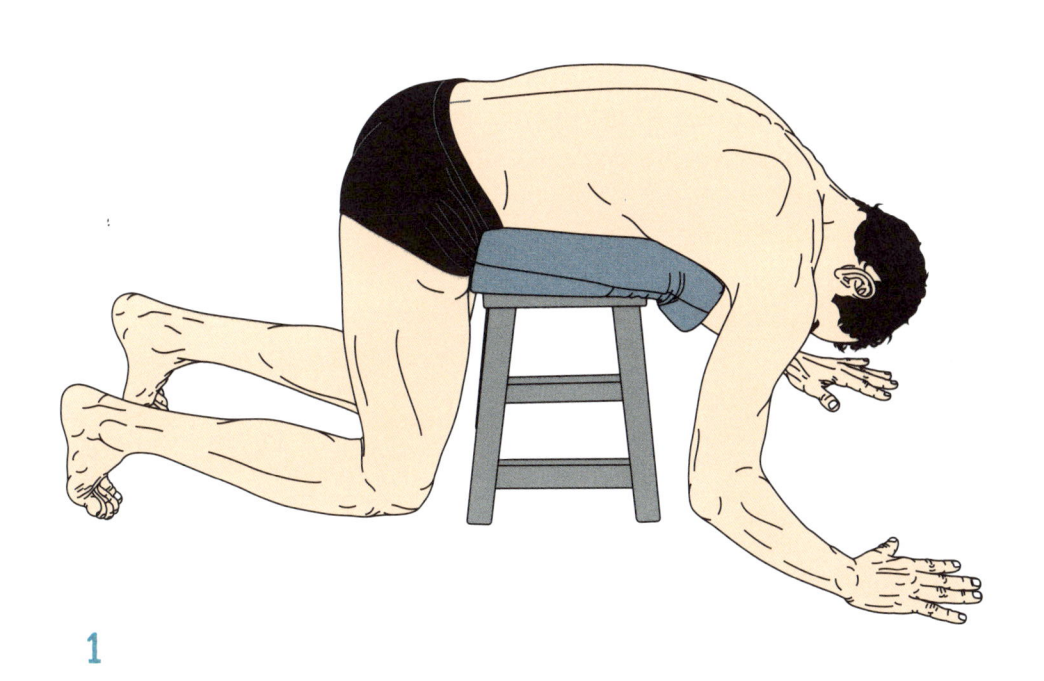

2 Mantenha as ações musculares e inspire alargando as costelas por trás. Intensifique a oposição entre a bacia e a cabeça. Não encurte a nuca; continue olhando para o chão sem levar o queixo na direção do peito. Agora, expire empurrando mais a barriga para dentro ao pressionar os antepés e as mãos contra o chão. Não relaxe a rotação externa dos fêmures.

Inspire de novo expandindo mais as costelas, sem erguer os ombros. Relaxe e ceda a favor da gravidade. Faça uma pequena pausa sem se levantar e recomece o exercício com a expiração.

Sequência

Repita a série cinco vezes.

Observe

Levante-se e distribua o peso entre os dois antepés, olhe para a frente e tome consciência de sua respiração. Veja, depois do exercício, que a barriga não se solta ao inspirar e que o corpo *flutua* na expiração. Os exercícios de reeducação mobilizam comportamentos errôneos do corpo. Em princípio, ao realizá-los, eles são densos e suporta-se pouco tempo sua manutenção. Calma, realize-os sem pressa e pouco a pouco você conquistará mais estrutura para realizá-los.

2

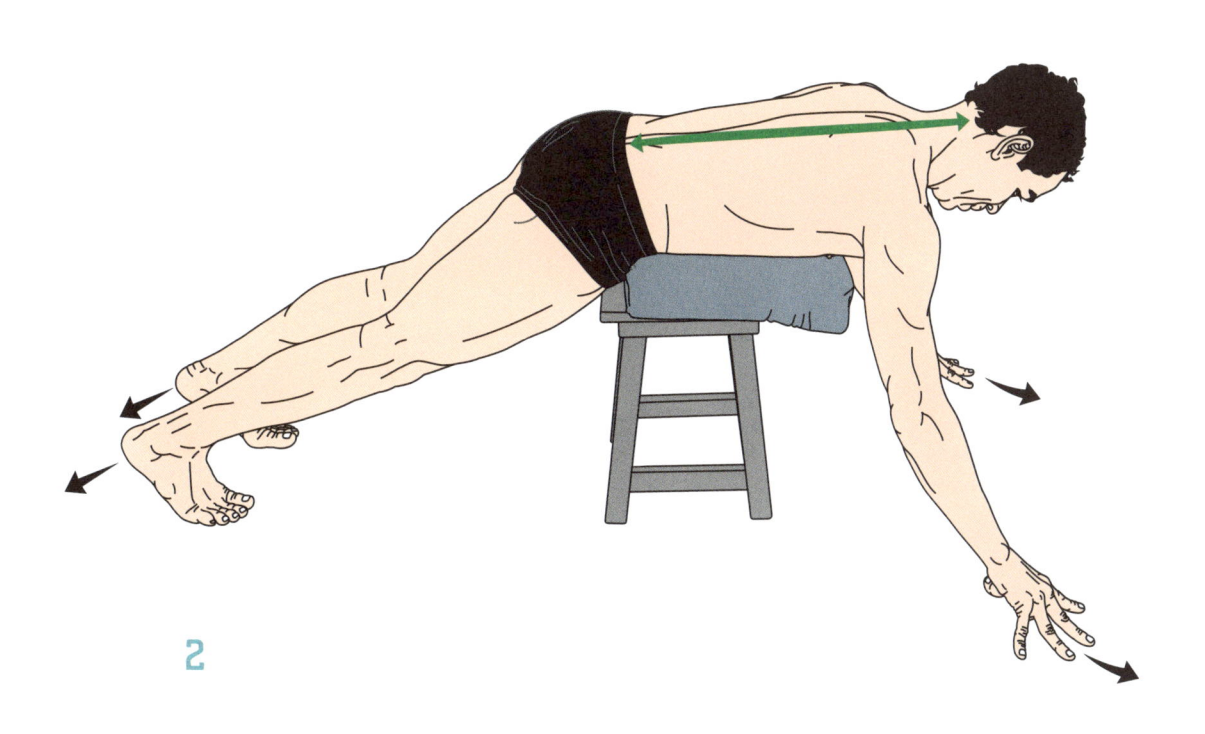

ATIVIDADE X

VIBRANDO O CORPO SEM SE ACHATAR

DESCRIÇÃO DO EXERCÍCIO

OBJETIVO Estimular a ação respiratória, sujeitando o corpo à vibração contínua; descomprimir a coluna vertebral, estabilizando as forças de sustentação do tronco.

MATERIAL Cama elástica pequena; um banco com 40 cm de altura.

CAPÍTULO 5   Elevadas aspirações   ATIVIDADE X

Preparação

Apoie o banquinho cuidadosamente sobre a cama elástica. Sente-se com os pés paralelos e próximos ao banco. Repouse as mãos sobre as coxas com os cotovelos levemente flexionados e o olhar no horizonte. Faça força para girar a coxa para fora sem abrir os joelhos e estabilize a bacia.

Execução

1. Inicie oscilações contínuas dos ísquios contra o banco e dos pés contra a cama elástica. Enquanto vibra, expire devagar, pressionando os abdominais contra a coluna lombar. Inspire, conferindo largura às costelas. Mantenha-se atento à entrada e saída de ar, percebendo que, durante a vibração, seu corpo ganha mais e mais flutuação do tronco e descompressão da coluna vertebral. Olhe para a frente, não perca o comprimento do pescoço. Depois de 30 segundos, pare devagar. Permaneça sentado, dando uma pequena pausa para regularizar os batimentos cardíacos.

Sequência

Realize dez vezes as vibrações por períodos de meio minuto.

Observe

Aguarde sentado que sua circulação e respiração se regularizem e só depois saia com cuidado da cama elástica. Caminhe pela sala após esse exercício e procure avaliar quanto, e de que modo, toda a série contribuiu para você se tornar consciente de seu processo respiratório.

1

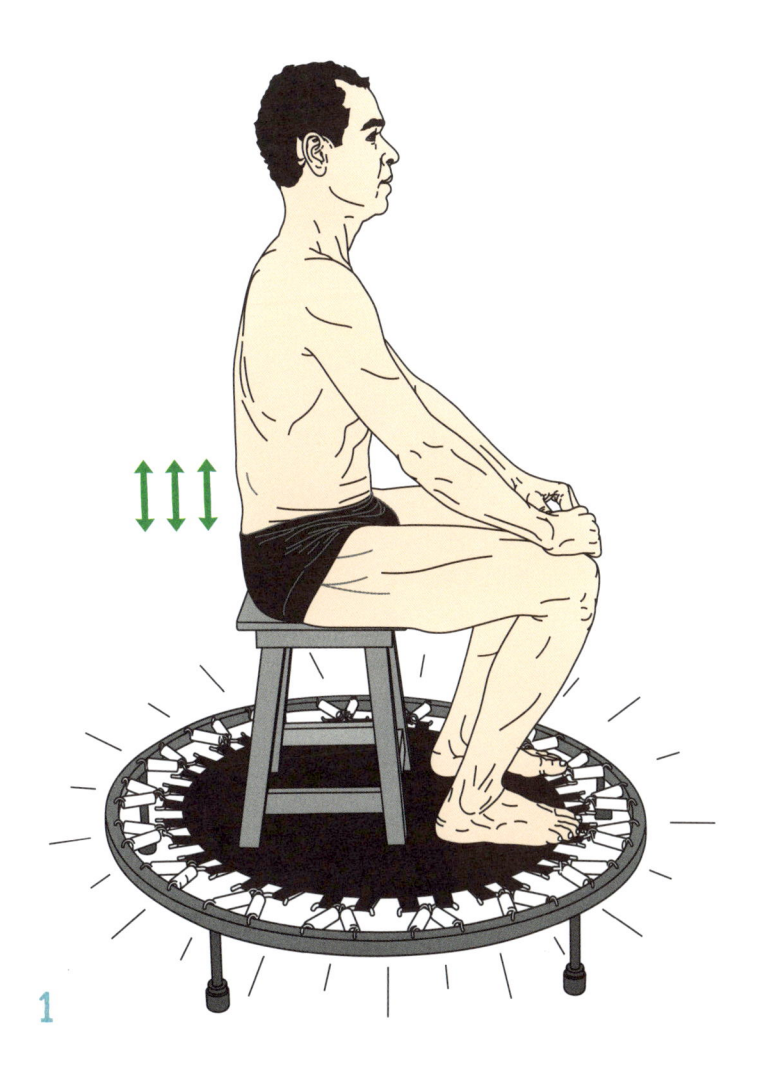

Exercícios respiratórios na posição deitada e de lado (decúbito lateral) são extremamente positivos para os pulmões se inflarem, em sua totalidade. Experimente! Deite-se sobre um dos lados do seu corpo com uma almofada apoiada sob sua cabeça, mantenha os dois joelhos dobrados, braços à frente. Inspire e expire durante quatro segundos, usufruindo dos dois tempos de apneia no final de casa fase. Sinta as costelas elevarem-se naturalmente e a distância entre quadril e orelha se ampliar. Ao expirar mantenha essa conquista desapoiando levemente o crânio da almofada. Persevere, descanse e repita. Sente-se antes de trocar de lado, olhe o horizonte e perceba no lado exercitado a expansão respiratória e a manutenção da largura das costelas.

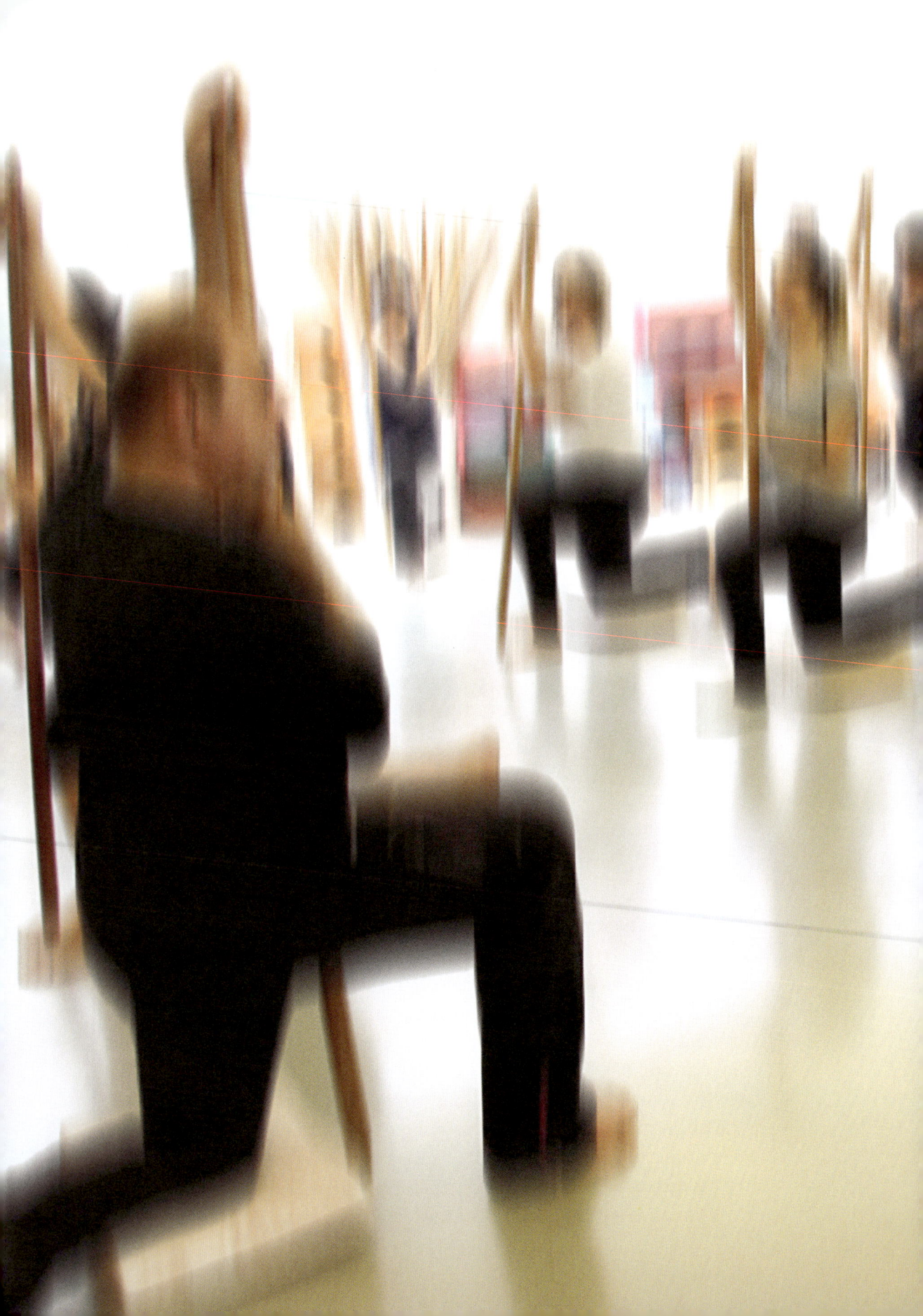

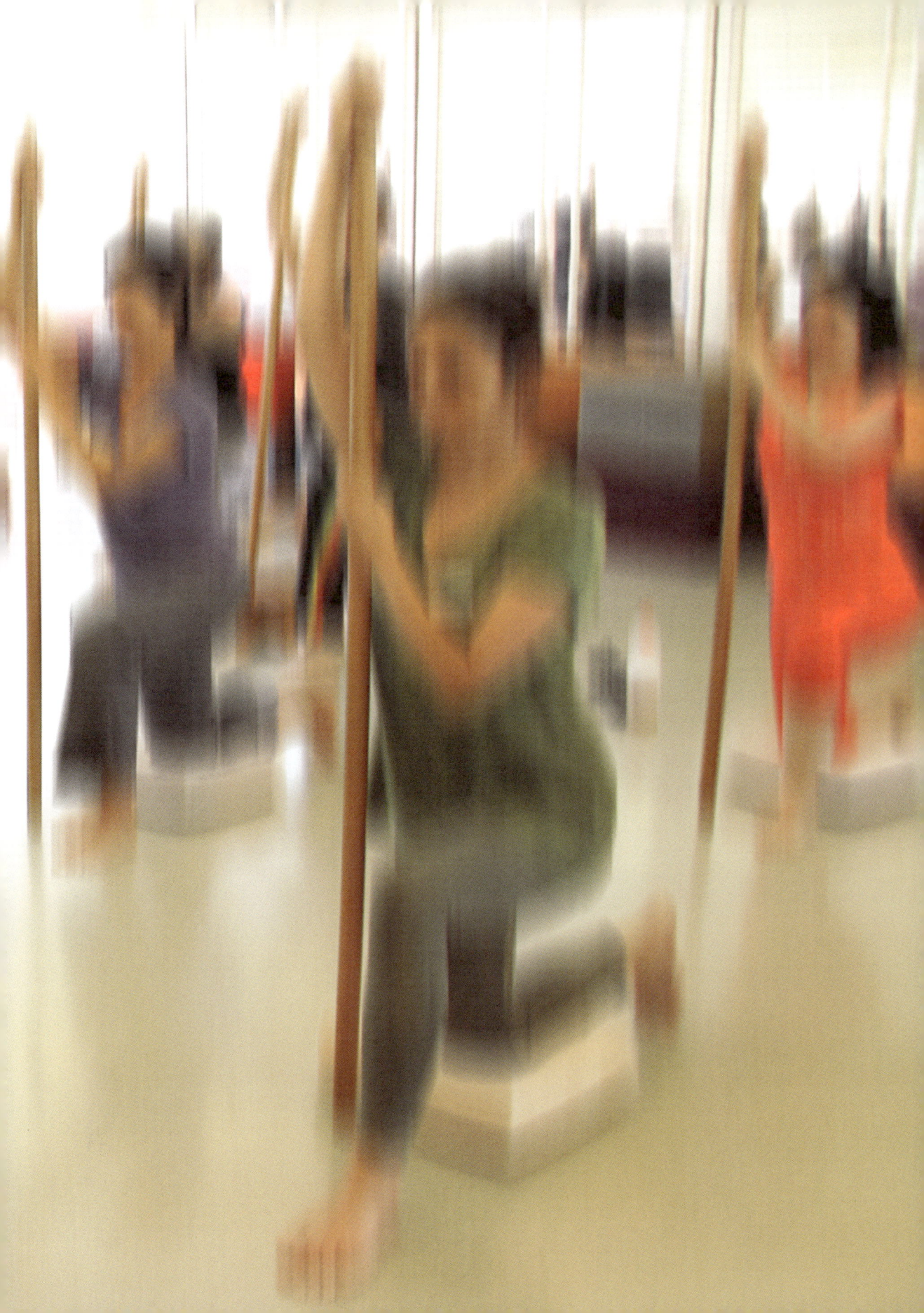

CAPÍTULO 6

Uma dinâmica verticalidade*

Na briga dos sentidos
Os olhos sempre vencem
O que vejo, eu desejo
Se ouço, eu penso
Se saboreio, fico satisfeito
Se sinto, me mexo
Se cheiro, fico atento
Mas o que vejo,
Eu desejo
E é assim
A toda hora, a cada instante.
Escutamos, degustamos, sentimos e cheiramos,
Mas o que vemos...

G.F. Bertani

* Colaboração: Ana Marta Nunes Zanolli

CAPÍTULO 6   Uma dinâmica verticalidade

Até aqui nos lançamos a uma enorme variedade de experiências corporais, abrindo um amplo leque de estratégias para a organização do movimento. Propomos intrincadas possibilidades aos encaixes articulares, ensinando o corpo a organizar-se na construção de novos gestos. Durante essas experiências, tivemos oportunidade de modelar diferentes formas e desenhos corporais, condição necessária para adaptarmos o gesto e a postura às variadas exigências do cotidiano.

Neste capítulo, é chegado o momento de alimentar os componentes que compõem o equilíbrio do corpo em pé. Equilibrá-lo sobre bases tão pequenas constitui um desafio similar ao de colocar um ovo na vertical em busca de seu ponto de equilíbrio. Precisamos de paciência. A peleja requer uma infinidade de ajustes mínimos que informam o cérebro e estimulam novas conexões sinápticas, permitindo que o próprio corpo encontre seu centro de gravidade. Sem cessar, devemos imprimir aos sentidos do movimento o compromisso de flutuação do corpo no espaço, convocando os mecanismos que o próprio corpo possui para fazê-lo. Esperamos que, por meio da prática proposta neste capítulo, concretizem-se as imagens e sentimentos de um amplo arcabouço. Um corpo presente no espaço e no tempo.

Os bebês e as crianças de até aproximadamente seis anos de idade utilizam as superfícies de apoio como referência espacial de mobilidade, a partir das quais se organizam para sustentar o equilíbrio, em uma atitude global que se prolonga dos pés à cabeça. Isso se dá graças a informações táteis e proprioceptivas, a pressões e trações dos segmentos corporais e a estímulos externos ao corpo. Com o tempo tais sensações amadurecem — o domínio do olhar, a excelência do posicionamento da cabeça, a previsão dos impulsos necessários para atingir um objetivo ou alcançar um destino —, guarnecendo, por consequência, as potencialidades dos sistemas nervoso e vestibular. As estruturas do movimento passam, então, a se organizar em virtude das ordens mais refinadas e precisas que percorrerão toda a extensão do corpo com celeridade. Não nos esqueçamos da ampla discussão realizada no capítulo 2: a visão é uma das chaves de navegação e está intimamente associada ao equilíbrio e à estabilidade. O olhar e o sistema vestibular caminham juntos, informando ao cérebro as condições externas nas quais estamos mergulhados. Equilíbrio e visão são gêmeos siameses, atados tanto pela anatomia quanto pela função. Inversamente, há casos científicos comprovando que uma disfunção ótica interfere na manutenção do equilíbrio. Um extenso estudo transversal revelou que pessoas com deficiência visual, miopia ou hipermetropia eram mais propensas a perder o equilíbrio em testes padronizados[1]. Mas, para obter essa confirmação, não precisamos ir muito longe. Procure, sob condições seguras, equilibrar-se de olhos abertos e voltados para o chão sobre um objeto instável. Depois, feche os olhos e veja como o corpo reage à mudança. Ao fim, mantenha-se sobre a base precária com a cabeça erguida, dirigida a um ponto fixo na altura dos olhos. A diferença é mais que evidente.

Se dividirmos o rosto em três porções, constataremos que na porção superior encontra-se grande parte da massa encefálica; na faixa inferior, localizam-se as estruturas funcionais responsáveis pela mastigação e deglutição. Na faixa do meio, por sua vez, estão as estruturas responsáveis por vários dos nossos sentidos, como visão, olfato e audição, além do sistema vestibular[2]. Esse sistema fornece ao sistema nervoso central (SNC) informações de equilíbrio, gravidade e movimento em relação à posição da cabeça no espaço. Dá início, por consequência, a alguns reflexos importantes para a estabilização do olhar.

A fisiologia do SNC propõe um caminho constante de ida e vinda, uma verdadeira retroalimentação de estímulos nervosos e respostas musculares, na qual se estabelece um intricado controle em rede para a manutenção da vida. Esse intercâmbio é composto dos chamados nervos aferentes e eferentes, e responde aos estímulos produzidos pelo corpo a partir das alterações externas e internas. A partir dessas informações enviadas ao córtex motor, região do cérebro responsável pelo controle dos movimentos, entra em ação o sempre ativo cerebelo — que se assemelha a um pequeno cérebro, localizado na parte posterior do crânio — para planejar o movimento e executar nossas ações. Segundo Anne Shumway-Cook e Marjorie H. Woollacott[3], o cerebelo parece agir como um analista que compensa os erros pela comparação entre a intenção e o desempenho, o planejamento e a realização. Além disso, modula o tônus muscular e contribui para a regulação do tempo do movimento e a aprendizagem motora e não motora.

---

1 Pradeep Y. Ramulu, et. al., "Visual impairment, uncorrected refractive error, and objectively measured balance in the United States". JAMA Ophthalmol. Chicago: 2013, v. 131, n. 8, pp. 1049-1056.

2 A fisiologia e a anatomia do sistema vestibular foram detalhadamente explicadas em: Ivaldo Bertazzo, "O bêbado e o equilibrista", em: *Corpo vivo — Reeducação do movimento*, São Paulo: Edições Sesc SP, 2010, p. 123.

3 Anne Shumway-Cook; Marjorie Woollacott, *Controle motor — Teoria e aplicações práticas*, São Paulo: Editora Manole, 2003.

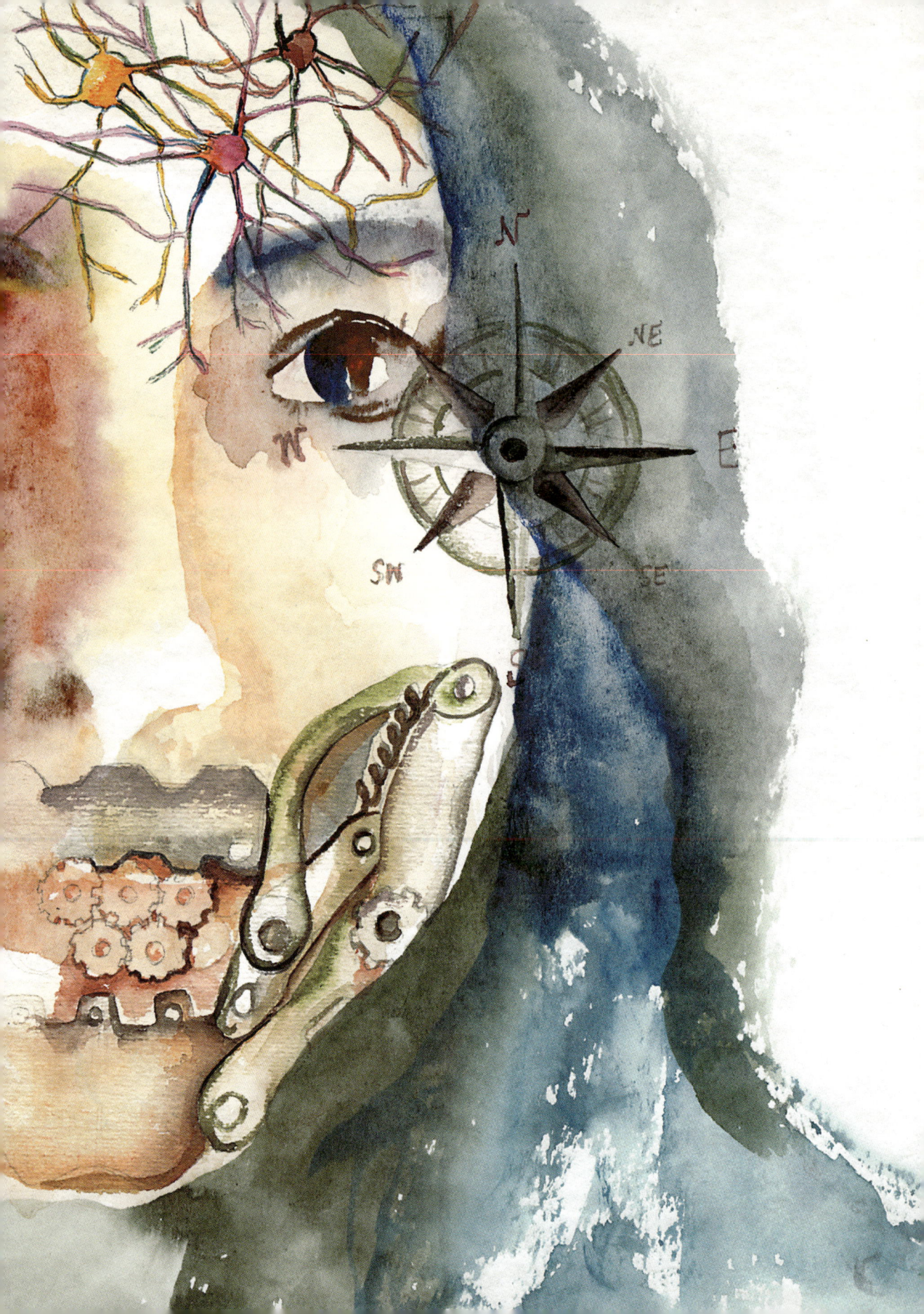

No processo de desenvolvimento motor, as crianças instintivamente partem em busca de estímulos que alimentam o sistema vestibular, como brincar de rodopiar até ficar tonto e cair no chão. Em um típico parque de diversões, os brinquedos são um prato cheio de estímulos à vertigem e ao desequilíbrio: a gangorra que nos lança para cima e para baixo; o balanço que nos leva para frente e para trás; o gira-gira, que provoca no corpo uma deliciosa força centrípeta, e assim por diante. Da mesma maneira, ao longo da vida, não devemos abdicar de brincadeiras de desequilíbrio e da luta para recuperá-lo. Nosso labirinto está de prontidão, à espera de sadias provocações. Recomendamos que a ginástica preventiva aos distúrbios do envelhecimento motor se inicie entre 50 e 55 anos, quando nos preparamos para um amadurecimento adequado. Essa ginástica deverá combinar estímulos fortes e exigentes, impondo grande empenho do raciocínio e da cognição. Nessa linha, quanto mais instável for o terreno dos exercícios, maior o jogo dos deslocamentos e adaptações posturais e maior a vigilância da função vestibular, como no caso da brincadeira de rodopiar.

Entenda: não se trata apenas de nos lançar sobre instrumentos desestabilizantes. As chaves do método residem na preparação do terreno, ampliando inicialmente os circuitos musculares e em seguida instruindo o corpo a recrutá-los. Quanto maior for a ocupação do SNC nas funções corporais, mais ambiciosas serão as metas alcançadas. Colocar-nos em situações de risco e de desequilíbrio constitui uma busca pela saúde, por uma dinâmica verticalidade, cujo paradigma é a caminhada. Estabilizada pela pressão dos dedos dos pés no chão, a bacia se lança para um lado e para o outro como um pêndulo invertido.

Detentores desse conhecimento, poderemos dançar, rodopiar, andar de bicicleta, pendurar-nos na corda bamba, fazer manobras de skate ou sobre uma prancha de surfe, jogar bola e brincar de embaixadinhas. Afinal, é propondo situações de desequilíbrio ao corpo que conquistaremos a longevidade do equilíbrio. Por curioso que pareça, é brincando como a criança e reaprendendo sempre a andar e a nos equilibrar que nos manteremos jovens. Lembre-se: seta preta indica ação e movimento, a vermelha representa a força opositora ao movimento e a verde é a sensação resultante.

ATENÇÃO As atividades deste capítulo foram cuidadosamente projetadas para serem executadas em sequência. Os exercícios iniciais são preparatórios para as práticas seguintes.

CAPÍTULO 6   Uma dinâmica verticalidade   ATIVIDADE I

ATIVIDADE I
EXPLORANDO AS DIMENSÕES FACIAIS

Você já percebeu como as crianças adoram caretas? Elas mimetizam jeitos de falar e trejeitos, expressam sentimentos com transparência e canalizam grande parte de sua atenção para o aspecto lúdico dos traços faciais. Não é à toa: trata-se de uma habilidade exclusiva do ser humano. Que atenção damos hoje às expressões? Você já reparou que quase nenhuma atividade física se dedica a essa dimensão central da musculatura?

Já lhe aconteceu de estar satisfeito, feliz até, e de repente perguntarem se está com algum problema ou se sentindo cansado? Ou de receber uma boa notícia — seu projeto foi aceito, você obteve uma promoção ou ultrapassou uma laboriosa etapa da vida — e, mesmo assim, conservar a mesma expressão facial, enrijecida em um padrão austero, carregando uma tez cansada, resultado do acúmulo de pressões cotidianas? Haveria algum problema, concorda?

É alarmante como não se enfatiza o fato de que, se os músculos do rosto e da cabeça não forem devidamente trabalhados, com o tempo se tornará difícil sustentar a cabeça sobre o pescoço. Ela acabará pendendo perigosamente e terminará por desabar; os músculos da face, desapoderando-se de suas oposições, se amontoarão em torno do nariz; o rosto perderá função, largura e beleza.

DESCRIÇÃO DOS EXERCÍCIOS

OBJETIVO A emissão de voz no canto e o uso das expressões faciais para representar mantêm os músculos da face fortalecidos e coesos. Mesmo que não tenhamos o privilégio dos cantores e atores, ativos praticantes de exercícios faciais, precisamos trabalhar essa parte do corpo. Uma boa estratégia para acessar os inúmeros músculos que temos na cabeça é escovar o couro cabeludo. Começaremos nosso trabalho escovando as laterais, onde estão localizados os labirintos, e a parte posterior da cabeça, onde fica o cerebelo. Nas laterais da cabeça, encontra-se também o osso temporal, aberto para o sistema auditivo e associado ao labirinto.

Inicialmente, faça esta atividade com a ajuda de alguém; dessa forma, você terá um melhor aprendizado das direções musculares corretas. Mais tarde poderá realizá-la sozinho. Durante o processo de aprendizagem, os exercícios levam mais tempo para serem concluídos. Com a prática, você conquistará velocidade e um manuseio preciso, e poderá executá-los em um período menor.

MATERIAL Uma escova de cerdas firmes e um banco de madeira sem encosto, com 40 cm de altura.

CAPÍTULO 6 — Uma dinâmica verticalidade — ATIVIDADE I

EXERCÍCIO 1

Preparação

Sente-se no banco com os pés próximos e paralelos. Verifique se está postado sobre a bacia. A superfície dura do banco o ajudará a sentar-se adequadamente. Apoie as mãos sobre as coxas. Após um período de treino, quando puder executar esse trabalho sem ajuda, realize-o em pé. Você verá como a postura facilita a massagem e as direções faciais.

Seu ajudante deve ficar em pé, atrás de você, com o tronco alinhado ao seu. Ele sustentará suas costas e sua cabeça com o auxílio do próprio tronco.

Execução

1 O ajudante segura a escova com a mão direita, posicionando-a na lateral direita de sua cabeça, na região do osso temporal. Com a mão esquerda apoiada na têmpora oposta, para impedir que sua cabeça se desloque para esse lado, ele vai pressionar a escova até as cerdas penetrarem no couro cabeludo e fazer pequenas vibrações. Mantendo um ritmo, o ajudante escova toda a pele da cabeça ao redor da orelha, fazendo um movimento de meia-lua. Repitam o procedimento do lado esquerdo, sem deixar de oferecer um anteparo com a outra mão, para que a cabeça não entorte.

Sequência

Faça pelo menos três séries de vibrações, sem tirar a escova do lugar, ou até notar uma sutil vermelhidão cutânea. Essa reação da pele é uma boa resposta ao trabalho.

Observe

Perceba se está sentindo um aumento da circulação nas regiões estimuladas.

1

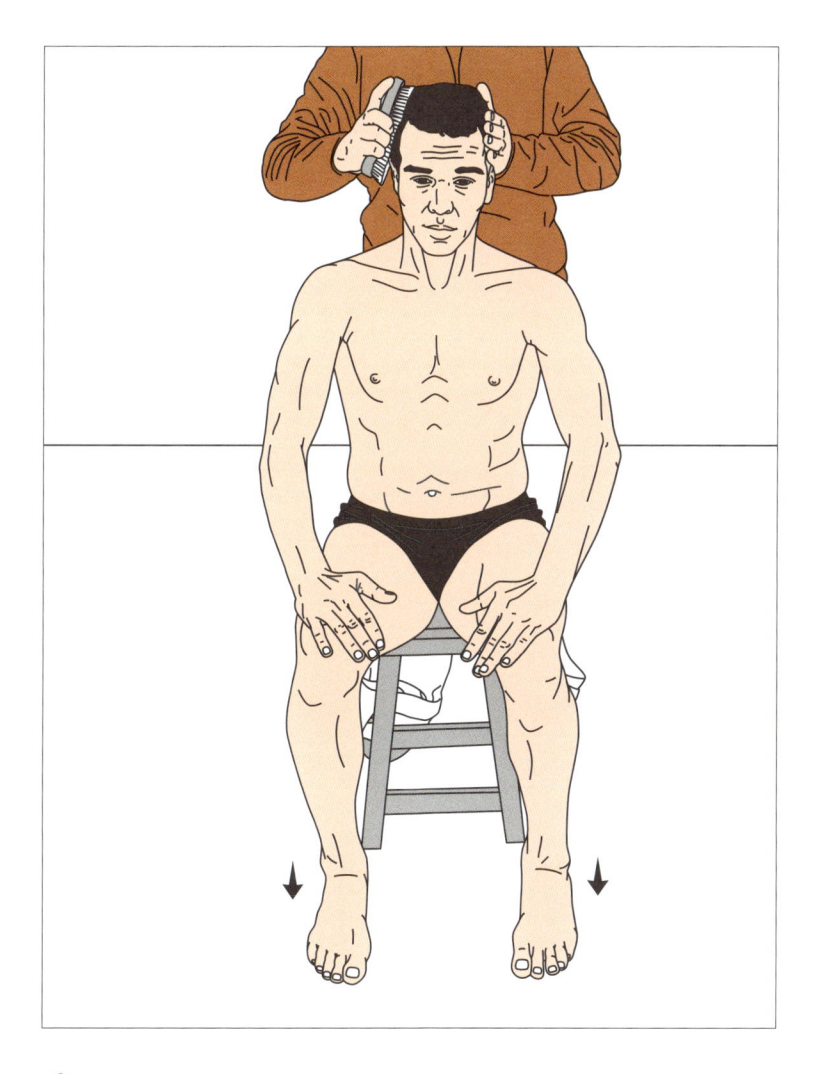

EXERCÍCIO 2

Preparação

O ajudante se posiciona agora do seu lado esquerdo e com a mão esquerda apoiada na sua testa.

Execução

1 Firmando a escova na parte de trás da cabeça, onde se encontra o osso occipital, o ajudante pressiona as cerdas da escova, fazendo-as vibrar. Depois, o ajudante desloca a escova um pouco para a esquerda e repete o procedimento. Em seguida arrasta a escova para a direita e repete as vibrações.

Sequência

Faça três séries de vibrações em cada porção da cabeça, sem retirar a escova.

Observe

Perceba se está sentindo um aumento da circulação nas regiões estimuladas.

1

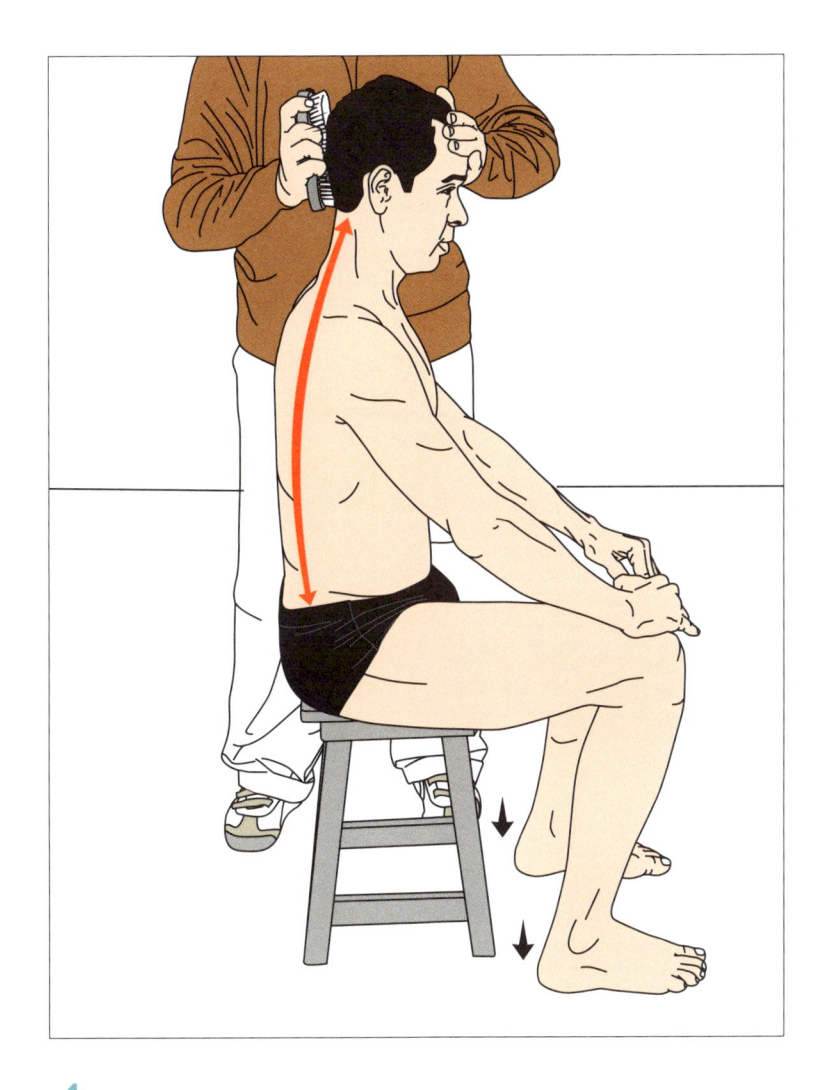

EXERCÍCIO 3

Estimular a região logo abaixo da mandíbula, entre o queixo e o pescoço, onde se encontram muitos músculos importantes para a deglutição. Nessa área correm veias e artérias de grande calibre, como a artéria carótida e a veia jugular, além de glândulas fundamentais, como a tireoide. Encontramos proximidade das vias de acesso ao sistema digestivo pela faringe, bem como ao sistema respiratório, pela laringe. Com isso em mente, devemos nos conscientizar da importância de manter esses espaços abertos e funcionais.

Preparação

Permaneça sentado. Oriente o olhar, distribua o peso sobre os ísquios, firme bem os pés, mantendo-os próximos e paralelos no chão. Alinhe o pescoço e não permita que a cabeça incline para os lados enquanto as trações são realizadas.

Execução

1. Seu ajudante se posta atrás de você. Encoste suas costas e cabeça em seu ajudante, que firmará a mão direita abaixo do seu queixo, nos músculos da papada, e a mão esquerda na sua têmpora, acima da orelha.

2. Em movimento ascendente, o ajudante desliza a mão direita sobre a pele do seu queixo, da esquerda para a direita, até atingir a parte inferior da sua orelha direita. Depois, repete o mesmo movimento com a mão esquerda.

Sequência

Façam dez vezes, alternando as mãos entre direita e esquerda, em movimentos ritmados.

Observe

Esses estímulos informam a pele e os músculos do sentido ascendente dos movimentos coordenados no rosto. Não deixe de perceber a ativação e o calor nessa região.

1

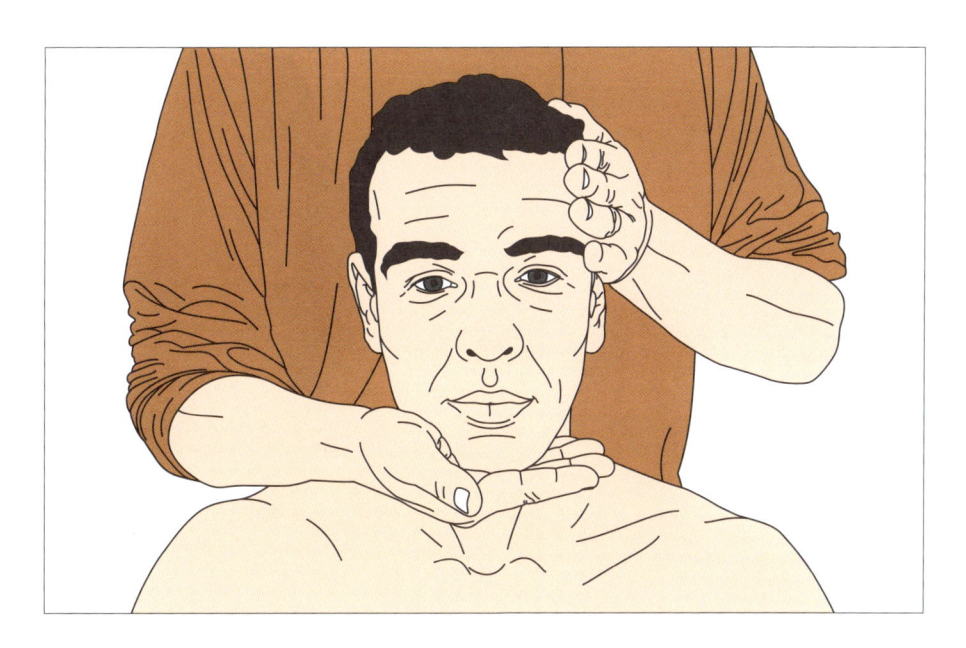

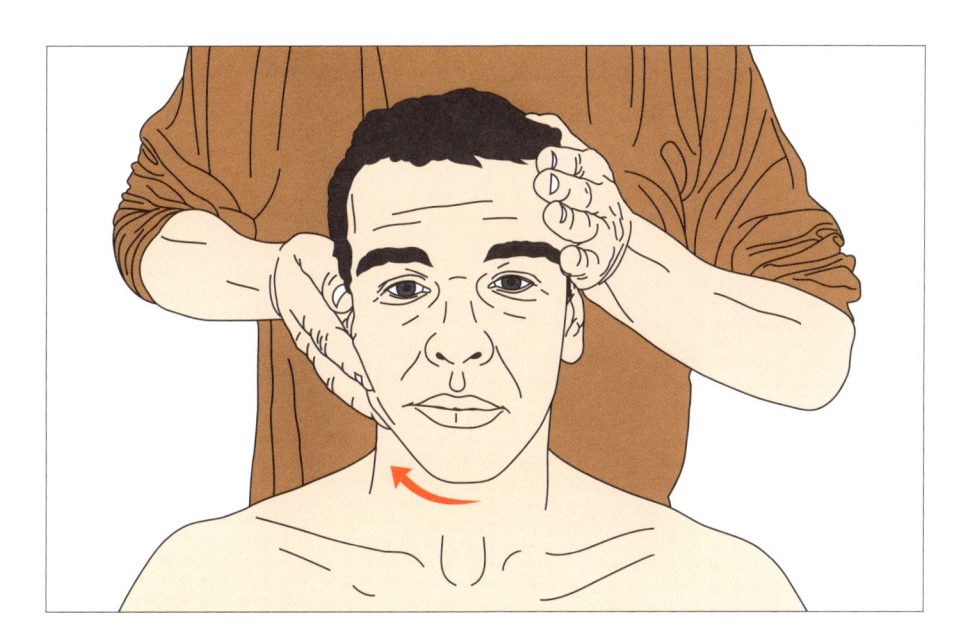

2

EXERCÍCIO 4

A manutenção de uma boa oposição entre os músculos que elevam a bochecha e os dos lábios é muito importante para a boa articulação das palavras e a emissão da voz. Os dois trabalhos a seguir têm como objetivo estimular essas funções.

Preparação

Continue com o olhar à frente e o tronco bem alinhado sobre a bacia. Mantenha a tonicidade dos lábios, impedindo que se deixem levar para os lados durante as trações.

Execução

1 Com a mão esquerda, o ajudante ampara a sua cabeça, tocando seu lábio superior com o dedo indicador da mão direita, e o lábio inferior com o dedo médio.

2 Realizando uma pressão moderada, o ajudante conduz os dedos até o lobo inferior da orelha, primeiro de um lado, depois do outro.

Sequência

Façam dez vezes, alternando as mãos entre direita e esquerda, em movimentos ritmados.

1

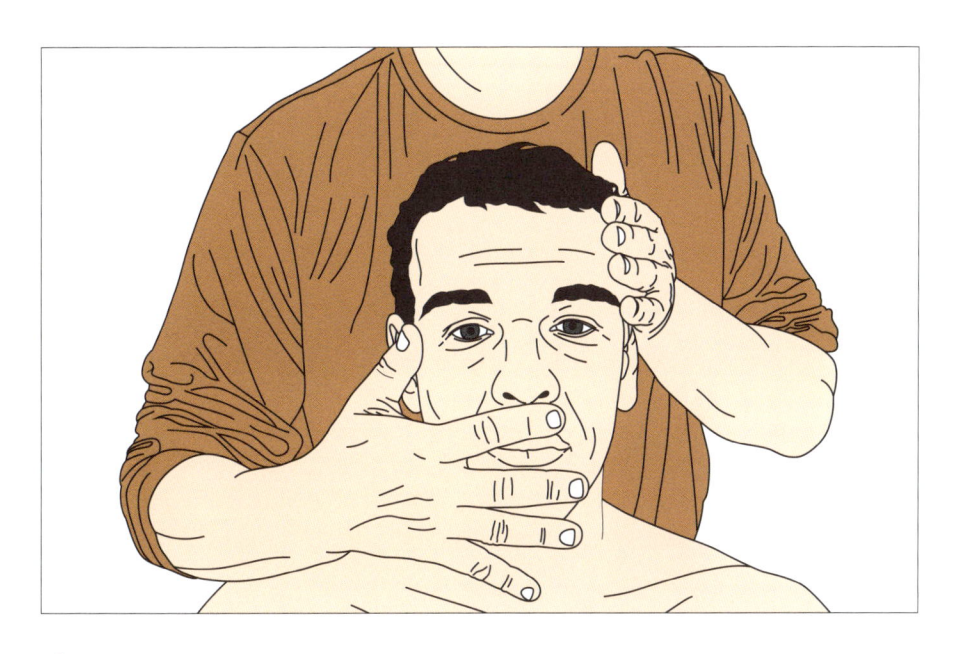

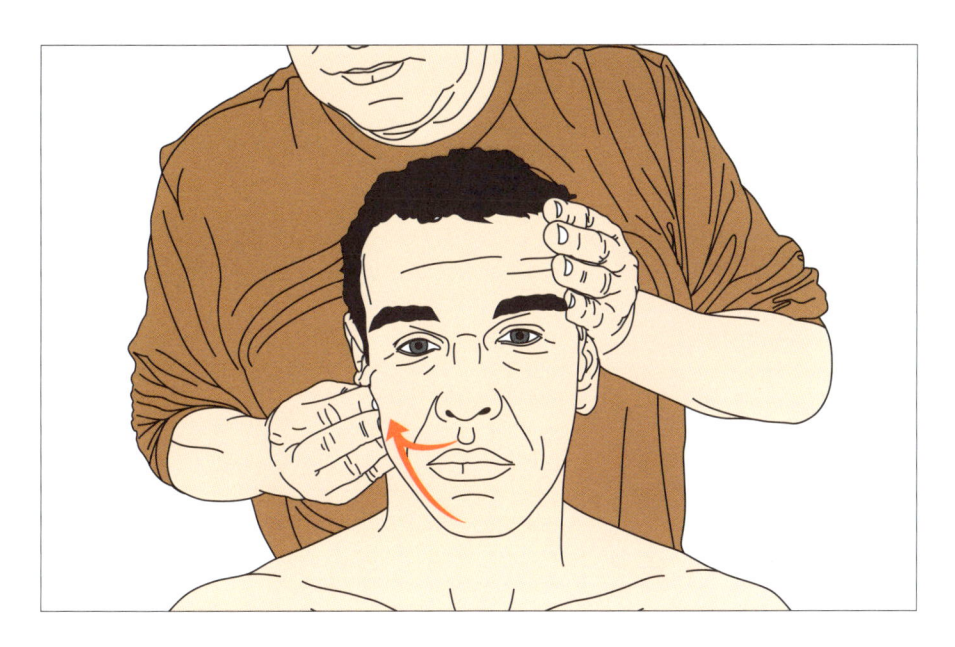

2

EXERCÍCIO 5

Preparação

Mantenha a tonicidade dos lábios e a postura corporal dos exercícios anteriores.

Execução

1. Com a mão esquerda, seu ajudante deve escorar a maçã esquerda de seu rosto, fixando as pontas dos dedos da mão direita na base do seu nariz. Sem apertar em demasia, ele apalpará essa área até sentir o final do osso do nariz e o princípio do osso da face.

2. Desse ponto onde se firmaram os dedos entre o seu nariz e a face, o ajudante traciona sua bochecha com energia, contornando por baixo do osso da maçã saliente do rosto até a orelha.

Sequência

Façam dez vezes, alternando as mãos entre direita e esquerda, em movimentos ritmados.

1

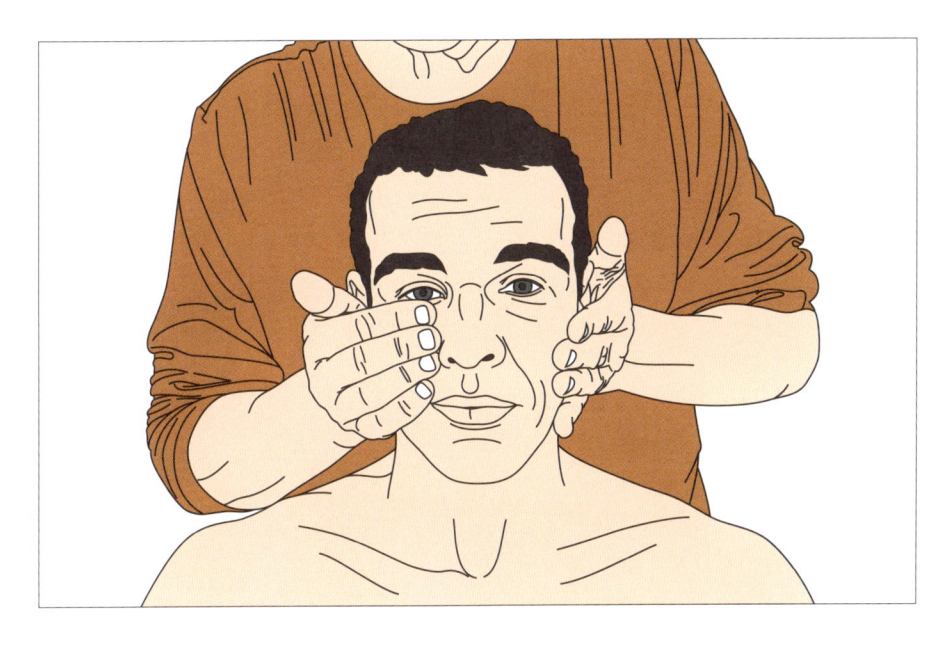

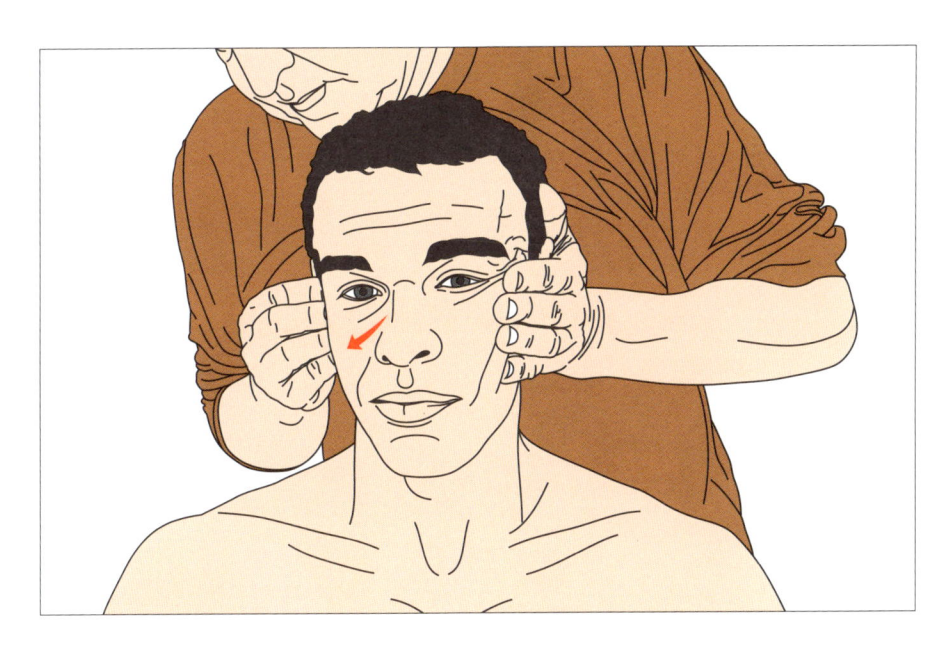

2

CAPÍTULO 6   Uma dinâmica verticalidade   ATIVIDADE I

EXERCÍCIO 6

Nas atividades excessivamente concentradas do mundo contemporâneo, o esforço exigido na fixação do olhar em um ponto faz com que as sobrancelhas se juntem e baixem com o passar do tempo. Isso se dá porque um pequeno músculo entre as sobrancelhas perde seu comprimento potencial, criando uma grande ruga vertical. É isso que causa a expressão de braveza ou de tristeza, independentemente do estado de humor. Os exercícios propostos a seguir visam evitar essa fixação.

Preparação

Continue sentado no banco, olhando à frente.

Execução

1. O ajudante se colocará do seu lado direito, sustentando a parte de trás de sua cabeça com a mão esquerda, enquanto a base da mão direita se apoia no início de sua sobrancelha direita.

2. De maneira vigorosa, o ajudante escorrega a mão direita para fora, em sentido paralelo à sobrancelha, até ultrapassá-la, atingindo o osso temporal.

Sequência

Façam dez vezes, alternando as mãos entre direita e esquerda, em movimentos ritmados.

1

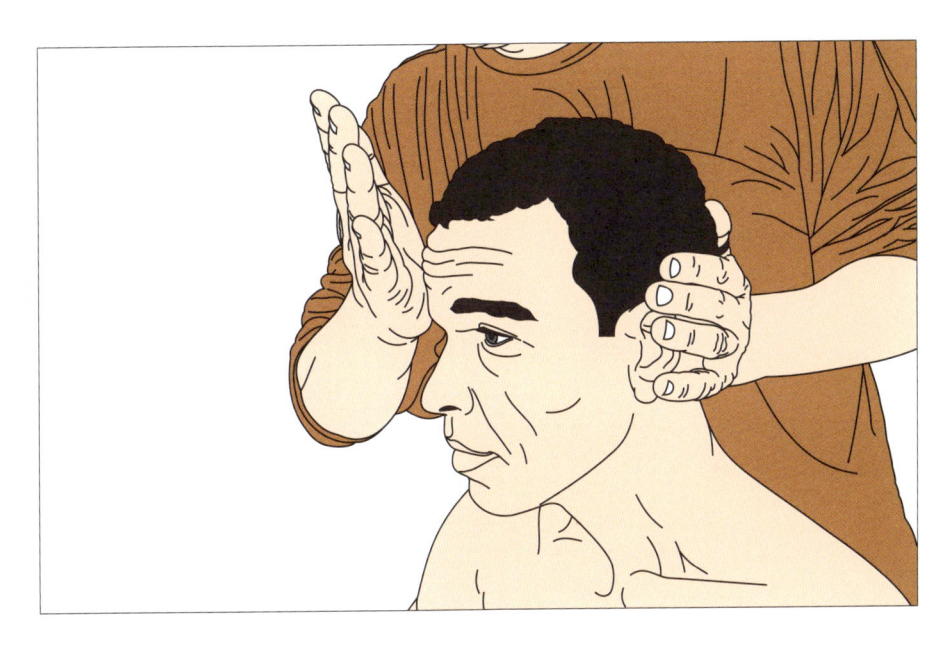

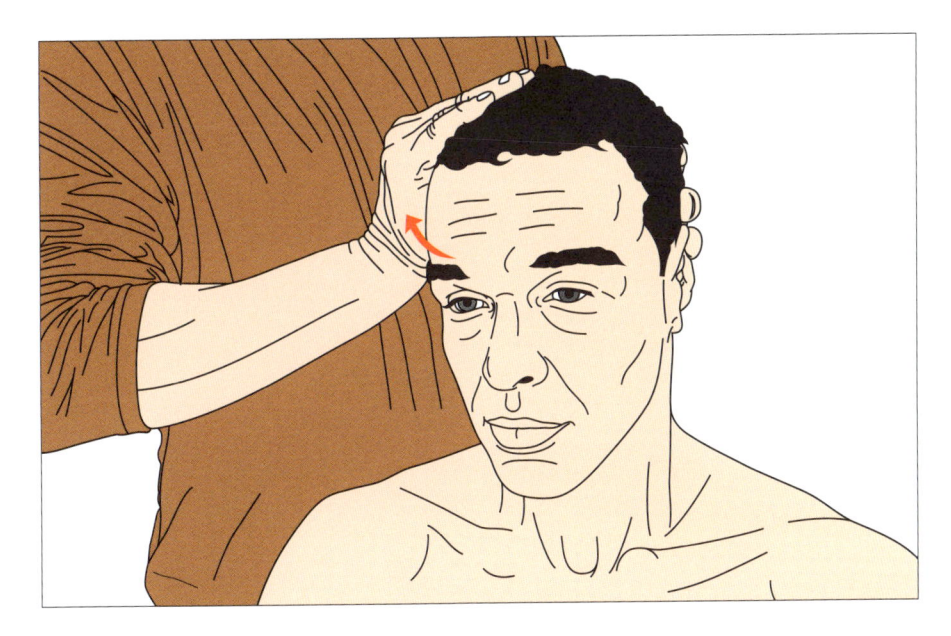

2

315

EXERCÍCIO 7

Preparação

Continue na mesma posição, com o tronco alinhado e o olhar fixo à frente.
O ajudante se posiciona atrás, apoiando seu tronco e sua cabeça com o tronco dele.

Execução

1 Com os dedos em pinça e tentando abarcar a porção mais gorda da pele que conseguir, o ajudante belisca/puxa e solta três regiões da sua sobrancelha: no início, no meio e no final.

2, 3 e 4 Cada puxão deve seguir o trajeto da sobrancelha, desfazendo a ruga existente entre elas.

Sequência

Repitam a ação quatro vezes.

1

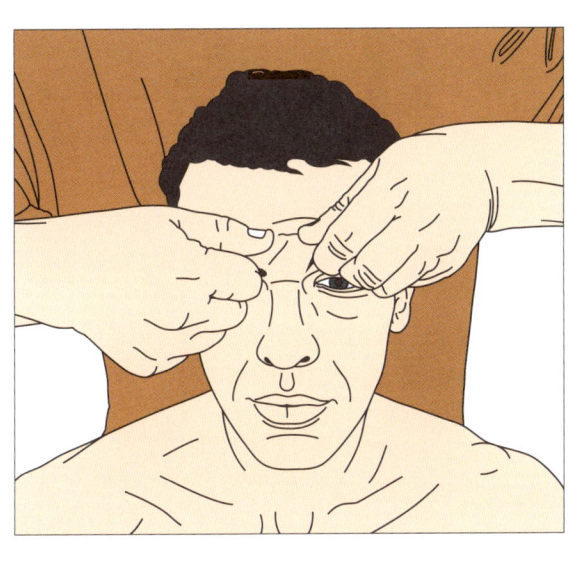

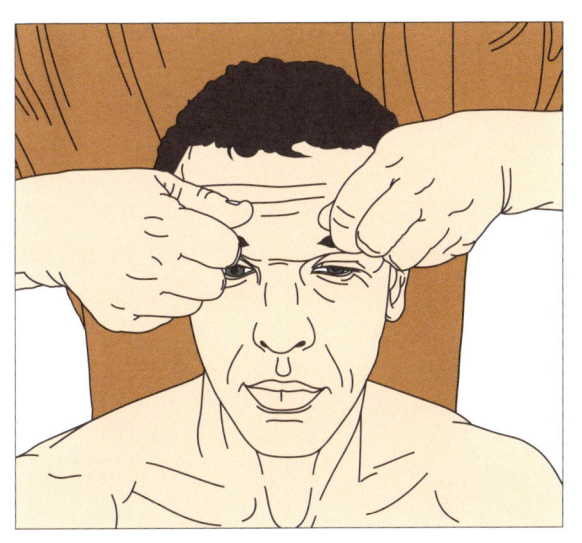

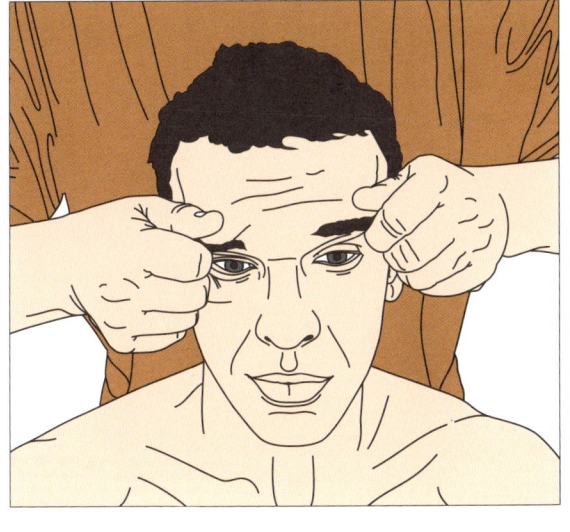

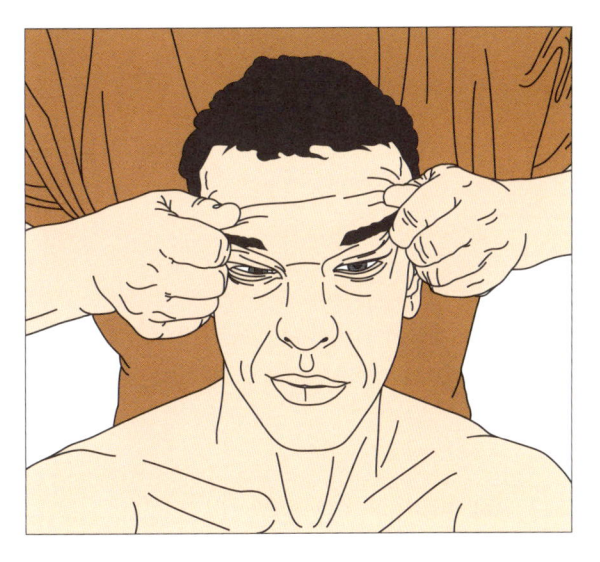

2

3

4

EXERCÍCIO 8

Observe uma criança se esforçando para sorver um refresco com o canudinho. Ela faz um bico com a boca e franze a testa para aumentar a força de sucção. Dessa forma, acaba por ganhar espaço no sentido longitudinal do rosto, entre a sobrancelha e a boca, pela oposição entre os músculos da boca e da testa.

Com o tempo, a tendência é que usemos cada vez menos essas forças. Como consequência, as sobrancelhas descem e se aproximam; o lábio superior encurta e sobe em direção ao nariz, diminuindo o espaço entre eles. Este exercício e o próximo têm como objetivo estimular a musculatura dessa região para que esse espaço seja preservado.

Preparação

Mantenha a posição dos exercícios anteriores. Não permita que sua cabeça arqueie para trás. Conserve os lábios tônicos e esféricos.

Execução

1. Seu ajudante deve se postar à sua direita. Pressionando as laterais de suas narinas com o indicador e o polegar direitos, ele localiza o osso do nariz. A mão esquerda dá apoio ao crânio, impedindo que ele penda para trás.

2. Com os dedos, o ajudante traciona para cima a pele e os músculos da lateral do seu nariz, sublinhando as bordas do osso do orifício ocular, de ambos os lados, até o final das sobrancelhas.

Sequência

Repitam seis vezes.

1

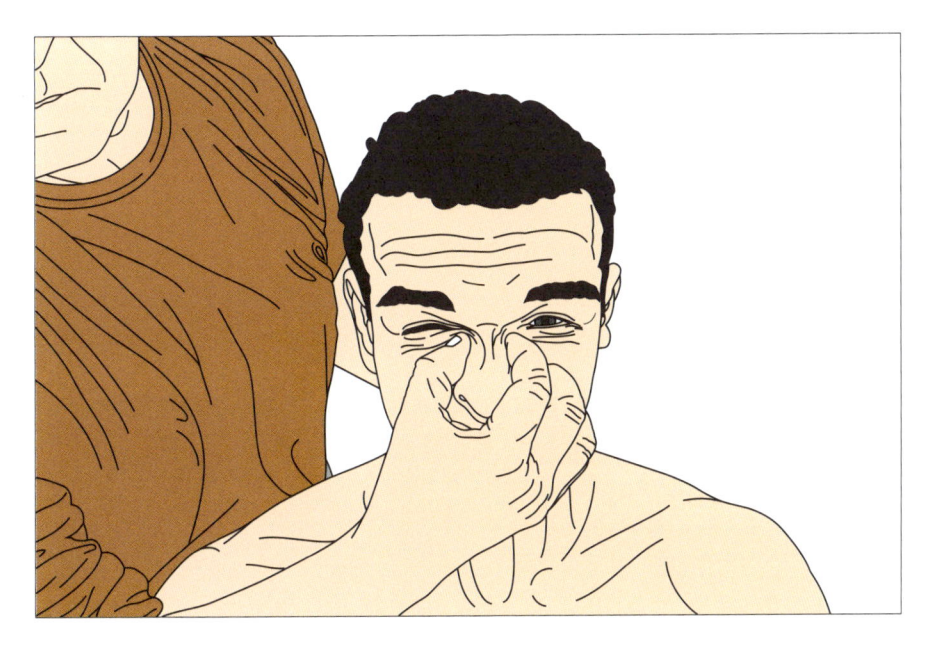

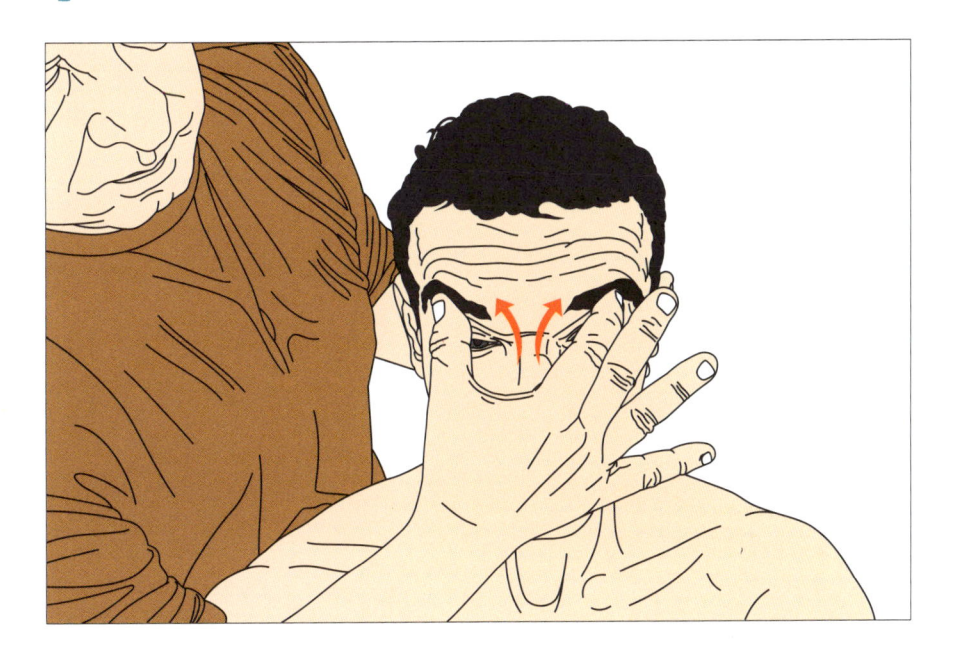

2

EXERCÍCIO 9

Preparação

Permaneça na mesma posição, mantendo a largura conquistada no trabalho anterior entre o nariz e a sobrancelha.

Execução

1. Seu ajudante continua à sua direita e posiciona os dedos indicador e polegar em pinça no meio e nas laterais de seu nariz.
2. O ajudante escorrega os dedos, tracionando-os para baixo até o lábio.

Sequência

Repitam o estímulo quatro vezes.

Observe

Veja como esse estímulo suscita um movimento na nuca, entre a primeira vértebra e o crânio, descomprimindo a região.

1

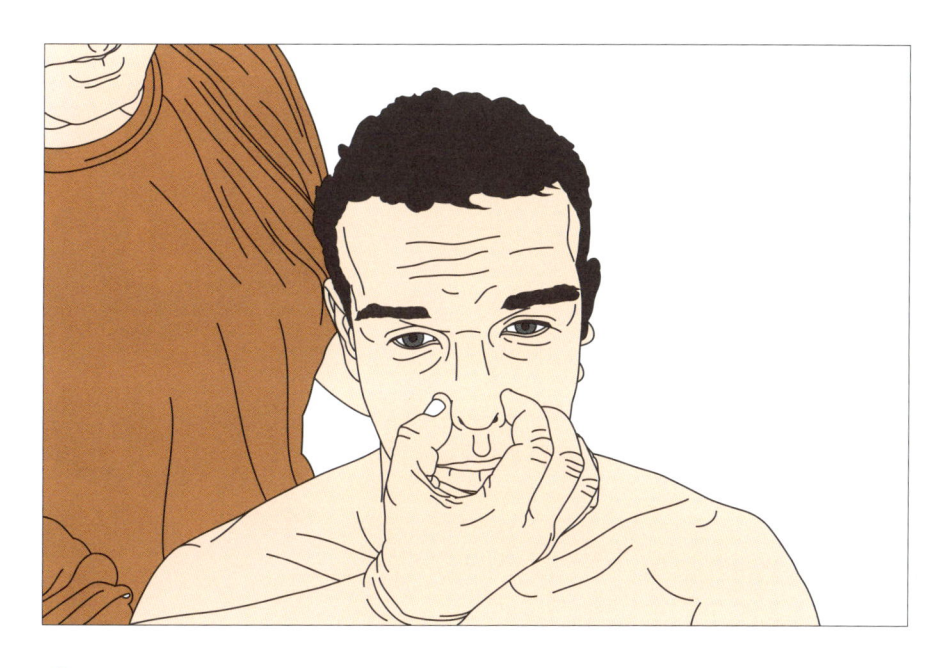

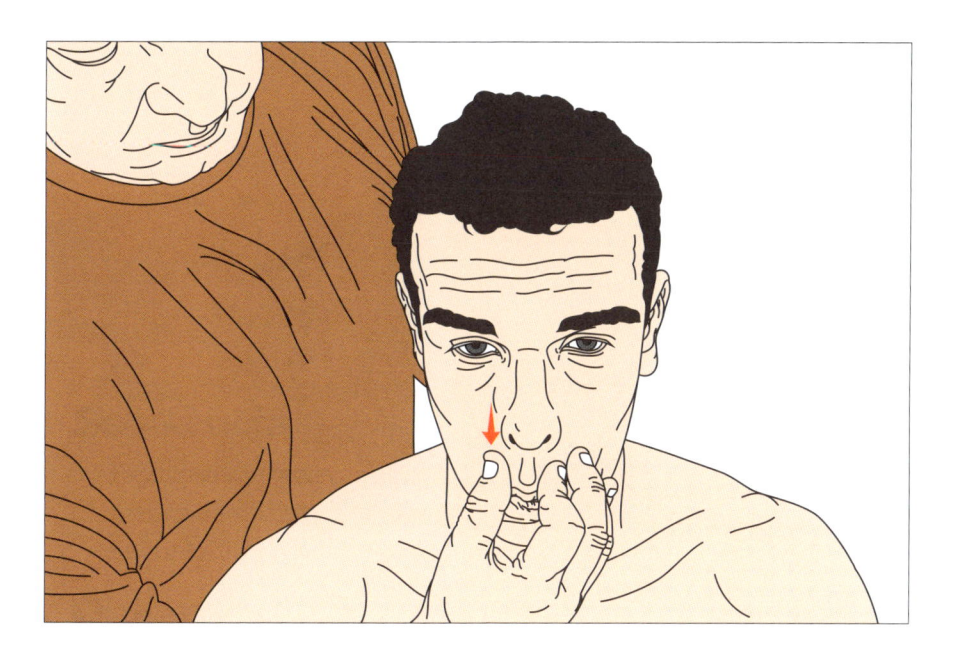

2

321

EXERCÍCIO 10

Com a idade, uma bolsa de gordura costuma se acumular na ponta do nariz. Uma massagem terá efeitos benéficos para dispersar essa retenção.

Preparação

Mantenham a mesma posição do exercício anterior.

Execução

1. O ajudante massageia seu nariz deslizando os dedos por ele como se quisesse afiná-lo. Capriche na ponta, que é o local que mais acumula gordura.

Sequência

Repitam dez vezes.

Observe

Perceba como o ar entra mais livremente pelo nariz ao término do exercício.

1

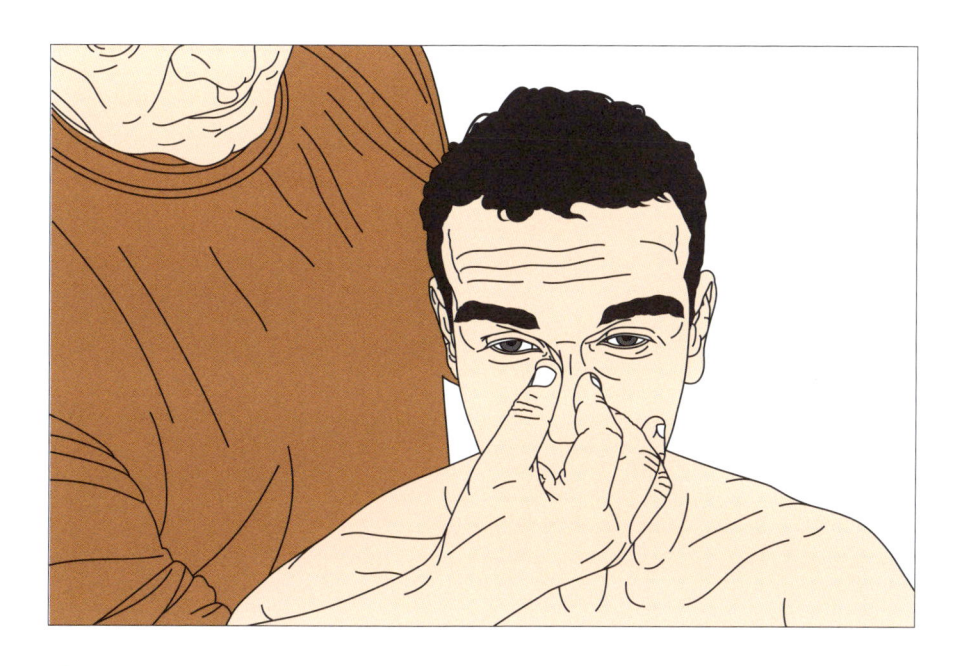

CAPÍTULO 6   Uma dinâmica verticalidade   ATIVIDADE I

EXERCÍCIO 11

A orelha não existe apenas para pendurar brincos. Ela integra nosso sistema auditivo. Sua função é a de capturar as vibrações acústicas e direcioná-las ao conduto auditivo. Além disso, a caixa da orelha realiza uma filtragem do som que chega ao ouvido, o que contribui para situar a origem da emissão sonora. Cada curva da orelha exerce o seu papel e está ali por uma razão, como numa caixa de som. No trabalho a seguir, faremos manipulações nas orelhas, com o objetivo de preservar sua elasticidade e manter aberto o orifício auditivo.

Preparação

Continue sentado no banco. Seu ajudante se posicionará atrás de você, firmando os dedos nas curvas de suas orelhas.

Execução

1. O ajudante puxa o lóbulo das orelhas, normalmente onde usamos brincos, para baixo e para fora, com a intenção de abrir o orifício auricular.

2. Em seguida, o ajudante puxa para os lados a parte central da orelha, finalizando com suaves vibrações.

3. Agora o ajudante puxa a parte superior da orelha, como se quisesse levantá-la, também finalizando com vibrações.

4. Por último, com os dedos indicadores pressionando o osso atrás das orelhas, ele faz movimentos circulares ao redor do pavilhão auricular, descolando a pele.

Sequência

Insista nesse estímulo até que a pele fique avermelhada.

1

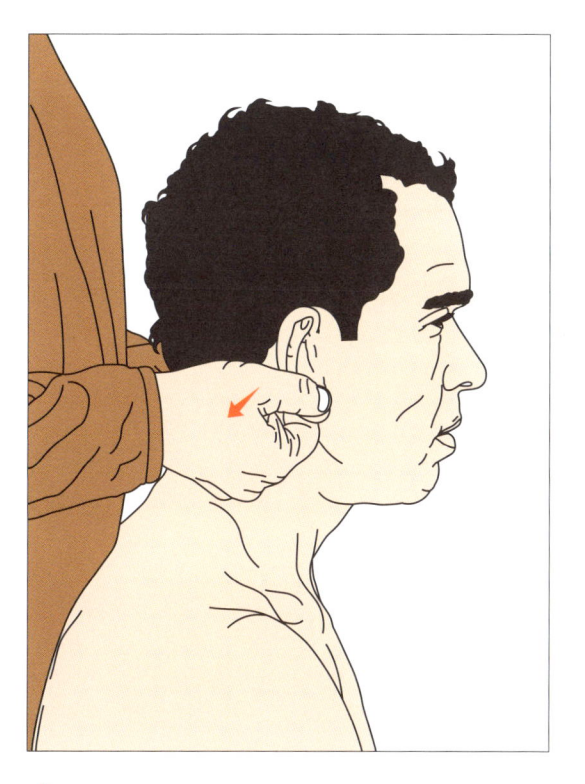

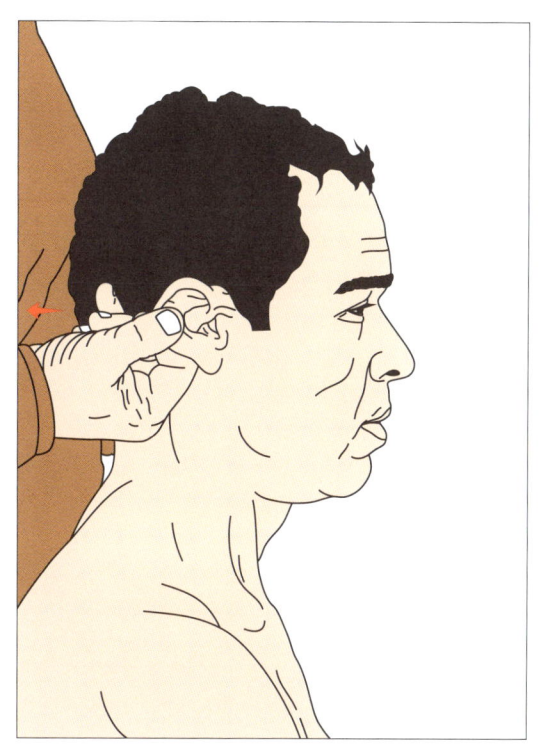

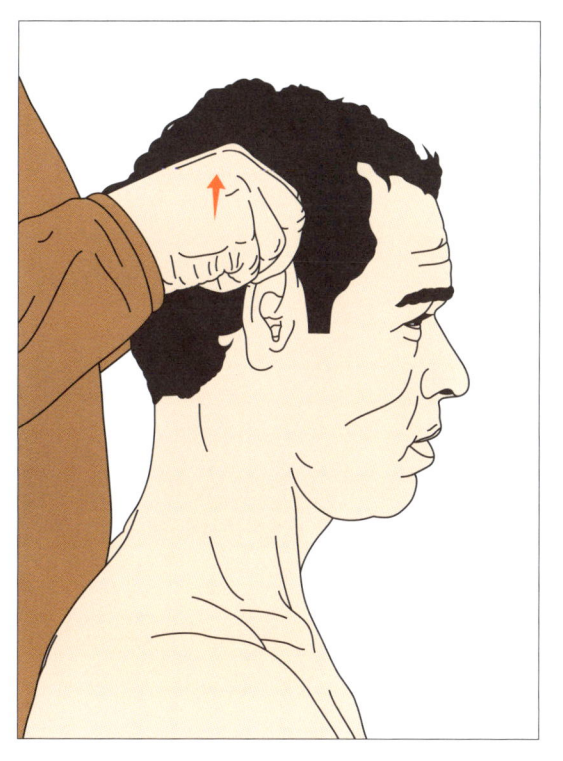

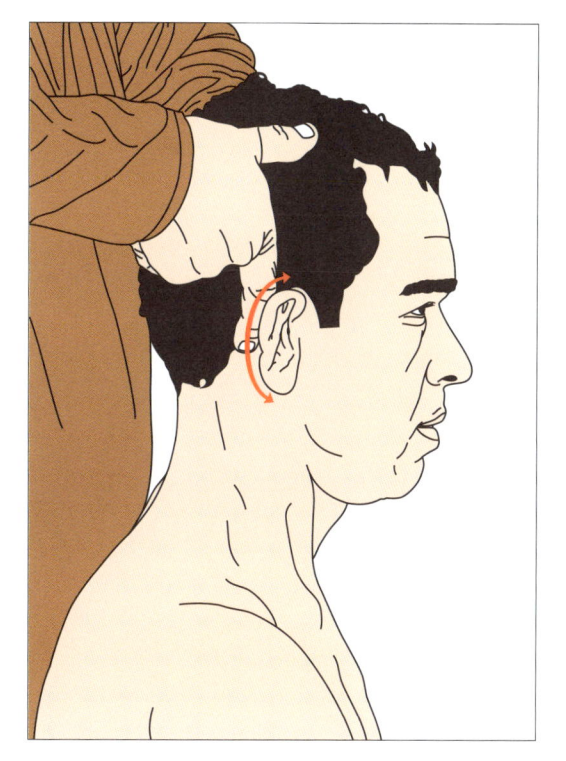

2

3

4

CAPÍTULO 6   Uma dinâmica verticalidade   ATIVIDADE I

EXERCÍCIO 12

Preservar o espaço interno da boca e, por conseguinte, manter os músculos trabalhando nas direções corretas é tão importante quanto trabalhar o rosto. As funções de mastigação e deglutição estão intimamente relacionadas com a tonicidade do pescoço. O exercício que faremos a seguir propõe uma suspensão de todos esses músculos que estão abaixo do queixo.

Material

Uma garrafa de água com gás, uma mesa ou dois blocos de espuma, medindo 60 cm x 60 cm, 35 cm de altura, com densidade de 40 g/cm^3 cada, empilhados como mostra a ilustração.

Execução

1 Coloque um pouco de água na boca. Apoie os antebraços em uma mesa e incline-se para a frente fixando o olhar para ela. Retenha a água na boca entre o lábio superior e a parte dianteira da arcada dentária superior. Com um movimento de sucção, mande a água em direção aos dentes superiores do fundo da arcada, ladeados pelas bochechas.

Repita quatro vezes esse movimento de sucção.

2 Pressione os antebraços contra a mesa e engula a água crescendo o comprimento do pescoço, suspenda a musculatura anterior da papada ao deglutir. Depois, coloque mais água na boca, deixando agora que ela se acumule entre o lábio inferior e os dentes inferiores dianteiros. Apoie os cotovelos na mesa e sugue, tentando jogar a água para o espaço entre as mucosas e os dentes inferiores do fundo. Engula, mandando a musculatura do pescoço para cima.

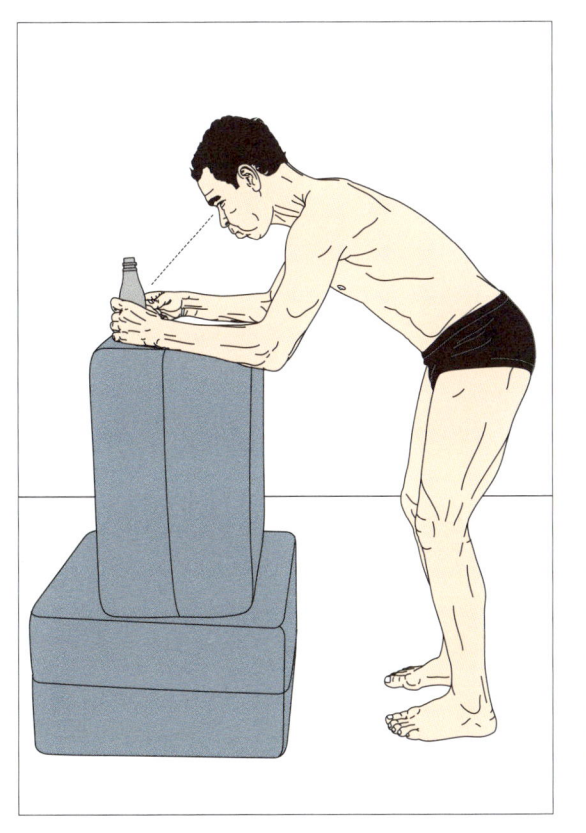

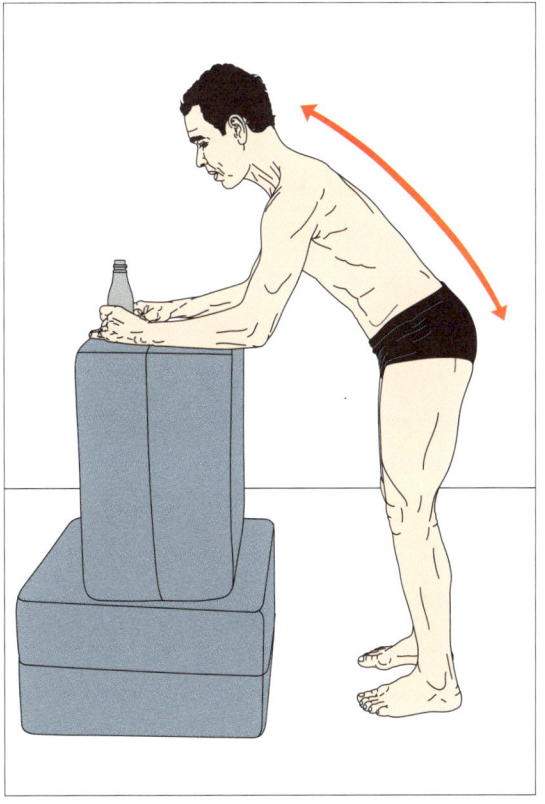

Sequência

Repita seis vezes.

Observe

A largura na parte anterior do pescoço, através da repetição desse exercício. Se foi difícil perceber o movimento da deglutição, fique em pé e coloque uma mão debaixo do queixo. Tome um pouco de água. Ao engolir, não deixe a musculatura empurrar sua mão. Ao contrário, a musculatura deverá subir, afundando para dentro. Treine algumas vezes e tente de novo na posição indicada acima.

EXERCÍCIO 13

Material

Uma almofada grande e um colchonete.

Preparação

Você fará o mesmo trabalho do exercício anterior, só que deitado de costas na almofada, com as escápulas totalmente apoiadas.

Execução

1 Tome um pouco de água e retenha-a na parte da frente da boca, entre os dentes e o lado interno do lábio superior. Deite-se na almofada e repita o procedimento do exercício anterior, dirigindo a água para os dentes superiores de trás. Repita o movimento de sucção por quatro vezes.

2 Levante um pouco o tronco da almofada e engula a água, elevando a musculatura da papada.

Sequência

Repita seis vezes.

Observe

Não eleve somente o pescoço; o tronco acompanha essa ação. Perceba a suspensão que a deglutição gera nas estruturas dessa área. O ato de engolir associado ao exercício de se suspender fortalece a deglutição. Faça num extremo estado de concentração para não se engasgar.

1

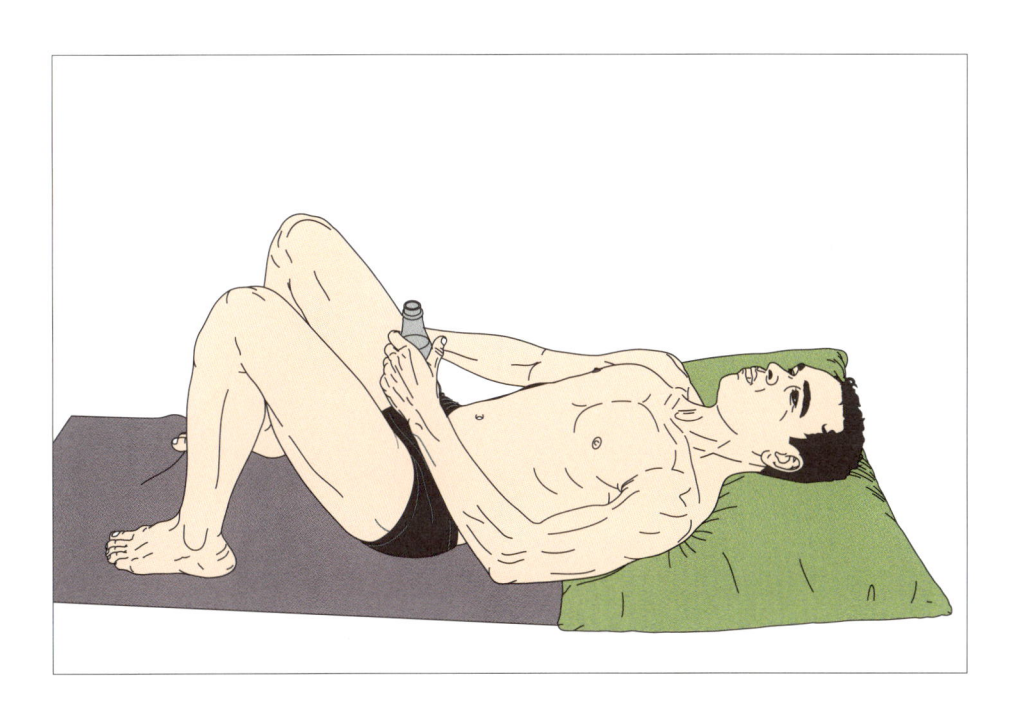

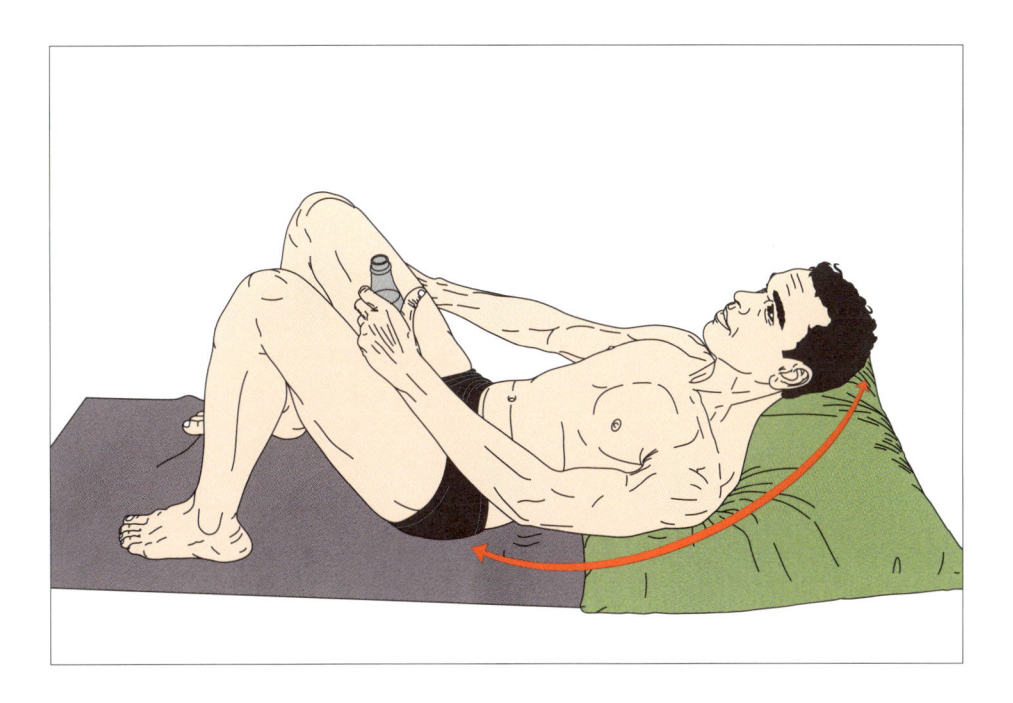

2

ATIVIDADE II

APRENDENDO COM O BASTÃO

Depois de estimular o rosto e o pescoço, você estará mais desperto e em prontidão para aproveitar as atividades a seguir.

No quinto capítulo tivemos a oportunidade de conquistar uma coesão maior do tronco a partir dos elos de força com as pernas e os braços, criando uma unidade corporal. Com essas práticas, ganhamos autonomia para nos deslocar com precisão e liberdade no espaço. Oferecemos, assim, uma resistência à gradual fixação aos padrões simplificados de movimento, requisitando as áreas cerebrais responsáveis por movimentos mais refinados.

O simples ato de pegar um objeto sobre a mesa exige que várias unidades motoras trabalhem em conjunto. Na modalidade empobrecida de movimentos, na qual a fixação em determinados circuitos de movimentos limita nossos gestos, essa ação de apanhar o objeto poderá ser executada com espasmos isolados e truncados: a cabeça pende, o tronco cede a favor da gravidade, as pernas não participam, desvitalizadas. A bacia recua e o braço, sem auxílio do tronco, pega o objeto. Não há ligação entre os deslocamentos das diferentes partes do corpo, e os movimentos são realizados em linhas entrecortadas.

DESCRIÇÃO DOS EXERCÍCIOS

OBJETIVO Nos exercícios a seguir vamos explorar o movimento do tronco em várias direções e ativar os circuitos que se conectam às pernas, aos braços e à cabeça. Lembre-se: os deslocamentos da cabeça e o alcance dos braços são regidos pelo movimento do tronco; portanto, ensine-o a conduzir o movimento.

MATERIAL Um banco de madeira com 40 cm de altura e um bastão, também de madeira, com aproximadamente 1,60 m de comprimento.

EXERCÍCIO 1

Preparação

Sente-se no banco com as pernas bem abertas e os pés virados para fora e bem plantados no chão. Trace duas diagonais imaginárias tendo seu corpo como referência.

Execução

1. Coloque o bastão na diagonal direita, à frente. O braço direito está em extensão, com o cotovelo levemente flexionado, e a mão sustenta o bastão. Pouse a mão esquerda em torno da virilha e olhe para a frente. Endireite os pés, de forma que fiquem paralelos, ativando os músculos da tíbia, sem deixar o joelho rodar para dentro; simultaneamente, gire os músculos da coxa esquerda para fora com a ajuda da mão. Essa oposição entre os músculos da tíbia e da coxa gera um recrutamento de contrações que começam no pé e chegam até o tronco, criando um elo entre eles. Insista nessas oposições constantemente durante a execução do movimento. Pressione o bastão contra o chão. A energia isométrica conduzida pelo braço chega até a lateral direita do seu pescoço. Constate como toda a coluna desse hemisfério está unida por esses elos musculares, criados pela pressão do pé direito e do bastão contra o chão.

2. Mantenha a contração muscular, olhe para o bastão e desloque o tronco obliquamente para a direita, inclinando o bastão na mesma direção. A cabeça acompanha o movimento do tronco, sustentada e dirigida pelo tronco. Respeite essa hierarquia. O braço esquerdo vai para trás, fazendo oposição ao movimento. Não perca o apoio da bacia do lado esquerdo — pressione o pé esquerdo no chão e intensifique a rotação da coxa esquerda para fora. Amplie ao máximo o deslocamento do tronco, inclinando o bastão para longe até perder o equilíbrio. Seu corpo todo reagirá para mantê-lo, recrutando contrações musculares. Quanto mais circuitos musculares entrarem em ação para reencontrar o equilíbrio, mais o sistema nervoso central será desafiado.

1

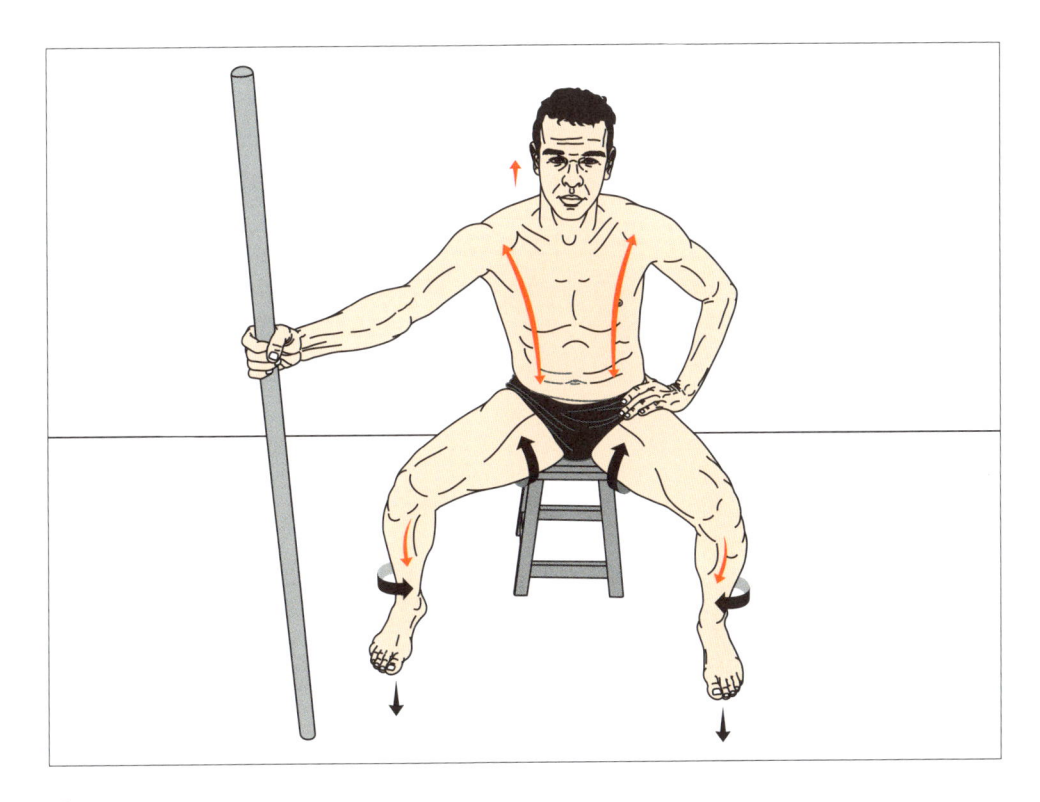

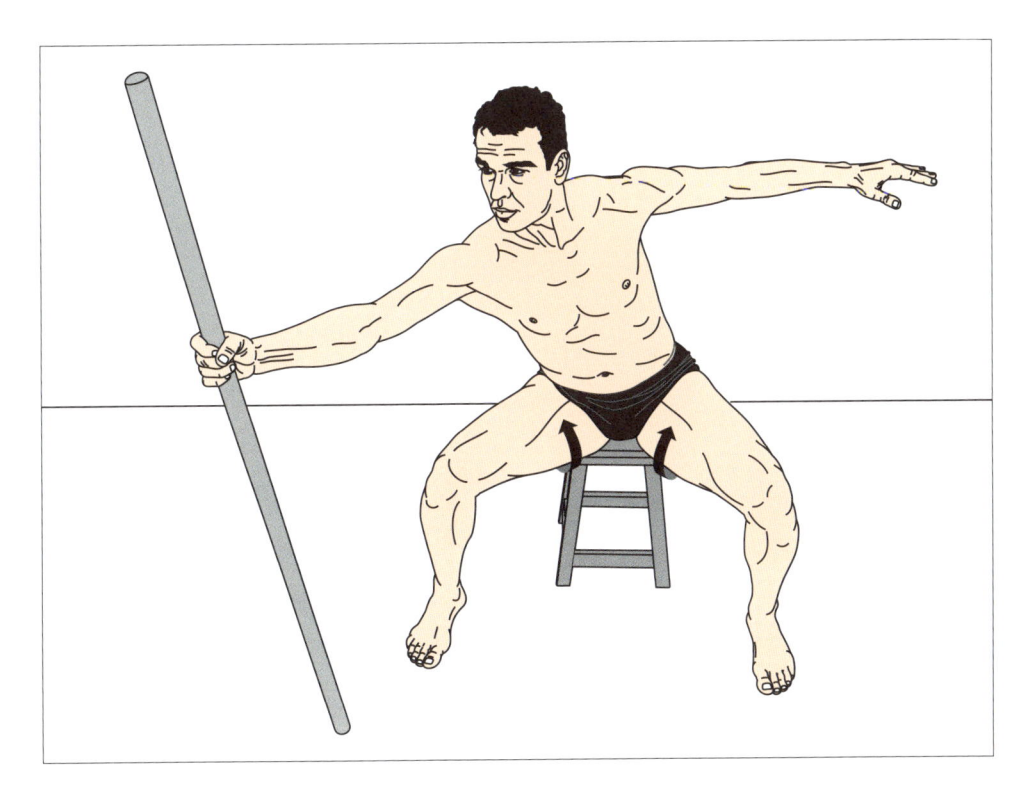

2

333

3 Passe o bastão para a diagonal esquerda girando o seu tronco. Alargue bem os músculos do pescoço.

4 Leve a ponta superior do bastão para longe. A bacia do lado direito quer desapoiar, não permita. Amplie o deslocamento até o pé direito quase desapoiar. Observe como, na tentativa de manter o equilíbrio, serão acionadas contrações musculares para a manutenção da postura.

Sequência

Avance e retorne quatro vezes sobre o mesmo percurso. Depois, passe para a diagonal oposta e refaça as etapas mais quatro vezes. Em um terceiro momento, realize as quatro diagonais seguidas: direita à frente, esquerda atrás, esquerda à frente, direita atrás.

Observe

Após o domínio do exercício, associe-o à respiração, expire ao inclinar-se para a diagonal, mantenha-se inclinado e inspire. Retorne e reinicie respirando como indicado. Ande pela sala. Dê passos largos com o olhar à frente. Observe como está o movimento do seu tronco ao se deslocar.

3

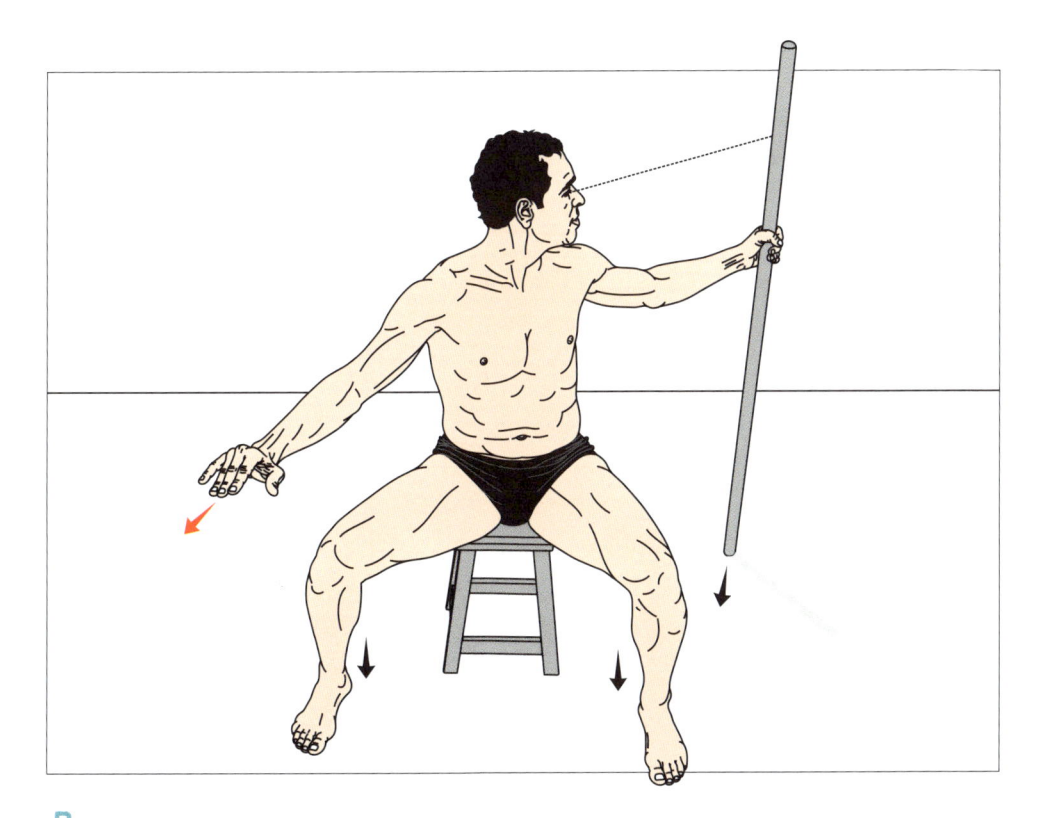

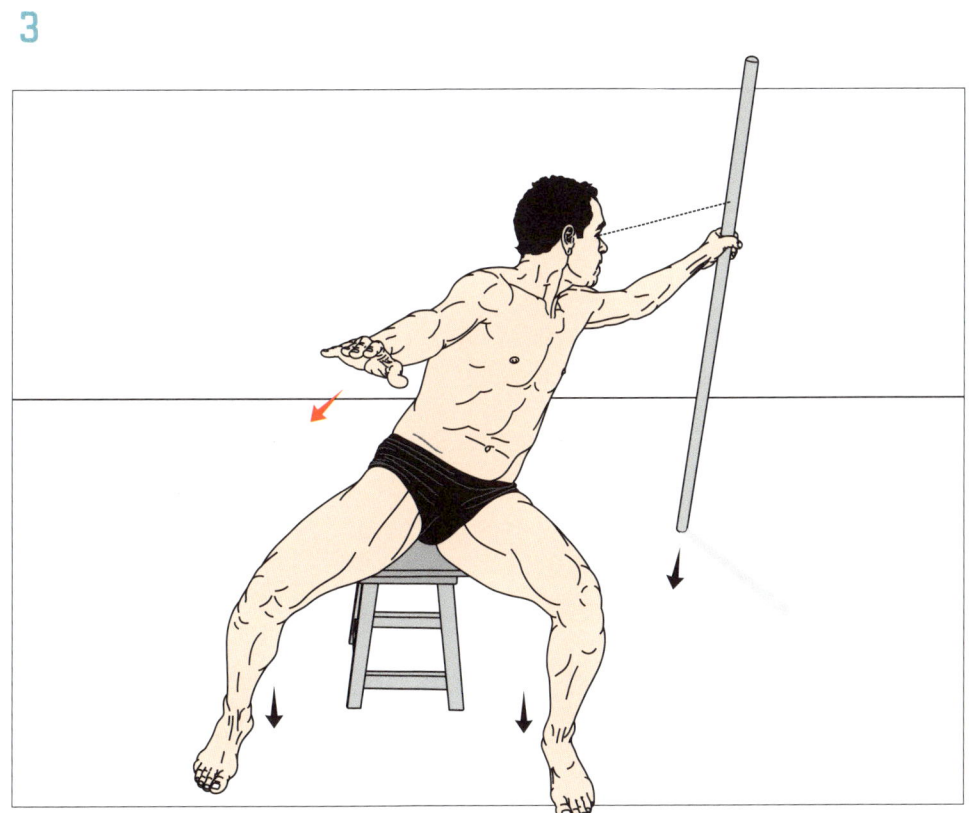

4

335

EXERCÍCIO 2

Preparação

Sente-se no banco, apoiando apenas a coxa e o quadril esquerdos, firmando-se sobre o ísquio e em parte da coxa. Mantenha o lado direito da bacia suspenso.

Execução

1 Segure o bastão com a mão direita à frente e desça o joelho direito até quase tocar o chão, alongando a coxa. O joelho deve estar alinhado ao quadril, ao passo que este deve permanecer em total extensão. O pé esquerdo se firma bem perto do banco e a mão desse lado se apoia pressionando o banco. Com o tronco vertical, pressione o bastão e os pés no chão como se quisesse se levantar. Resista à reação natural de avanço do joelho direito. Perceba o elo de força gerado por esses apoios, que vai do pé direito até a lateral do pescoço direito. Inspire descomprimindo. Ao expirar, preserve o espaço que ganhou.

Repita três ciclos respiratórios nessa posição.

2 De posse dessa ampliação de força na lateral direita, erga o bastão do chão e coloque-o mais adiante. Ao mesmo tempo em que o tronco vai para a frente, estenda a perna direita para trás, sem dispersar a força lateral conquistada. A cabeça acompanha o movimento do tronco e o rosto fica paralelo ao chão.

Com o cotovelo direito para fora, preserve o espaço entre o ombro e a orelha. Pressione o antepé no chão enquanto inclina a parte superior do bastão o máximo que puder. Rode sua coxa direita para fora sem alterar a posição do pé. A tendência é que o lado direito do corpo despenque. Resista, preserve a suspensão e o retângulo do tronco com a bacia e os ombros alinhados. Inspire ganhando espaço e expire garantindo a descompressão.

Repita três ciclos respiratórios nessa posição.

Volte à posição inicial, descendo lentamente o joelho direito em direção ao chão, sem relaxar a força lateral conquistada. À medida que o joelho desce, verticalize a bacia com o uso da musculatura da base do abdômen. Aproxime o bastão do seu corpo mantendo a estrutura. Verticalize o tronco e alinhe o joelho ao quadril.

Detalhe da ilustração 1

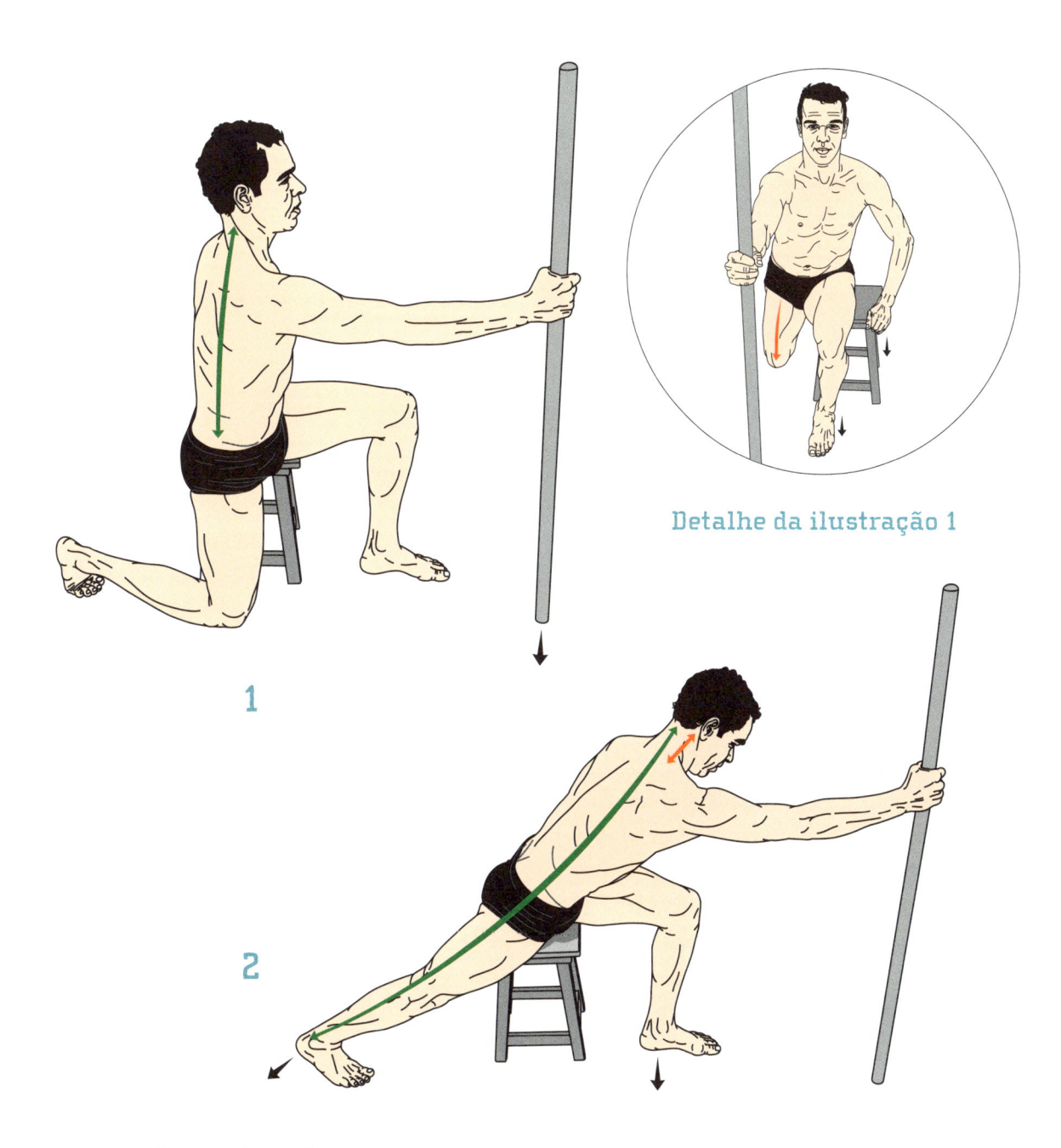

1

2

Sequência

Faça quatro vezes, levante-se e caminhe um pouco, percebendo o comprimento conquistado no lado direito do seu corpo. Reinicie o exercício do outro lado.

Observe

Este trabalho é uma oportunidade para experimentar movimentos amplos. Procure sempre ir um pouco além do resultado obtido anteriormente. Assim, entrará em ação o maior número de unidades motoras possível.

EXERCÍCIO 3

Preparação

Sente-se no banco, com as pernas bem abertas e os pés virados para fora.

Execução

1. Segure o bastão com a mão direita e coloque-o ao seu lado, um pouco atrás da linha do joelho. Alargue os braços sem travar os cotovelos durante a extensão. Nessa postura, o braço esquerdo procura se opor ao direito. Olhe para a frente e traga os pés para dentro, de forma que fiquem paralelos, ativando os músculos da tíbia. Não torça o joelho para dentro. Ao contrário: rode sua coxa para fora. Pressione o bastão no chão, criando um elo de força que vai da mão ao pescoço. A perna esquerda mantém a oposição, o pé esquerdo pressiona o chão e a coxa esquerda roda para fora.

2. Leve o bastão para a lateral direita usando o tronco. A cabeça acompanha o movimento. Sem desabar, o olhar atinge a linha do horizonte na parede lateral da sala à sua direita. O apoio agora está mais na perna direita; não perca a unidade de força desse lado: mantenha-se suspenso. O olhar vai além do bastão. Exagere no desequilíbrio! Desapoie o pé esquerdo para ficar mais instável. Ao se lançar para o lado, expire fortemente sentindo a contração da parede lateral esquerda, que resiste contra a queda do tronco.

   Volte a se sentar no banco. Passe o bastão para a esquerda e refaça o procedimento.

Sequência

Faça dez vezes, alternando um lado e outro.

Observe

Ande pela sala observando as respostas do seu corpo ao trabalho.

1

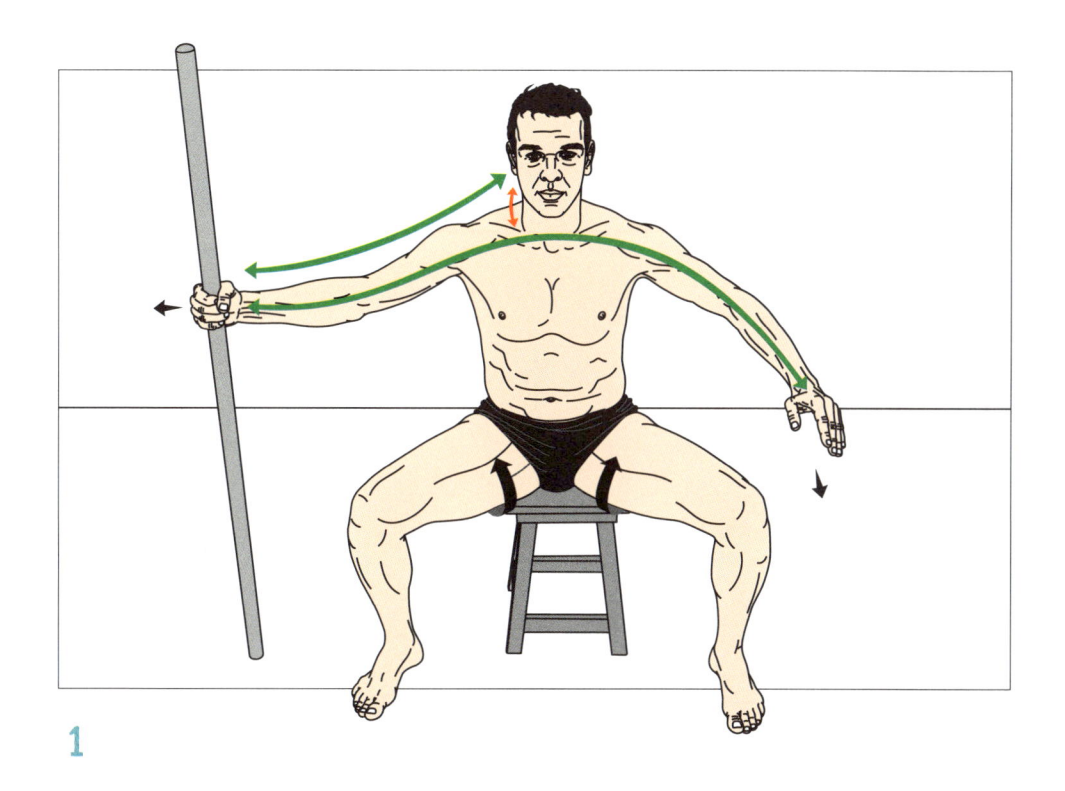

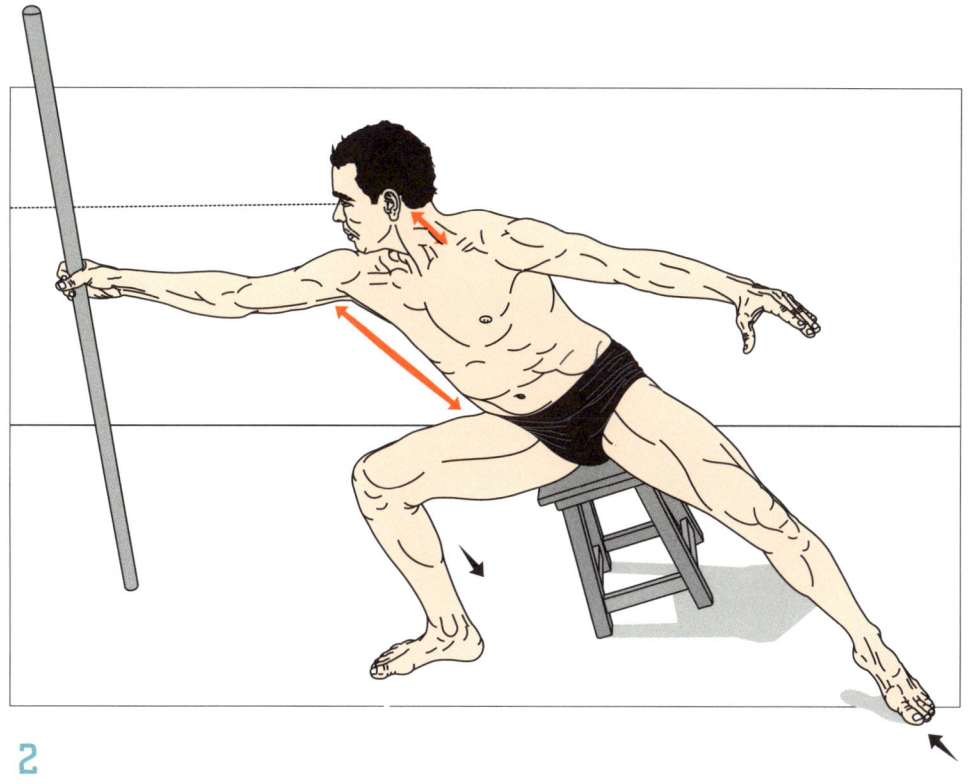

2

ATIVIDADE III

APRENDENDO COM A BOLA

Sabemos que para manter o cérebro alerta é necessário passar por situações de desequilíbrio durante a atividade física. Tirar o corpo da zona de conforto, deslocá-lo do seu centro de gravidade para readquirir seu eixo, provocar novos recrutamentos musculares é importante para a conquista de gestos precisos.

DESCRIÇÃO DOS EXERCÍCIOS

OBJETIVO A proposta desta atividade é provocar desequilíbrios ao corpo, que solicita encaixes articulares e elos musculares para funcionar em unidade. Faremos vários trabalhos com a bola, usufruindo de suas variadas possibilidades de deslocamento em diferentes planos no espaço.

MATERIAL Um bastão com 60 cm de comprimento e uma bola inflável com 65 cm de diâmetro.

EXERCÍCIO 1

Preparação

Neste exercício utilizaremos somente o bastão, pois trata-se de um preparo para o próximo. Em pé, observe o alinhamento do seu corpo e verifique se o peso está bem distribuído. Projete o corpo sobre o antepé, aliviando os calcanhares. Olhe adiante, fixando em um ponto.

Execução

1. Com a mão direita, apanhe um dos lados do bastão, cuidando para deixar uma pequena margem na extremidade. Leve-o à lateral direita da sua cabeça, na região da têmpora. Passe o braço esquerdo por trás da cabeça e segure o outro lado do bastão. Não permita que esse braço empurre sua cabeça para frente, e sim o contrário. A cabeça pressiona suavemente o antebraço para se manter no prumo.

2. Pressione o bastão na tentativa de levar a cabeça para a direita e, ao mesmo tempo, resista a essa pressão; empurrando-o na direção contrária, tracione a pele e as fibras musculares da têmpora para cima com o bastão. Trabalhe a respiração, mantendo as descompressões da inspiração. Essa atitude coloca o lado direito do corpo em tensão e provoca um avanço do corpo. Os calcanhares quase saem do chão. Os músculos da parede lateral do pescoço, ao se contraírem excentricamente, despertam o olhar e o canal auditivo.

Sequência

Repita quatro vezes sem tirar o bastão da lateral da cabeça. Faça do outro lado.

Observe

Repare no aumento da circulação sanguínea da região estimulada, na modificação da ação respiratória, segurança na pisada sobre o pé direito.

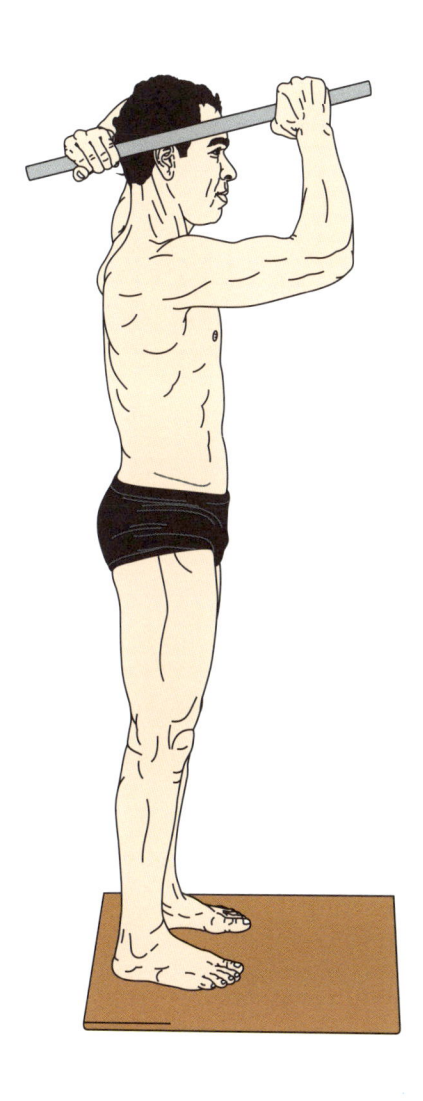

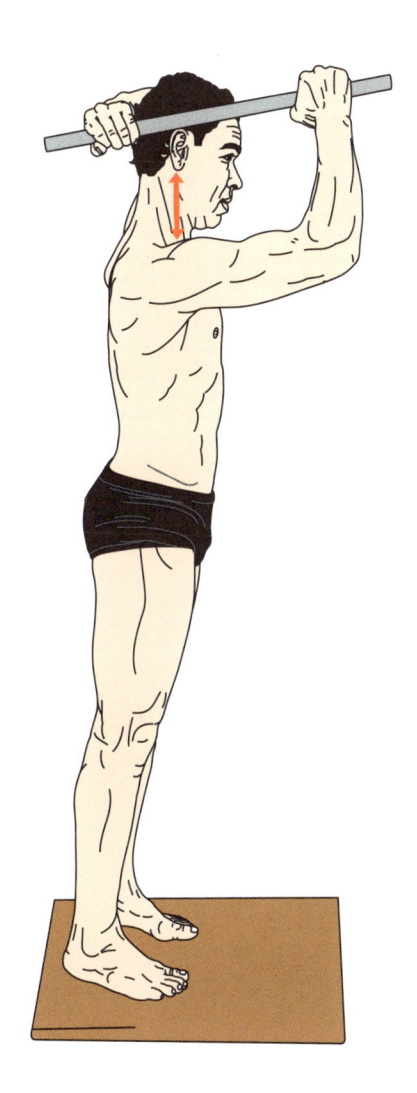

1   2

CAPÍTULO 6   Uma dinâmica verticalidade   ATIVIDADE III

EXERCÍCIO 2

Preparação

Sente-se na bola com os pés afastados e paralelos.

Execução

1. Junte as mãos estendendo os braços à sua frente e tracione os cotovelos para os lados. Essa ação favorece o encaixe das escápulas e clavículas. Pressione os pés no chão e não deixe a bacia cair para a frente ou para trás, mantendo-a na vertical.

2. Pressione o pé direito contra o chão e desloque seu corpo para a esquerda, sem perder o contato com a bola. Os pés acompanham o movimento e o esquerdo faz o breque, quando o quadril esquerdo perde o apoio da bola, deixando apenas o ísquio direito apoiado na bola. Oponha-se à tendência de inclinar o tronco para a direita, preservando alinhamento com a bacia e a cabeça. Os braços permanecem à frente durante todo o trabalho. Ao pressionar o pé esquerdo no chão, perceba a força muscular ascendente na lateral esquerda do tronco até o pescoço.

3. Vá para um lado e para o outro, conferindo ritmo aos deslocamentos. Sem perder o eixo, e atento à contenção dos breques, pois eles conferem a transmissão de força do pé até a cabeça.

Sequência

Faça dez vezes alternando os lados.

Observe

Ao sair da bola, levante-se com cuidado e mantenha o olhar no horizonte para evitar tonturas.

1

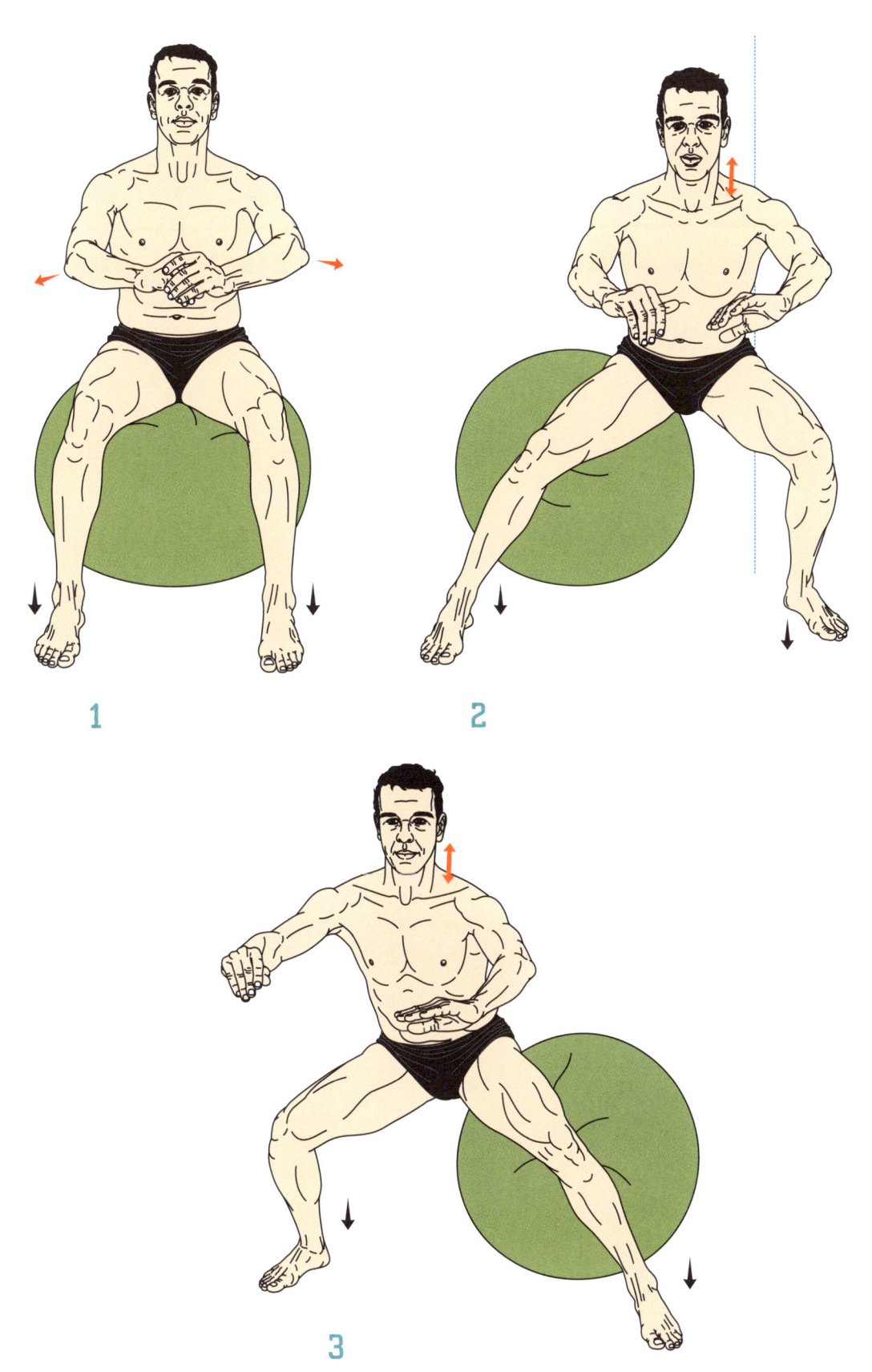

2

3

345

EXERCÍCIO 3

Preparação

Este exercício associa as etapas dos dois exercícios anteriores. Sente-se na bola com os pés afastados e paralelos. Não deixe a bacia cair para frente nem para trás.

Execução

1 Segure o bastão à frente do corpo em suas extremidades, com as palmas da mão voltadas para baixo, sem elevar os ombros. Pressione os pés no chão e tracione uma mão para cada lado.

2 Desloque-se para a esquerda dirigindo e pressionando o bastão para esse lado da cabeça, sobre a têmpora esquerda. Lembre-se da pressão do freio do pé, bem como da força isométrica da lateral esquerda da cabeça contra o bastão para ampliar o recrutamento de forças que percorrem todo o corpo.

3 Troque de lado passando o bastão por trás da cabeça sem soltá-lo.

Sequência

Repita várias vezes, alternando os lados. Confira ritmo ao exercício. A troca de apoio do bastão sobre as têmporas ocorre por trás da cabeça; relaxe as mãos durante a manipulação e troca dos lados, intensifique a pressão e força ao brecar o impulso.

Observe

Fique em pé. Perceba a descompressão do pescoço.

1

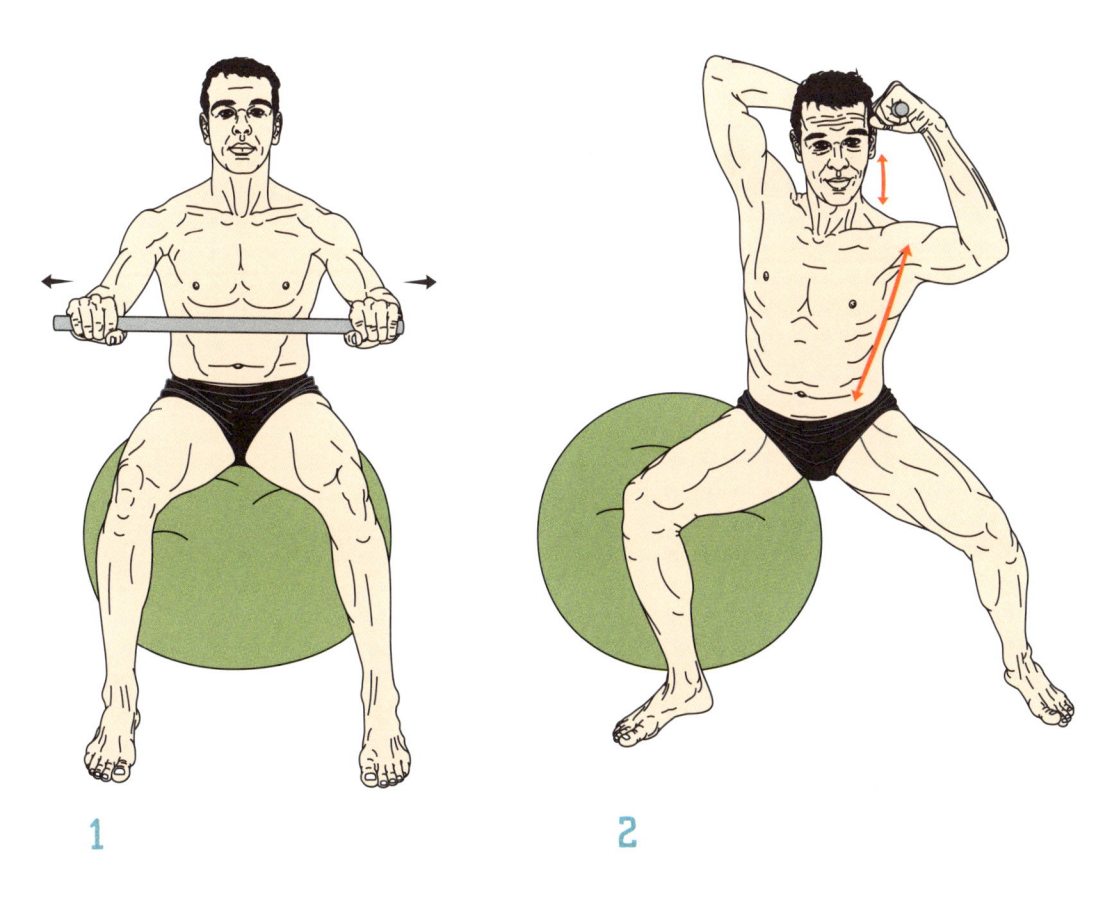

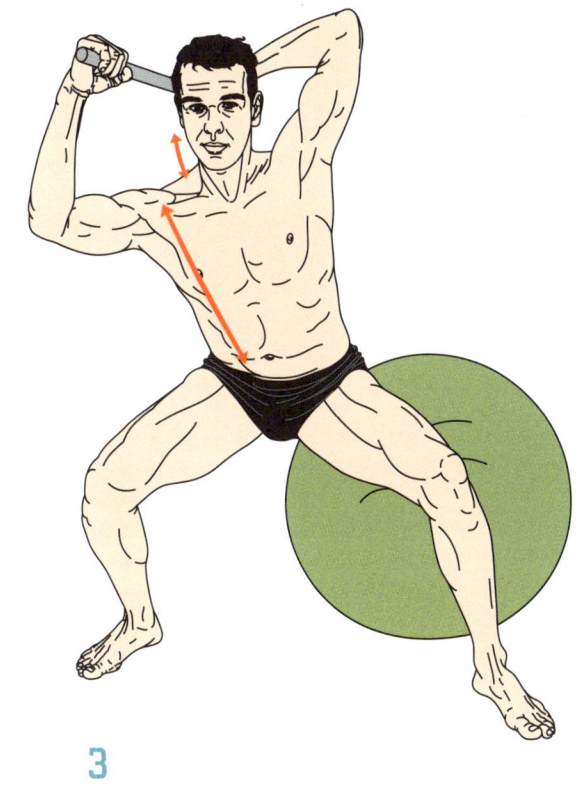

2

3

347

EXERCÍCIO 4

Preparação

De cócoras, abrace a bola de forma que o tronco esteja bem apoiado.

Execução

1. Pressione as mãos contra a bola, pouse as solas dos pés no chão e deixe a bacia pesar para baixo, pressionando o umbigo contra ela. Não deixe a cabeça cair para a frente, cresça o pescoço.

2. Desloque a bola, transfira o peso do corpo para a esquerda e estenda o braço direito adiante, em oposição.

3. Lance o corpo para sua diagonal direita até alcançar o chão com a mão direita que foi previamente estendida. Pressione-a contra o chão, mantendo o cotovelo levemente flexionado, de modo que a força chegue à lateral direita do pescoço. Tente se manter nessa posição apenas com o apoio da mão direita. O olhar dirige-se ao chão, porém a cabeça suspende-se em oposição ao olhar. Retorne pelo mesmo percurso à posição de partida, apoiando-se novamente sobre o pé esquerdo.

Sequência

Repita quatro vezes para cada lado e depois alterne entre a esquerda e a direita.

Observe

Os estímulos cruzados do membro superior esquerdo ao membro superior direito e vice-versa ampliam as condições de equilíbrio para o caminhar. Fortaleça esse sistema.

Você estimulou bastante seu labirinto. Saia da bola com cuidado.

1

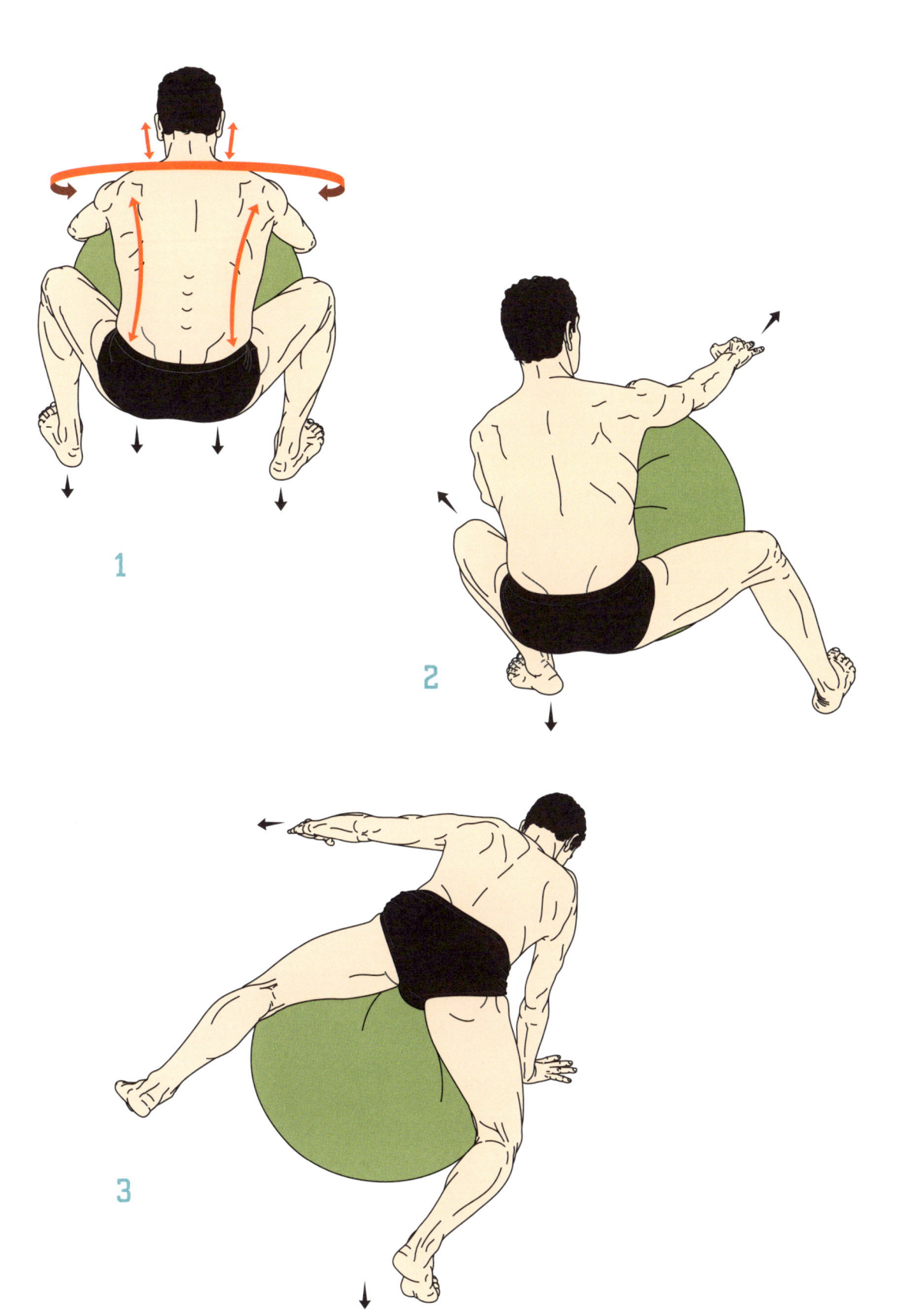

2

3

349

EXERCÍCIO 5

Preparação

Fique de cócoras e apoie a lateral direita do seu corpo — cintura, bacia e coxa — contra a bola.

Execução

1. O braço direito fica apoiado na frente da bola e o esquerdo faz oposição. A cabeça acompanha o tronco e o olhar se dirige às mãos. Estas se aproximam, formando um arco. Os pés permanecem bem apoiados no chão, voltados para a frente. Pressione os pés, estenda a lateral direita sobre a bola, inclusive a axila.

2. Realize uma torção do tronco da esquerda para a direita, num movimento que parte das costelas. Traga o braço esquerdo em direção ao chão fazendo um movimento amplo. Não perca o foco do olhar na mão durante todo o percurso. A mão esquerda chega ao chão. Perceba a ampliação do espaço entre as costelas e a parte posterior da bacia. Inspire e alargue mais esse espaço; expire mantendo a descompressão.

3. Acompanhado pelo olhar, eleve o braço esquerdo como se fosse apanhar um objeto no alto. O outro braço garante a oposição, dirigido para o chão e parcialmente apoiado na bola. Trabalhe a respiração. Inspire ganhando volume do lado esquerdo, preservando o espaço ao expirar. A cada ciclo, alargue um pouco mais. Inspire e expire três vezes, mantendo a pressão dos pés no chão, principalmente o pé direito, que está do lado da bola; esse joelho não estica. Volte para a posição inicial e repita quatro vezes.

351

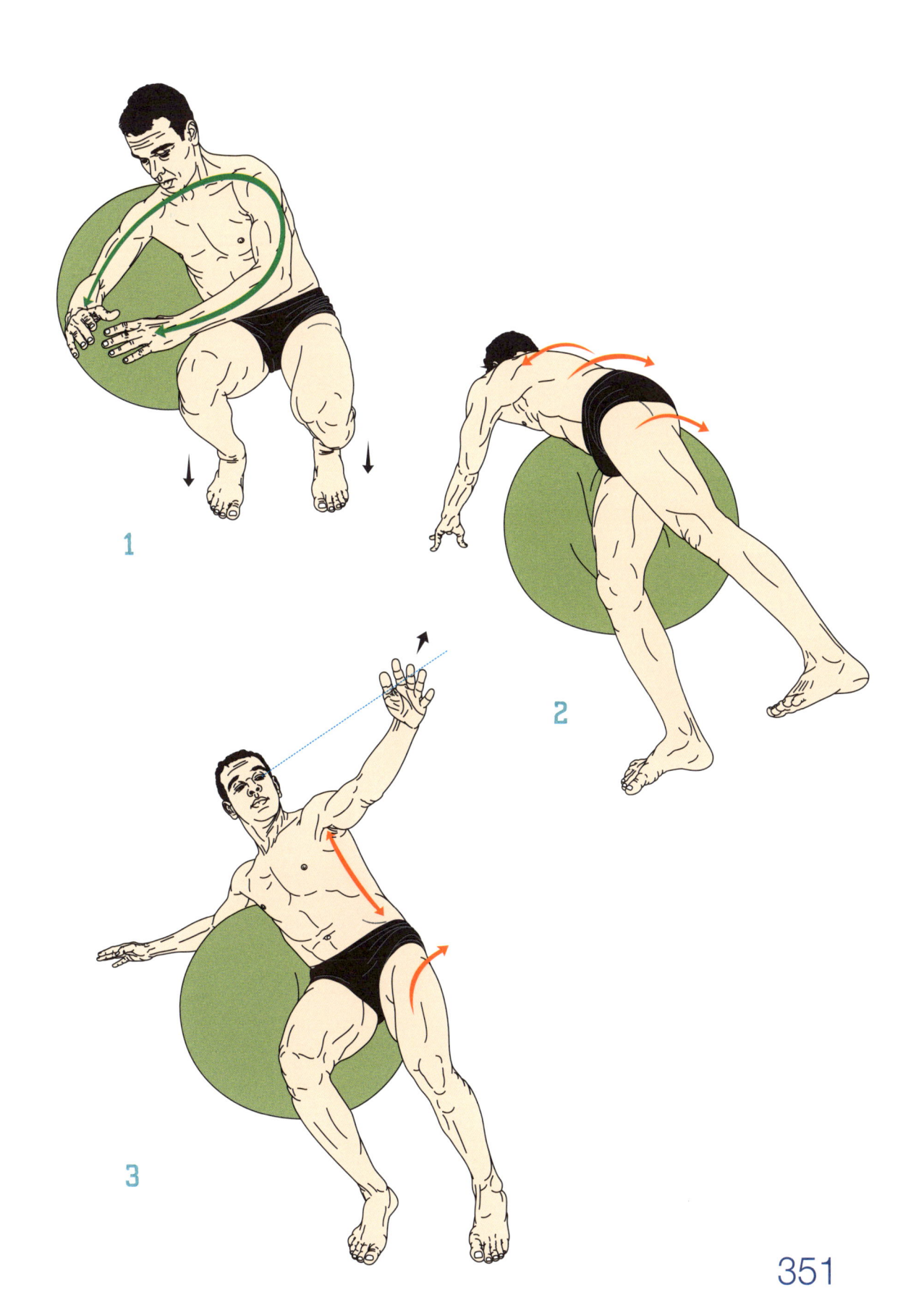

CAPÍTULO 6 Uma dinâmica verticalidade ATIVIDADE III

4 Apoie a lateral direita do tronco sobre a bola, da coxa até a axila. O pé direito fica bem apoiado ao lado da bola e o esquerdo se mantém um pouco mais recuado. Pressione o pé esquerdo no chão e se lance como se fosse pegar algo longe com o braço esquerdo. O braço direito toca o solo enquanto a perna esquerda pende para baixo, com a intenção de alcançar o chão. Nessa posição, todo o hemisfério esquerdo do corpo está aberto e ampliado. Para incrementar essa descompressão, preserve as conquistas da inspiração durante a expiração, como já exercitado no capítulo 5, da respiração.

Sequência

Repita quatro vezes e se levante com cuidado. Ande pela sala, observe as sensações e faça o mesmo do outro lado.

Observe

Ande um pouco e perceba se o encadeamento de força na lateral esquerda está mais presente durante o passo. O pilar de força muscular constituído por músculos e ossos estará desperto, impedindo então que o tronco oscile para os lados durante o caminhar.

4

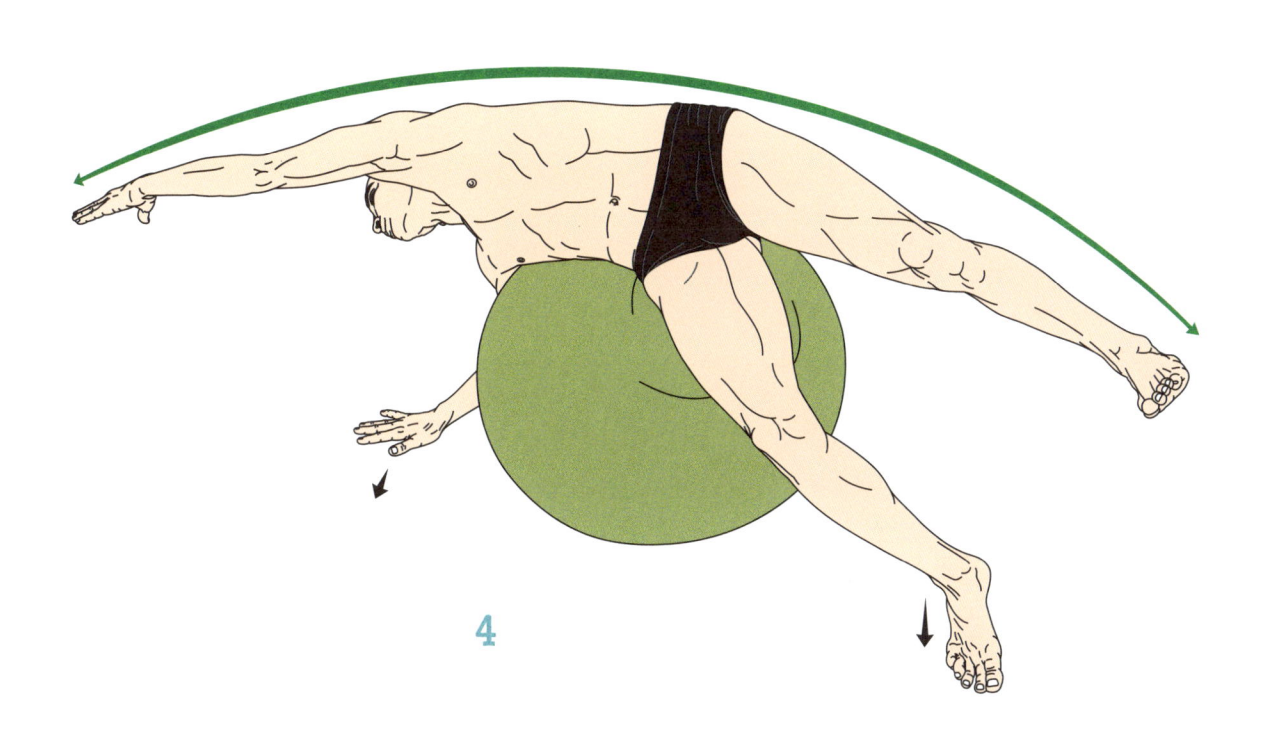

ATIVIDADE IV

APRENDENDO COM A CAMA ELÁSTICA

Os músculos que agem no crescimento do eixo vertebral são pequenos e profundos. Não raro se submetem à hipertrofia dos maiores, responsáveis por movimentar nossos membros ou manter o corpo ereto contra a gravidade. Para despertar a musculatura profunda, precisamos de estímulos vibratórios, ritmados, como os que você vai experimentar na cama elástica.

A nossa base de apoio, os pés, é pequena, comparada com nossa altura. Quando estamos em pé, em equilíbrio e com os pés próximos, ocorrem micro-oscilações imperceptíveis que ajustam o nosso eixo ao centro de gravidade. Ficar com as pernas afastadas, o que é mais comum para aumentar essa base de apoio, impede que o nosso corpo trabalhe nessas micro-oscilações.

DESCRIÇÃO DOS EXERCÍCIOS

OBJETIVO Conquistar elegância e adaptabilidade por meio de pequenos ajustes na posição vertical quando submetida à vibração da cama elástica. Equilibrar as pressões internas entre caixa torácica, abdominal e zona vestibular. Sentido de alerta ao desequilíbrio do corpo.

MATERIAL Uma cama elástica pequena com boas molas, dois bastões de aproximadamente 1,50 m de comprimento e um espaldar.

EXERCÍCIO 1

Preparação
Suba na cama elástica de lado.

Execução

1 e 2
Feche as mãos e pressione com os polegares a extremidade do osso saliente na lateral da coxa, o trocanter, onde se localiza a articulação do fêmur com a bacia. Incline a tíbia para a frente, mantendo os pés bem "ancorados" na cama elástica.

3, 4, 5 e 6
Faça movimentos lentos e contínuos com a bacia para frente, para a esquerda, para trás e para a direita, desenhando um círculo no ar com o quadril. Impeça o balanceio do tronco, que deve manter as linhas da caixa frontal. O movimento ocorre somente na articulação pressionada pelos polegares. Mantenha seu olhar à frente e perceba seu centro de gravidade em movimento.

Sequência
Faça várias vezes no sentido horário e no sentido contrário.

Observe
A planta dos pés possui uma grande quantidade de sensores; graças a isso, repare na mudança dos pontos de apoio dos pés à medida que as oscilações da bacia acontecerem.

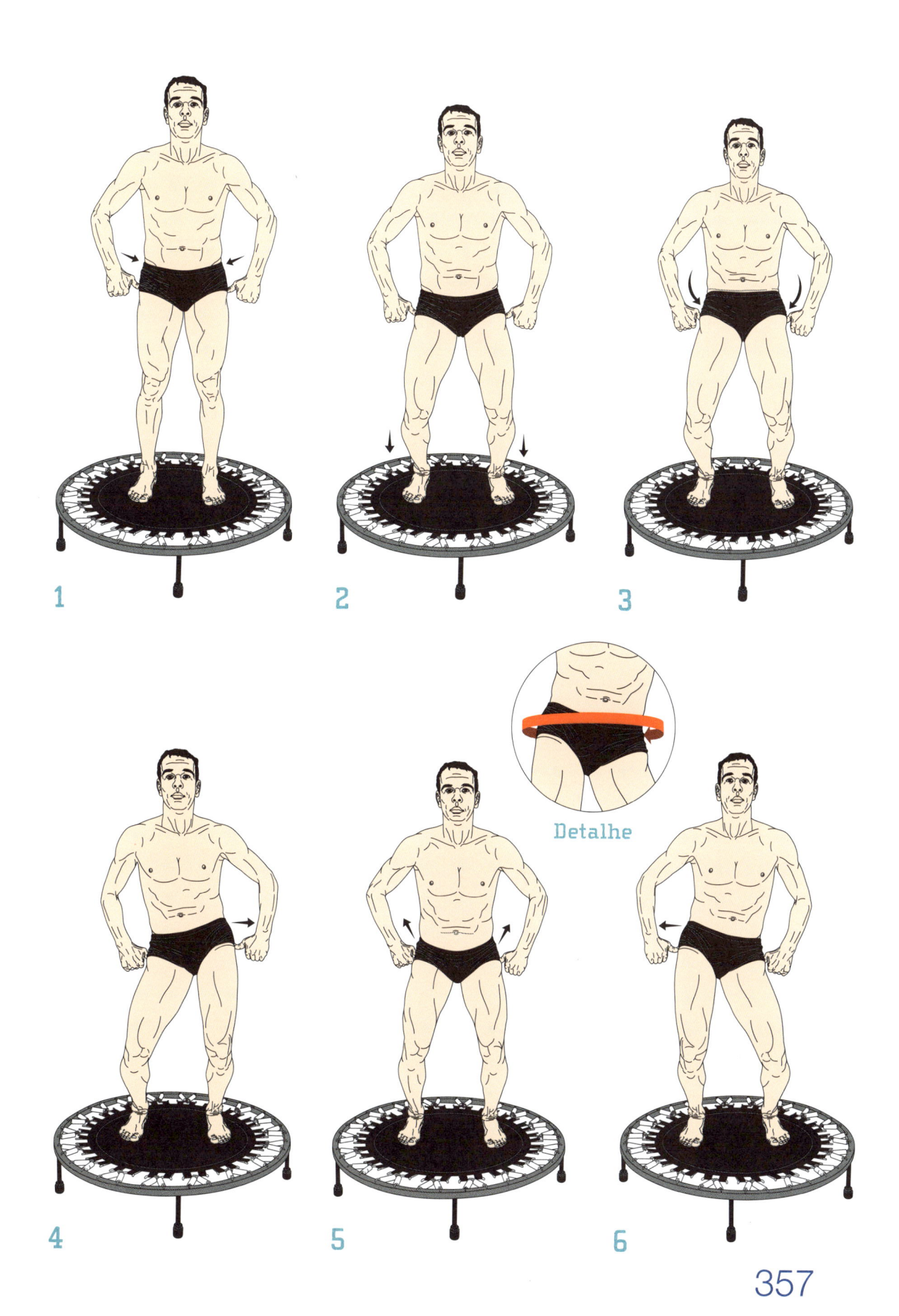

1   2   3

Detalhe

4   5   6

357

CAPÍTULO 6   Uma dinâmica verticalidade   ATIVIDADE IV

EXERCÍCIO 2

Preparação

Pegue dois bastões grandes e coloque-os à frente, nos vãos entre as molas da cama elástica. As mãos devem estar um pouco abaixo do peito para evitar que os ombros subam.

Execução

1 Dirija o seu olhar concentradamente à sua frente, pressione os bastões contra o chão e comece a pular. Faça uso do impulso dos braços, firmados nos bastões, para saltar mais alto.

2 e 3 Aos poucos, promova a torção da bacia e dos pés para a esquerda e para a direita a cada pulo. A bacia gira no ar. Mantenha os ombros e rosto voltados à sua frente.

Sequência

Pule dez vezes sem girar a bacia. Em seguida, salte mais dez vezes girando a bacia para os lados. Para desacelerar, detenha-se no meio da cama e espere a oscilação diminuir naturalmente. Com a boca fechada, aguarde a normalização dos batimentos cardíacos e da respiração.

Observe

Saia da cama elástica de lado com cuidado, apoiando um pé sobre o chão antes de retirar o outro. Não se distraia, continue em prontidão. Lembre-se de que essa atividade não é indicada apenas para crianças ou jovens. São os idosos que mais precisam desses estímulos. Ande com passos largos, a mirada no horizonte, deslocando os braços amplamente.

359

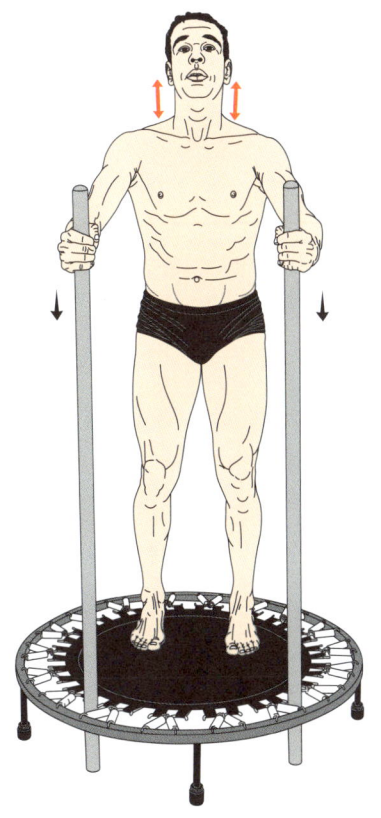

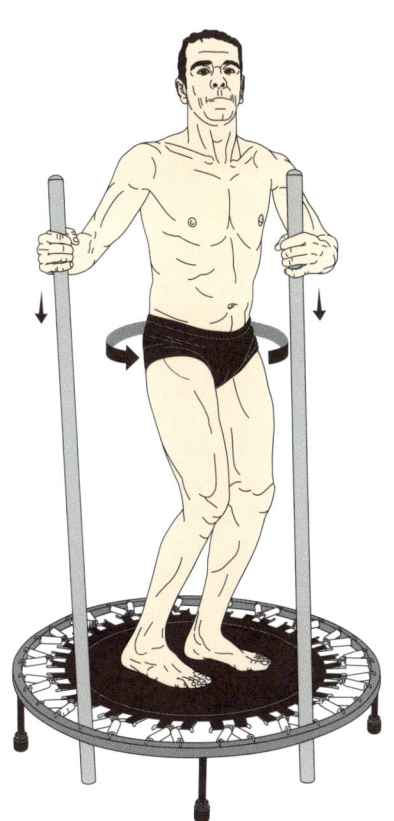

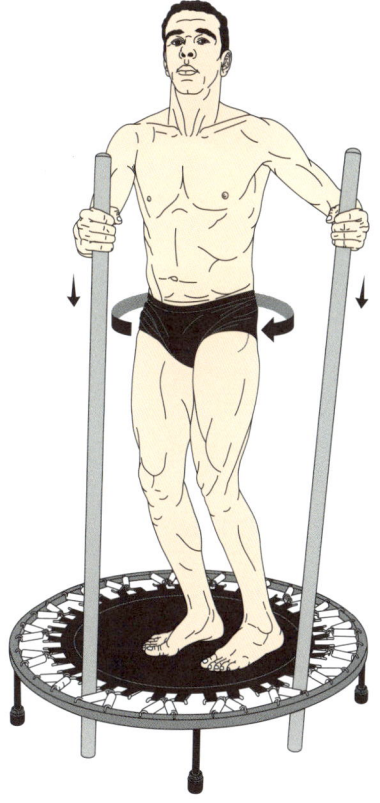

EXERCÍCIO 3

Preparação

Em pé, posicione seu perfil com os braços nas laterais do tronco, ao lado da cama elástica.

Execução

1. Com o lado esquerdo para a cama elástica abra os braços enquanto apoia o pé esquerdo sobre ela. Incline a tíbia da perna direita para a frente e dê um impulso para subir.

2. Com o impulso, passe a perna direita pela frente da esquerda ao mesmo tempo em que os braços se estendem para a direita, em oposição ao passo. O olhar se fixa no horizonte à direita. Cresça a lateral esquerda do pescoço.

3. Desça da cama, mantendo atenciosamente a pressão do pé direito sobre a cama. Ao mesmo tempo, abra os braços para os lados, na altura dos ombros, mantendo o olhar para a frente. A perna direita permanece na cama e inicie o retorno para o outro lado.

Sequência

Repita dez vezes, conferindo ritmo aos passos. Não solte seu peso quando apoiar o pé no chão; fique atento ao comprimento do pescoço, encaixe dos ombros, olhar, atenção na pisada: o conjunto desses fatores garante seu equilíbrio.

1

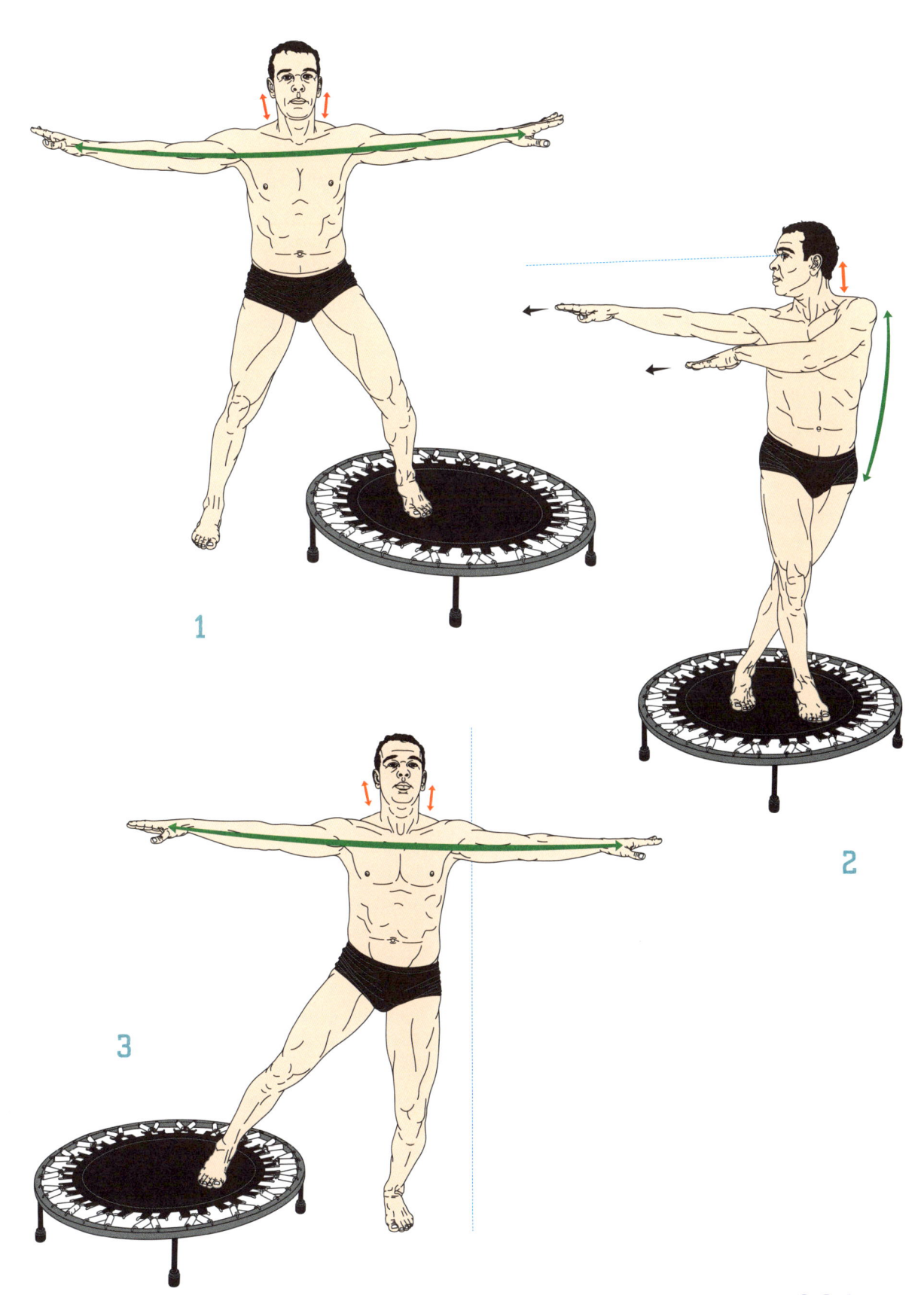

2

3

EXERCÍCIO 4

Preparação

Aproxime a cama elástica do espaldar e poste-se em pé do outro lado, com seu lado direito voltado para a cama elástica.

Execução

1. Posicione a perna sobre a cama elástica, dobrando um pouco o joelho e inclinando a tíbia para diante. Com os braços ao lado do corpo, flexione os cotovelos e erga as mãos, paralelas e viradas para dentro. Os braços devem estar a aproximadamente quarenta centímetros um do outro e o olhar à frente.

2. Flexione levemente os joelhos e desloque seu corpo sobre a perna direita com o impulso da esquerda, subindo na cama e em direção ao espaldar. Com o olhar para a frente, estenda a perna direita e segure o espaldar com as mãos — a esquerda no ponto mais alto possível e a direita sete barras abaixo (essa medida varia de acordo com a largura dos braços).

3. Tracione a barra com a mão de cima e empurre-a com a mão de baixo. Mantenha a perna esquerda elevada, de modo que toda a lateral esquerda do corpo projete-se firme, quase na horizontal.

4. Aos poucos, leve a tíbia da perna direita para a frente, solte a mão de baixo da barra, mantendo o cotovelo dobrado e a palma da mão virada para cima. O pé esquerdo vai em direção ao chão e a mão esquerda continua tracionando a barra para que seu corpo ganhe comprimento em toda a lateral. Inspire alargando e expire mantendo a largura.

Sequência

Após quatro repetições, faça do outro lado.

1

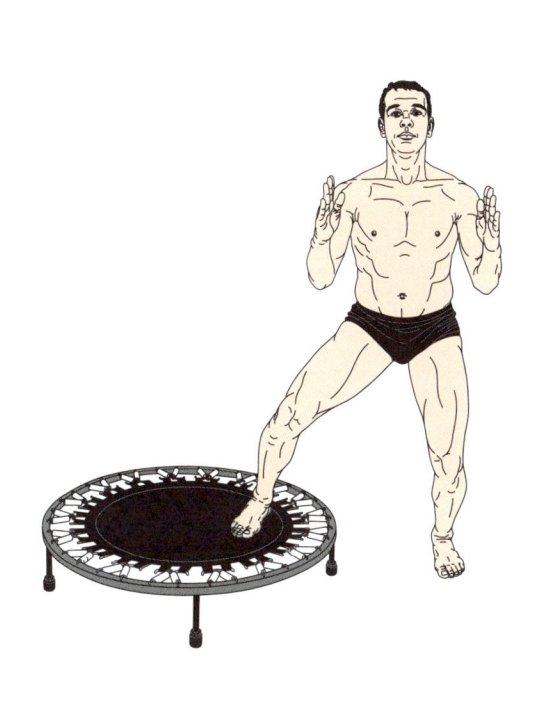

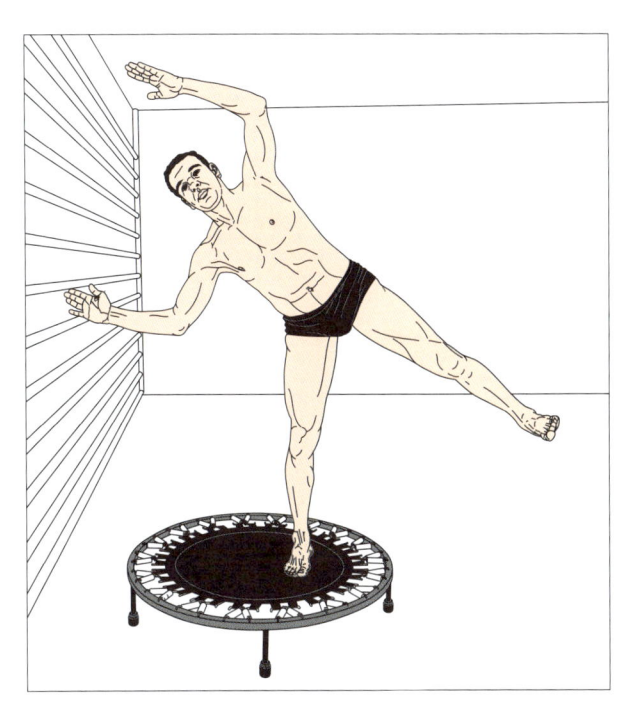

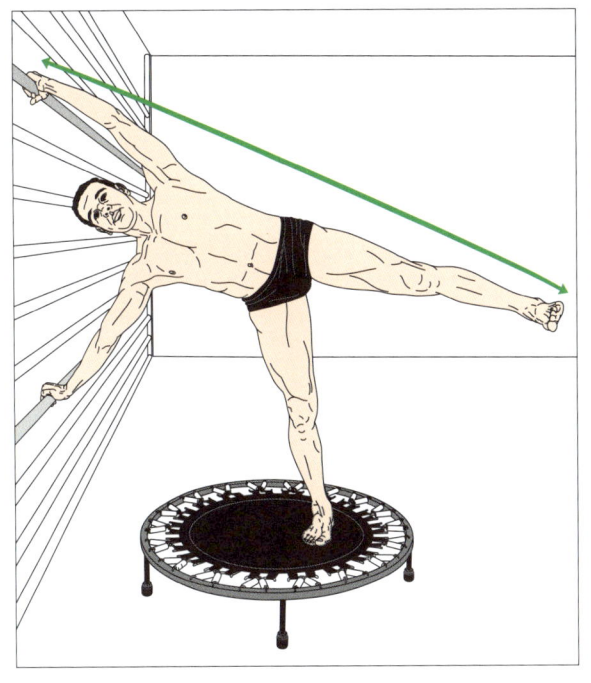

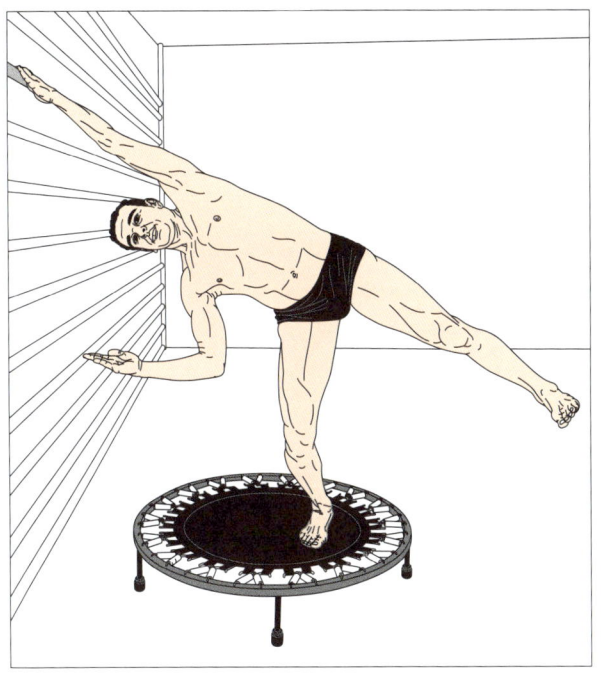

2

3

4

EXERCÍCIO 5

Preparação

De lado, suba na cama elástica (para evitar quedas, jamais suba pela frente).

Execução

1 Dobre os joelhos, avançando as tíbias para a frente, e volte as palmas das mãos para o chão. Esse movimento deverá trazer seus ombros para baixo e dar maior comprimento ao pescoço. Cuidado para não estender o cotovelo; deixe-o levemente flexionado. Fixe o olhar em um ponto à frente. Isso é muito importante para dar referências ao seu labirinto.

2 e 3 Pule o mais alto que conseguir, num ritmo constante, aumentando seu alcance de forma gradativa.

4 Ainda na cama, posicione os bastões entre as molas e pressione-os contra o chão para dar sustentação à cabeça. Leve suas tíbias para a frente e deixe a bacia pesar para baixo, em oposição ao movimento da cabeça.

5 Salte para o alto, trazendo as coxas em direção à barriga. Perceba como as forças de suas extremidades, braços e pernas, estão convergindo para o centro. Pare e continue sobre a cama elástica com o apoio dos bastões.

Com a boca fechada, deixe que o ritmo respiratório e cardíaco abrande. Perceba o seu desaceleramento. Aos poucos você irá perceber uma pequena oscilação para cima, que é uma resposta da musculatura antigravitária de descompressão.

Sequência

Repita o movimento vinte vezes.

1

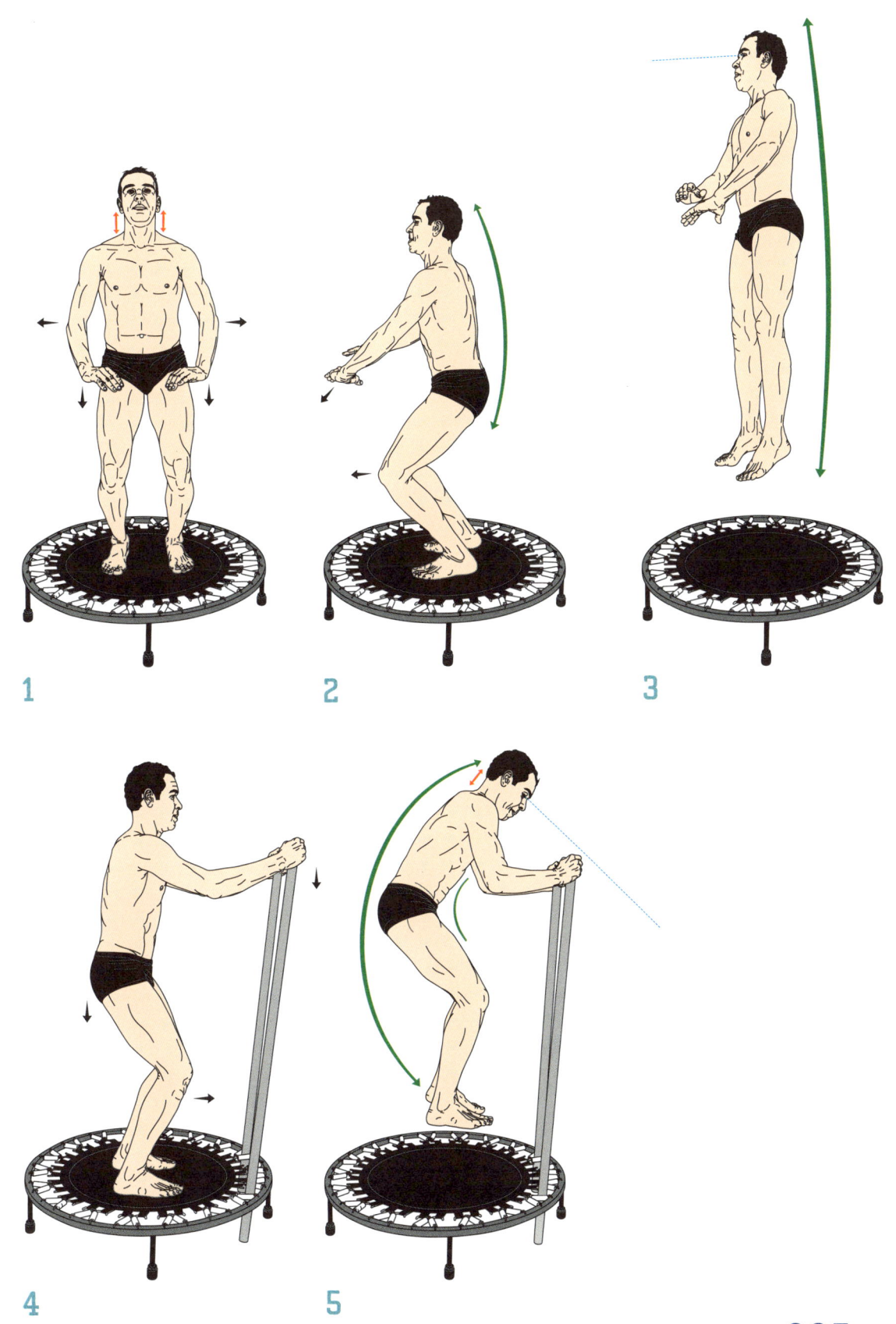

2

3

4

5

365

ATIVIDADE V
APRENDENDO COM O TRILHO

Os primeiros passos do bebê exigem muita coragem. É o momento em que ele convoca toda a experiência motora vivenciada até então e, sem saber ao certo o que está fazendo, decide arriscar-se. Como naquele instante esquecido e comovente, precisamos nos colocar em situações semelhantes, que desafiam nosso equilíbrio.

Com o passar dos anos, aumentamos nossa base de sustentação separando muito os pés um do outro e criamos adaptações para nos manter em pé sem muito gasto energético. É o que ocorre quando separamos as pernas ou aproximamos os joelhos ao ficar em pé. É como se desistíssemos da luta contra a gravidade e nos rendêssemos, apoiados nas articulações.

DESCRIÇÃO DOS EXERCÍCIOS

OBJETIVO O trabalho a seguir propõe um desequilíbrio orientado e previsível para que sejam acionados controles que conferem unidade ao corpo. O sistema nervoso central requisitará reações para evitar a queda. Se não praticarmos atividades desse tipo, essas reações ficarão adormecidas com o passar dos anos e, numa situação de desequilíbrio, podemos cair no chão sem mecanismos de proteção.

MATERIAL Um trilho de 3 x 10 m e dois bastões de 1,60 m, aproximadamente.

Use a criatividade para criar seu trilho em casa — pode ser uma fila de rolos de areia, quatro bastões unidos com fita crepe ou amarrados, colocados sobre livros grossos, ou uma reta no chão feita de fita crepe. Quando estiver em uma praça ou parque, aproveite para voltar à infância e brinque de andar sobre muretas baixas e guias que contornam os gramados. De qualquer forma, insistimos que escolas de movimento utilizem esses trilhos mais estreitos que a largura do pé.

EXERCÍCIO 1

Preparação

Poste-se diante do trilho e oriente o olhar.

Execução

1. Suba com o pé direito mantendo o tronco o mais estável possível.
2. Em seguida, coloque o pé esquerdo à frente.
3. Transfira o peso lentamente para o pé esquerdo e apoie o direito no chão. Leve a tíbia direita para a frente e empurre o chão com o pé.
4. Desça a perna esquerda e faça o mesmo com ela. Confira se o peso está bem distribuído entre os pés. Volte à posição inicial e continue subindo e descendo do trilho, conferindo ritmo a sequência.

Sequência

Desça e suba do trilho muitas vezes. Subindo, perceba os pés se aproximarem da linha mediana, descendo observe-os se distanciando dessa linha.

Observe

Evite movimentos de inclinação com o tronco. A pressão do pé no chão cria uma força nas colunas laterais que assentam o tronco sobre a bacia durante toda a atividade. Ao repetir a sequência, você pode alternar para a perna esquerda.

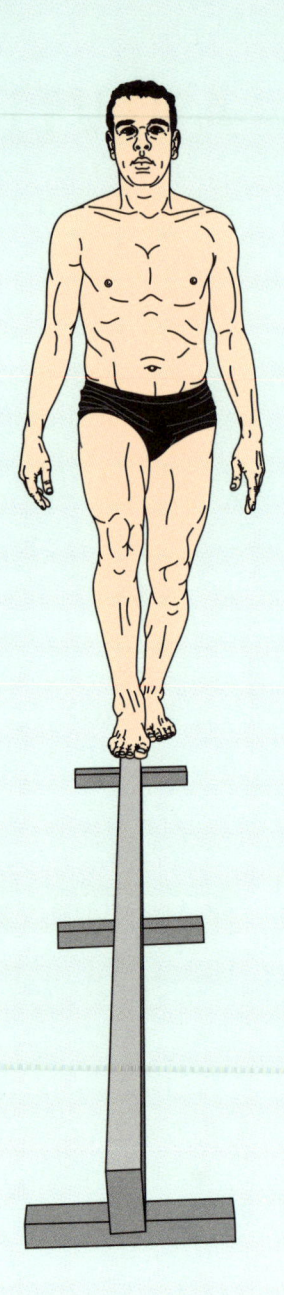

1

2

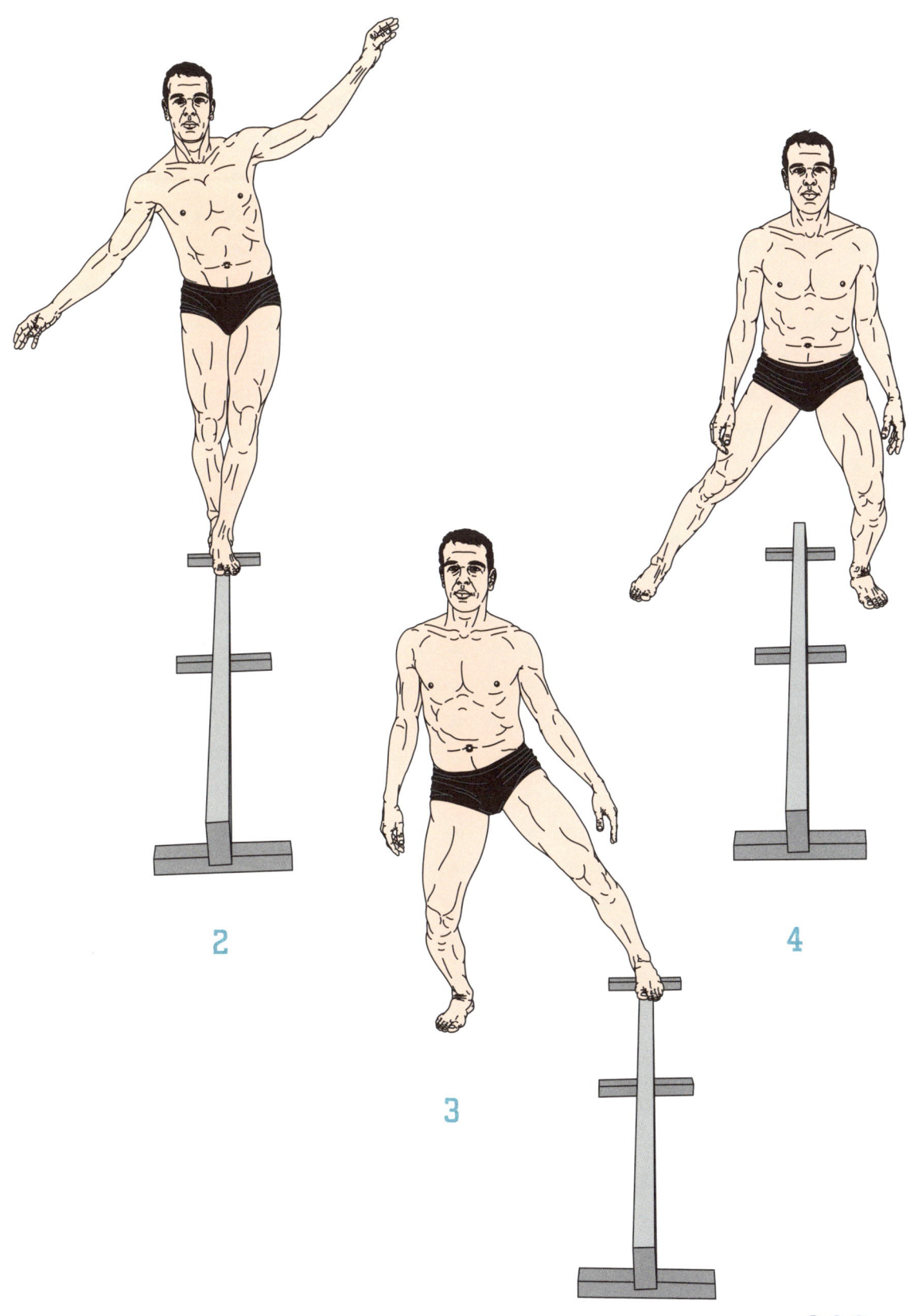

3

4

369

CAPÍTULO 6 — Uma dinâmica verticalidade — ATIVIDADE V

EXERCÍCIO 2

Preparação

Suba no trilho, agora com um bastão em cada mão, mantendo os apoios na altura dos ombros.

Execução

1. Posicione a perna direita à frente da esquerda. O bastão esquerdo avança em oposição à perna; o direito, ao lado do corpo, respeita a oposição entre os braços e as pernas durante a caminhada.

2. Leve a perna esquerda à frente ao mesmo tempo em que o pé direito impulsiona o corpo e o braço direito conduz o bastão adiante. Enfatize o bastão que avança. O bastão da esquerda ficará ao lado do corpo. Em seguida, será a vez de o bastão da esquerda ficar ao lado do corpo. As pernas e os braços trocam de posição ao mesmo tempo. Pressione sempre os bastões contra o chão para gerar a transferência de força até o pescoço, um à frente e o outro ao lado do tronco.

Sequência

Vá e volte várias vezes. A quantidade irá depender do tamanho do trilho. Dê dez passos num sentido e outros dez no sentido oposto.

Observe

Veja como o movimento do pé lidera a projeção da bacia; o tronco e a cabeça acompanham o movimento. Perceba como existe uma ligação entre os segmentos do corpo durante o deslocamento. O uso do bastão e a consequente pressão das mãos elevam a cabeça e trazem estabilidade ao tronco, que perde então sua insegurança nos deslocamentos. Somente após a experiência dos dois últimos exercícios que exigiram cálculo, raciocínio sobre as transferências de peso e apoios, ande sobre o trilho livremente sem recorrer ao bastão. Contudo, entenda: o uso dos bastões não representa limitação a deficiências, e sim um acréscimo de forças e medidas para o refinamento da sua motricidade.

371

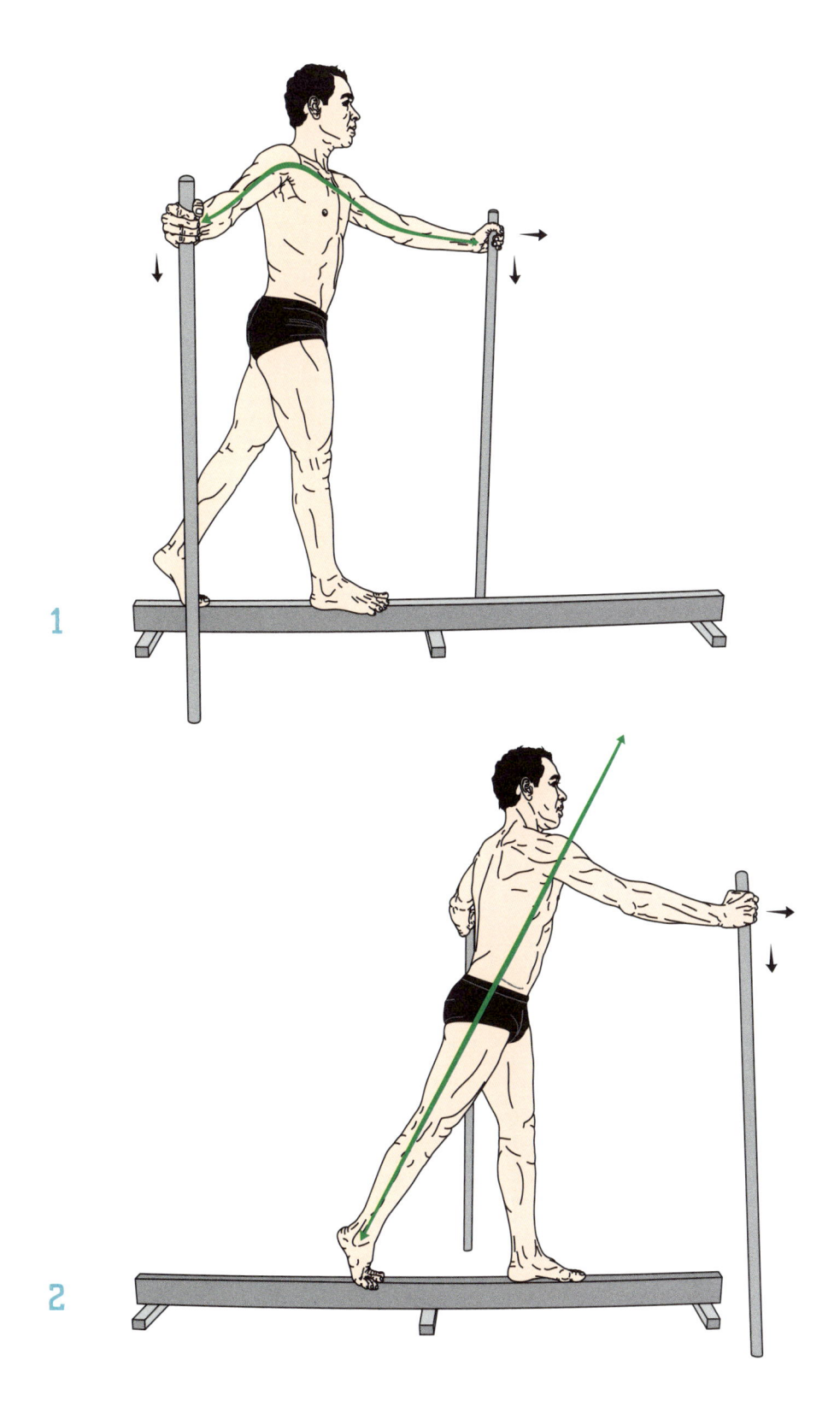

CAPÍTULO 6   Uma dinâmica verticalidade   ATIVIDADE VI

ATIVIDADE VI
APRENDENDO COM A BOLA DE BASQUETE

MATERIAL Uma cama elástica, uma bola de basquete e um espaldar.

Preparação

Apoie a cama elástica no espaldar ou na parede, formando um ângulo de 45 graus em relação ao chão. Com a bola de basquete nas mãos, poste-se com o perfil direito para a cama e com os pés levemente afastados.

Execução

1 Gire o tronco para esquerda e eleve a bola de basquete. A tendência é que seu corpo avance e o calcanhar desapoie um pouquinho do chão. Pressione o pé direito no chão para impedir que a coxa gire para dentro e a bacia gire para a esquerda.

2 Lance a bola no chão com força, levando os braços estendidos para trás.

3 Pegue a bola no ar

4 Gire o tronco para a direita enquanto estende os braços para cima. Cuidado para não deixar a bacia girar.

5 e 6 Finalize o giro do tronco e lance a bola contra a cama elástica.

7 Apanhe-a quando ela voltar.

Sequência

Repita várias vezes e faça o mesmo do outro lado.

373

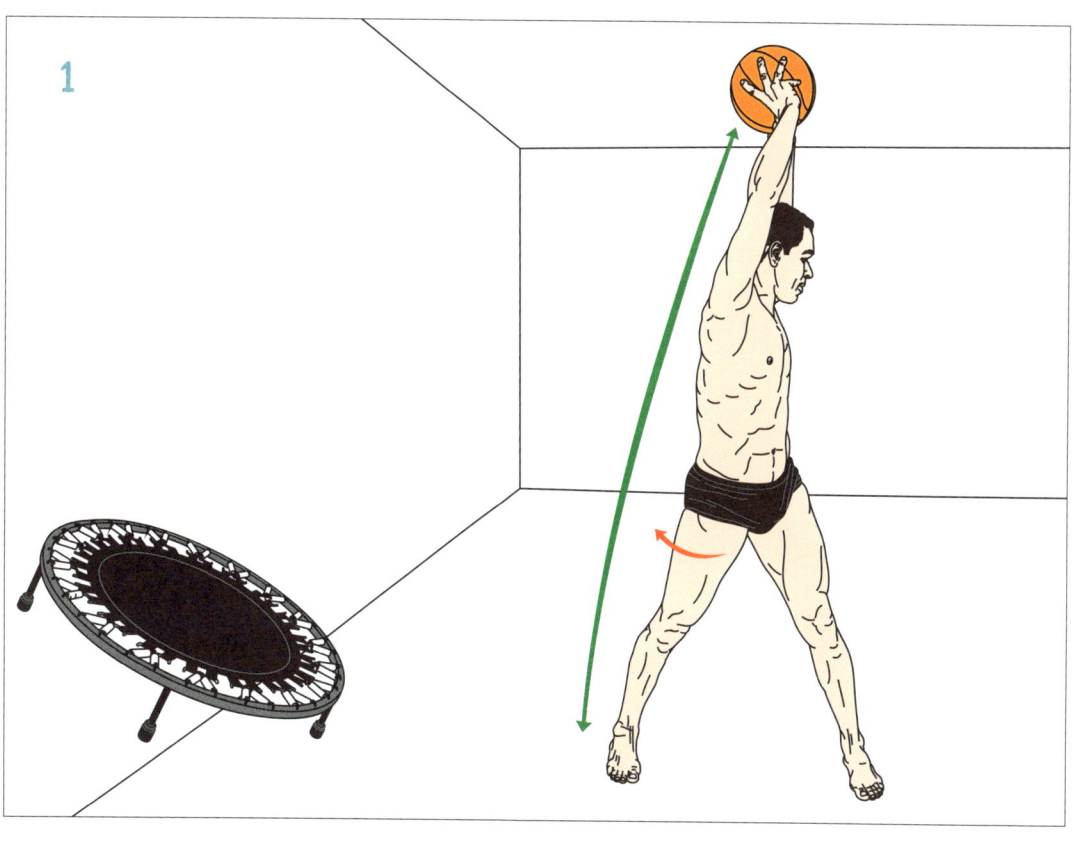

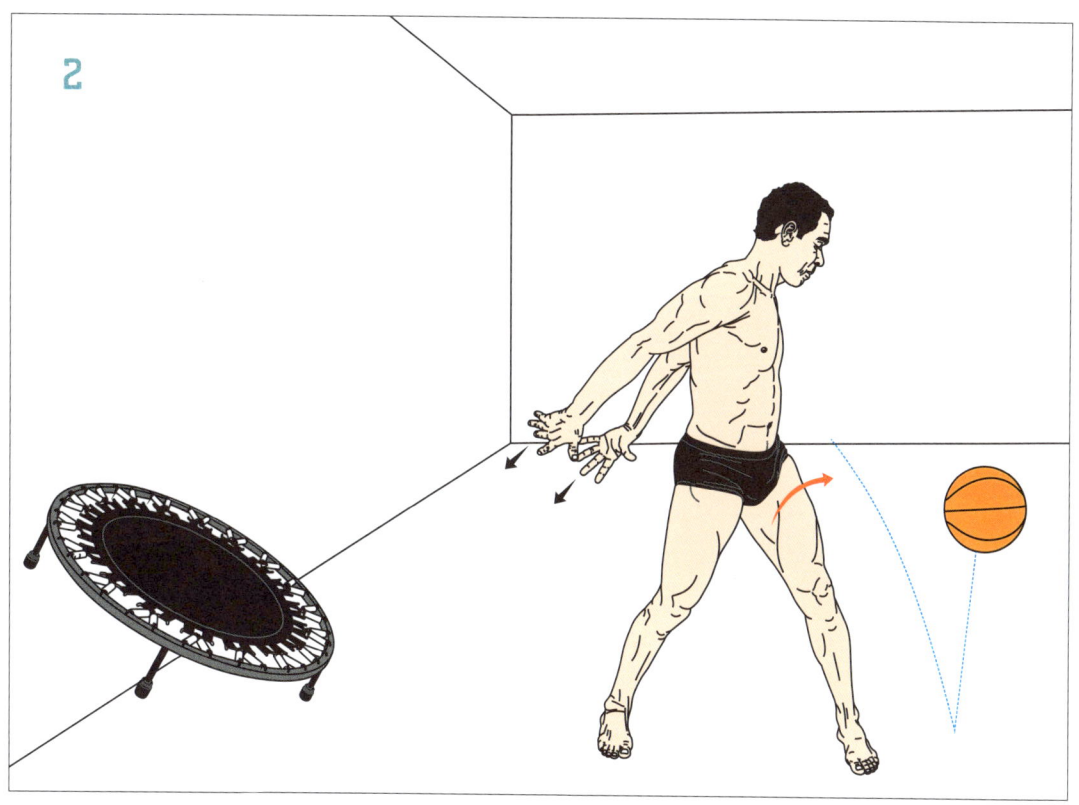

CAPÍTULO 6 Uma dinâmica verticalidade ATIVIDADE VI

3

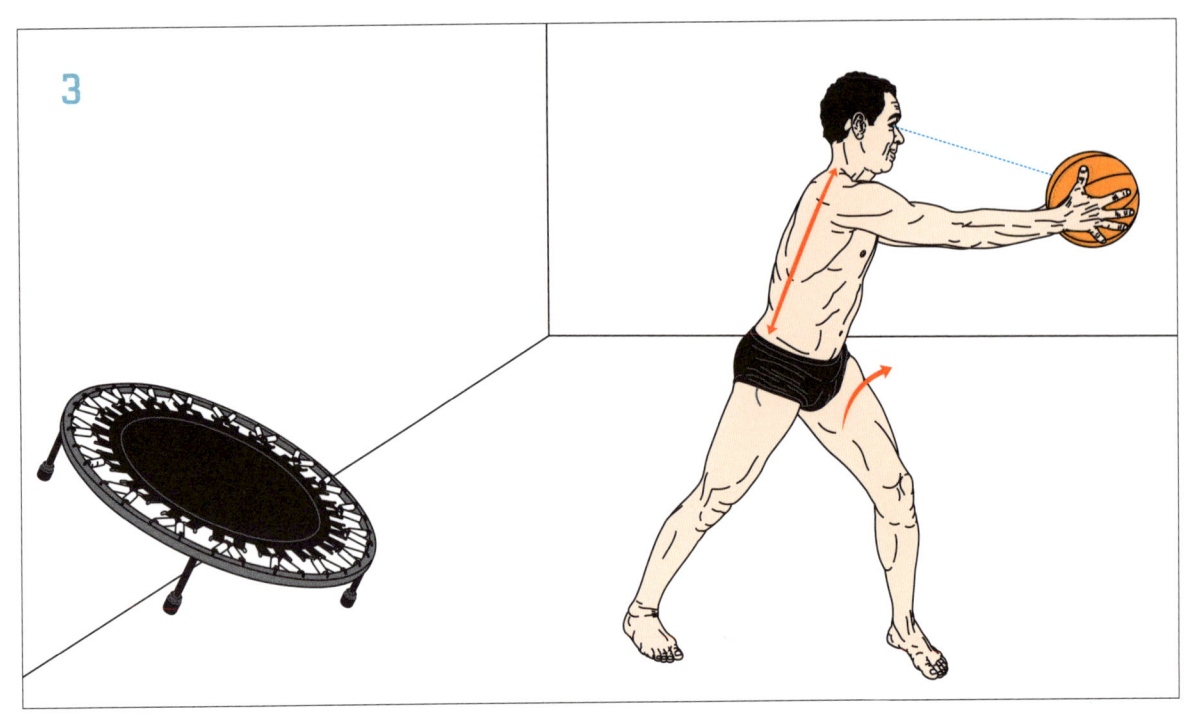

4

374

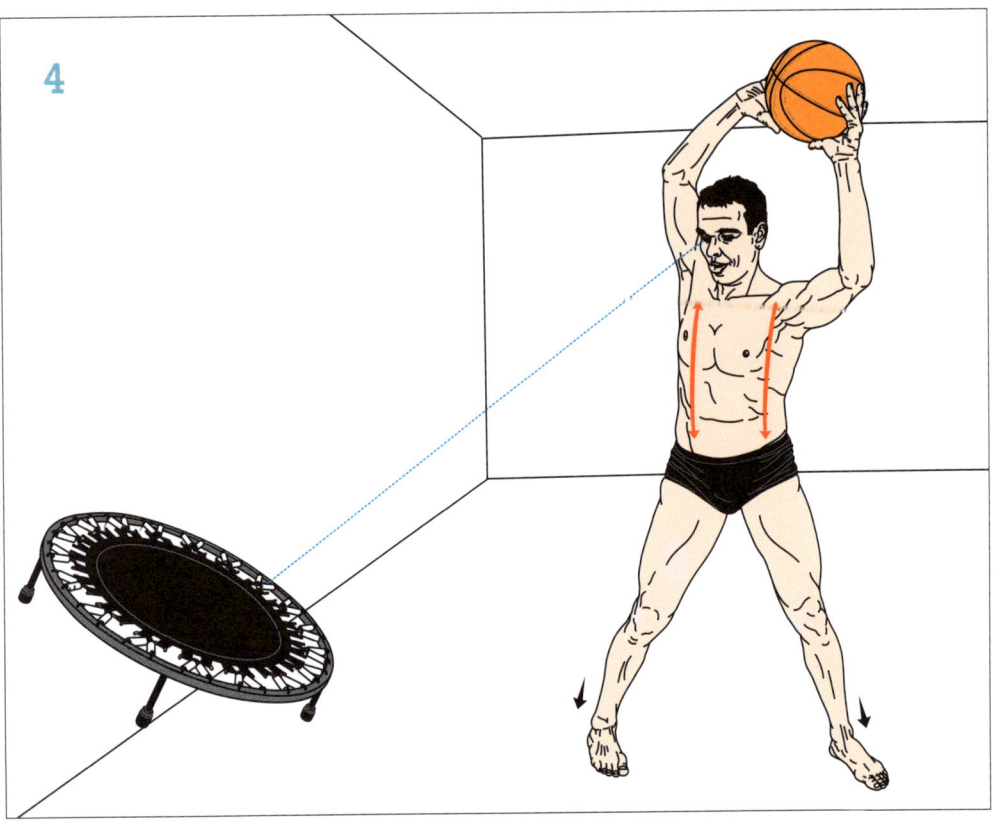

375

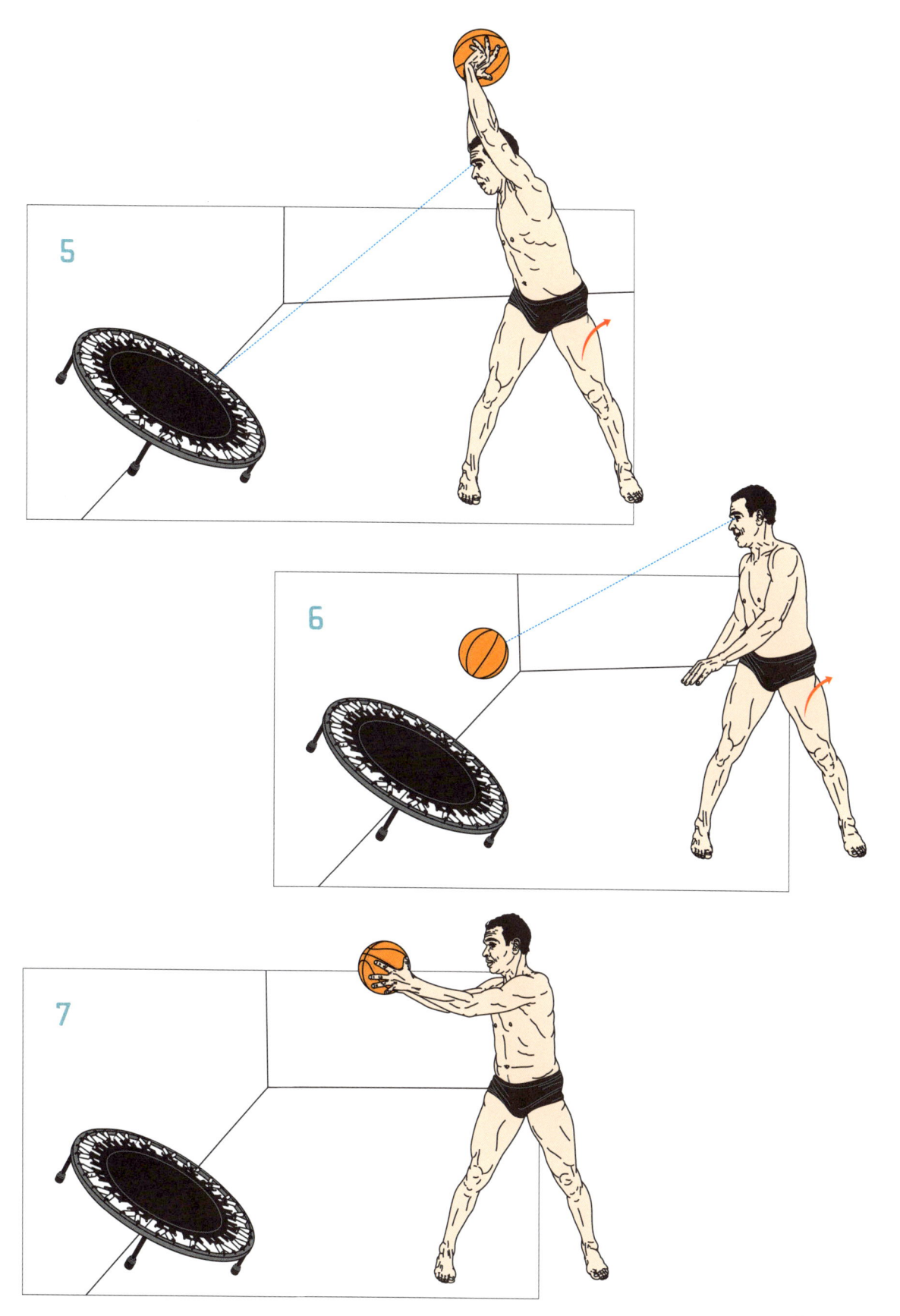

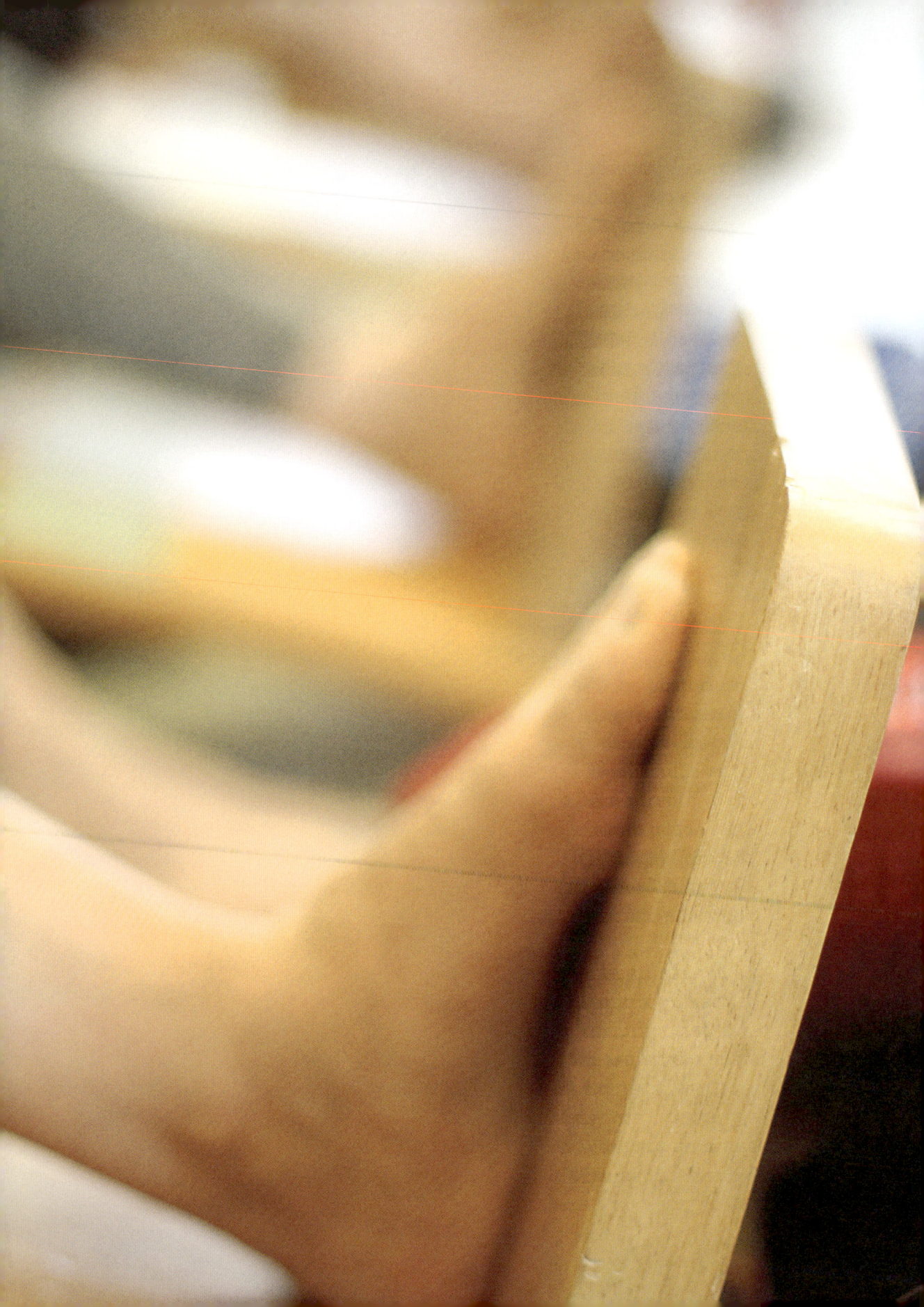

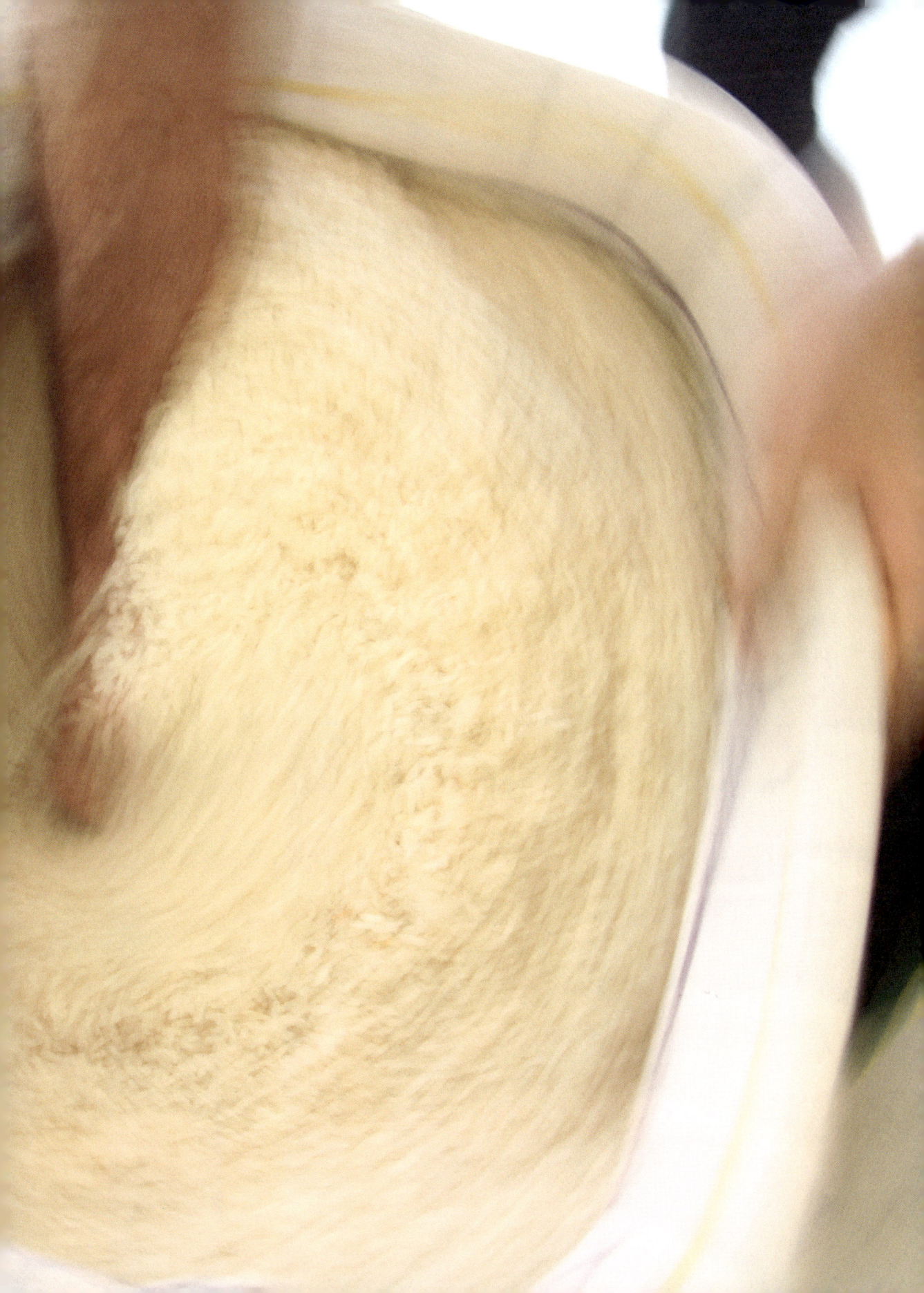

Bibliografia

Anzieu, D. "Le Moi-Peau", em: *Nouvelle Revue de Psychanalyse*. Paris: Gallimard, 1974, n. 9, pp. 195-208.

Auroux, M., Haegel, P. *Embryologie: système nerveux, organes des sens, integration neuroendocrinienne*. Paris: Masson, 1974.

Bendz, P. "Systematization of the grip of the hand in relation to finger motor systems". *Scand. J. Rehab. Med.* Estocolmo, 1974, n. 6, pp. 158-165.

Bertazzo, I. *Corpo vivo: reeducação do movimento*. São Paulo: Edições Sesc SP, 2010.

_____. *Cérebro ativo: reeducação do movimento*. São Paulo: Edições Sesc SP/Editora Manole, 2012.

Bobath, B. *Anomalies des réflexes de posture dans les lésions cérébrales*. Paris: Maloine, 1973.

Bottoms, D. J., Barber, T. S. "A swiveling seat to improve tractor drivers' posture". *J. Appl. Ergonomics*, 1978, 9 (2), pp. 77-84.

Bouisset, S., Laville, A., Monod, H. "Recherches physiologiques sur l'économie des mouvements". *Ergonomics*,. 1964, n. 7, pp. 61-67.

Campignion, P. *Respir-Ações: a respiração para uma vida saudável*. São Paulo: Summus, 1998.

Clément, G., Pozzo, T., Berthoz, A. "Contribution of eye positioning to control of the upside-down standing posture". *Exp. Brain Res.*, 1988, n. 73, pp. 569-76.

Copper, F. S., *et al.* "Quelques expériénces de perception en synthése de la parole". Em: Mehler, J.; Noizet, G. *Textes pour une psycholinguistique*. Paris: Mouton, 1964.

De Luca, C. J. "Use of the surface EMG signal for performance evaluation of back muscles". *Muscle & Nerve*, 1993, 16 (2), pp. 210-16.

Deoreo, K., Wade, M. "Dynamic and static balancing ability in preschool children". *Journal of Motor Behavior*, 1971, v. 3, n. 4, pp. 326-35.

Di Simoni, F. G. "Perceptual and perceptual-motor characteristics of phonemic development". *Child Development*, 1975, n. 46, pp. 243-46.

Detraux, J. J. "Le jeux chez l'enfant multihandicapé. Utilisation d'une situation structurée de jeun pour affiner l'évalution et definer l'intervention". *Motricité Cérébrale*, 1988, n. 3, tomo 9.

Doyon-Richard, L. *Préparez votre enfant à l'école*. Québec: Éditions de l'Homme, 1977.

Eimas, P. D. "Speech perception in early infancy". Em: Cohen, L. B.; Salapatek, P. *Infant perception: from sensation to cognition*. Nova York: New York Academic Press, 1975.

Etienne, F. *Lecture et dyslexie*. Paris: J. P. Delarge, 1981.

Fantz, R., Fagan, J., Miranda, S. "Early visual selectivity". Em: Cohen, L. B.; Salapatek, P. *Infant perception: from sensation to cognition*. Nova York: New York Academic Press, 1975.

Fiorentino, M. "Méthode d'evaluation fonctionnelle par les réflexes, développement du système nerveux central". *Collection Rééducation Réadaptation*. Paris: Masson, 1976.

Gagey, P. M., Weber, B. *Posturologie*. Paris: Odile Jacob, 2009.

Gould, S. J. *La mal-mesure de l'homme*. Paris: Masson, 1971.

Guilmain, E., Guilmain, G. *L'activité psychomotrice de l'enfant*. Issy-les-Moulineaux: EAP, 1978.

Häkkinen, K., Komi, P.V. "Alterations of mechanical characteristics of human skeletal muscle during strength training". *Eur. J. Appl. Physiol.*, 1983, n. 50, pp. 161-72.

Harrow, A. *A taxonomy of the psychomotor domain*. Nova York: David Mcay Co., 1972.

Haywood, K. M. *Life span motor development*. Champaign: Human Kinetics, 1986.

Hecaen, H. *La dominance cérébrale: une anthologie*. Paris: Mouton, 1978.

Herveou C., Messean, L. *Technique de rééducation et d'éducation proprioceptive du genou et de la cheville*. Paris: Maloine, 1981.

Hotz, A. *Apprentissage psychomoteur*. Paris: Fayard, 1985.

Huet, G. "Introduction au concept d'Autonomie. Essais de definition: Mémoire de DESS de psychologie clinique et pathologique (Aix-Marseilles) 1989". *Bulletin de l'AMTEF Bobath*, 1991, n. 12.

Jacques, F. "Aménagement du milieu dans une sale de gymnastique en fonction des sequences gestuelles et des niveaux de performance chez des enfants de trois à six ans". *Mémoire de licence en Éducation Physique*. Liege: Université de Liège, 1992.

Jacobs, R., Bobbert, M. F., Van Ingen Schenau, G. J. "Function of mono- and bi-articular muscles in running". *Med. Sci. Sports Exerc.*, 1993, 25(10), pp. 1163-73.

Katsuta, S., Takamatsu, K. "Estimulation of muscle fiber composition using performance test". Em: Jonsson, B. (org.) *Biomechanics (X-B)*. Champaign: Human Kinetics, 1987, pp. 989-93.

Lardry, J. M. "Les niveaux d'évolution motrice chez l'enfant de 7 à 12 mois". *Kiné. Scient.*, jan. 1991, n. 297.

_____. "Les niveaux d'évolution motrice chez l'enfant de 13 mois à 6 ans". *Kiné. Scient.*, mar. 1991, n. 299, pp. 46-7.

Leboyer, F. *Pour une naissance sans violence*. Paris: Le Seuil, 1974.

Lehnert-Schroth, C. *Tratamiento funcional tridimensional de la escoliosis*. Barcelona: Paidotribo, 2005.

Le Métayer, M. "Evaluation clinique de la moticité globale". *Motricité Cérébrale*, 1986, pp. 117-26.

Matheron, E.; Barlaud, P.; D'Athis, P. "Évaluation des hétérophories verticales en vision de loin sur des sujets arthtralgiques et/ou rachialgiques dits chroniques, et incidennce de leur normalization par kinésithérapie proprioceptive spécifique". Em: Lacour, M.; Weber, B. (orgs.), *Bipédie, contrôle postural et représentation corticale*. Marselha: Solal, 2005, pp. 213-21.

Matsushita, K., *et al.* "An electromyographic study of Sprint running". *Res. J. Phys. Educ.*, 1974, n. 19, pp. 147-56.

Missoum, G. *Psycho-pédagogie des activités du corps*. Paris: Masson, 1984.

Montagu, A. *Touching: the human significance of the skin*. Nova York: Columbia University Press, 1971.

Morrisey, M. C., *et al.* "Effects of open versus closed kinetic chain training on knee laxity in the early period after anterior cruciate ligament reconstruction". *Knee Surge Sports Traumatal. Arthrosc*, 2000, 8(6), pp. 343-48.

Motricité Cérébrale. "Un plaidoyer pour la prise en compte du moi. Défense et illustration d'une théorie de l'autonomie", tomo 5, 1984.

Nachemson, A., Elfstöm, G. "Intravital dynamic pressure measurements in lumbar discs". *Scand. J. Rehab. Med*. Estocolmo: (sup. 1), 1970, pp. 5-40.

Nilsson, J., Thorstensson, J., Halbertsma, J. "Changes in leg movements and muscle activity with speed of locomotion and mode of progression in humans". *Acta Physiol. Scand.*, 1985, n. 123, pp. 457-75.

Paillard, J. "Les attitudes dans la motricité". Em: *Symposium de L'APSLF, <<Les attitudes>>, Bourdeaux*. Paris: Presses Universitaires de France, 1961, pp. 7-31.

_____. "Tonus, posture et mouvements." Em: Kayser, C. (org.) *Physiologie*. v. II. Paris: Flammarion, 1976, pp. 521-728.

Paillard, T., *et al.* "Comparaison des effets de différents programmes d'exercise musculaire sur les activités posturales de sujets ages sains." Em: Lacour, M., Weber, B. (orgs.) *Bipédie, contrôle postural et représentacion corticale*. Marselha: Solal, 2005, pp. 203-12.

Pérot, C., Van Hoecke, J. "Influence des proprieties physiques des materiaux sportifs sur la réponse électrique du muscle à l'étirement". *J. Biophys. Bioméc.*, 1986, n. 10, pp. 67-68.

Perrin, M. *Le chemin des indiens morts*. Paris: Payot, 1976.

Piaget, J. *La construction du reel chez l'enfant*. Neuchâtel: Delachaux et Niestlé, 1937.

_____. *La formation du symbole chez l'énfant*. Neuchâtel: Delachaux et Niestlé, 1945.
PIRET, S., BÉZIERS, M. M. *La coordination motrice: aspect mecanique de l'organisation psycho-motrice de l'homme*. Paris: Masson, 1971.
RADWIN, R. G., VAN BERGEIJK, E., ARMSTRONG, T. J. "Muscle response to pneumatic hand tool torque reaction forces". *Ergonomics*, 1989, 32(6), pp. 655-73.
ROUGIER, P. "Le maintien d'une posture d'inclinaison vers l'avant modifie d'avantage les amplitudes des déplacements du centre des pressions que celles du centre de gravité". *Ann. Readaptation Med. Phys.*, 2001, n. 44, pp. 533-41.
SAINT-ANNE DARGASSIES, S. *Le développement neurologique du nouveau-né à terme et prématuré*. Paris: Masson, 1974.
SIMONSEN, E. B., THOMSEN, L., KLAUSEN, K. "Activity of mono- and bi-articular leg muscles during sprint running". *Eur. J. Appl. Physiol.*, 1985, n. 54, pp. 524-32.
SIVADON, P., GANTHERET, F. *La rééducation corporelle des fonctions mentales*. Paris: ESF, 1973.
TREHUB, S. E. "Infants' sensitivity to vowel and tonal contrasts". *Developmental Psychology*, 1973, n. 9, pp. 91-96.
TREHUB, S.E., BULL, D., THORPE, L. "Infants' perception of melodies: The role of melodic contour". *Child Development*, 1984, n. 55, pp. 821-30.
UZGIRIS, I. C. "L'imitation dans les interactions précoces". Em: POUTHAS, M., JOUEN, F. (orgs.), *Les comportements du bébé: expression de son savoir!*. Liège: Mardaga, 1993.
VAN GUNSTEREN. *La reeducation musculaire par les réflexes posturaux*. Paris: Masson, 1968.
VARELA F.-J. *Autonomie et connaissance: Essai sur le vivant*. Paris: Seuil, 1989.
VELDMAN, F. *Le sens sense*. Paris: Fayard, 1980.
WALLON, H. *Les origines de la pensée chez l'enfant*. Paris: Puf, 1975.
WERKER, J.F., et al. "Developmental aspects of cross-language speech perception". *Child Development*, 1981, n. 52, pp. 349-53.
WHITE, B.L. *Castle: Human infants, experience and psychological development*. Englewood Cliffs: Prentice Hall, 1971.
WILLIAMS, H. G. "Perceptual-motor development in children". Em: CORBIN, C. B. (org.) *A textbook of motor development*. Dubuque: Brown, 1973, pp. 111-50.
_____. *Perceptual and motor development*. Englewood Cliffs: Prentice Hall, 1983.
WINNICOTT, D. W. *Jeu et réalité*. Paris: Gallimard, 1975.
ZACK, M. *Étude du comortement de refus de poursuivre la tétée*. Tese de doutorado. Paris: École des Hautes Études en Sciences Sociales, 1987.

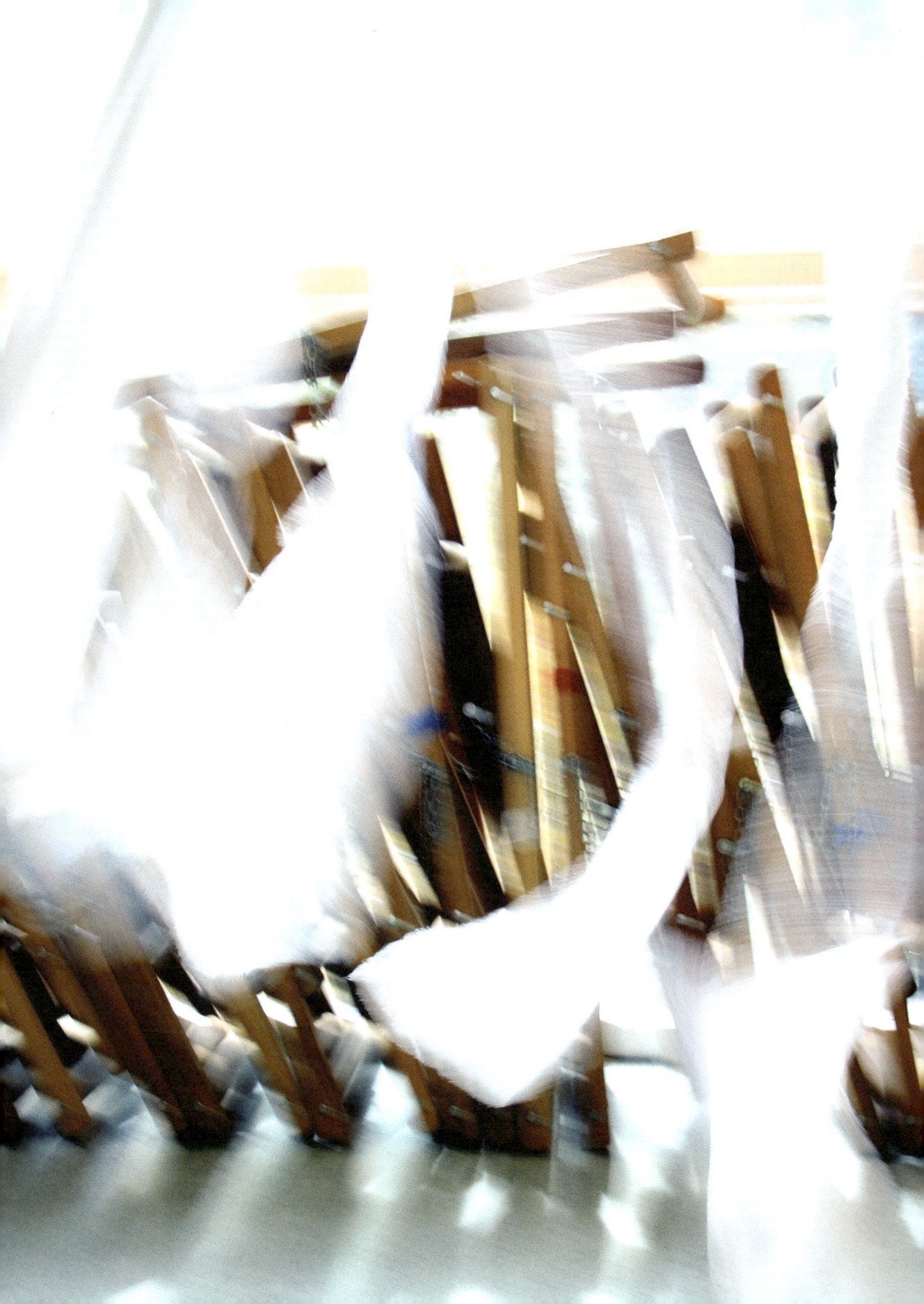

Sobre os autores

Ivaldo Bertazzo

> Desde os anos 1970, trabalha na educação do corpo e na transformação do gesto como manifestação da própria individualidade. Bertazzo viajou o mundo incorporando movimentos e a cultura gestual de diversos lugares a seu trabalho, até criar, em 1976, a Escola de Reeducação do Movimento e o Método Bertazzo de Reeducação do Movimento.

> Hoje, Ivaldo trabalha diretamente com as áreas da saúde, da educação, da arte e também do esporte, com o objetivo de formar profissionais capacitados na aplicação do Método Bertazzo em suas atividades cotidianas. Para isso, ministra cursos, oficinas e *workshops* pelo Brasil.

> Nessa trajetória, criou mais de trinta espetáculos de dança, como o *Cidadão dançante*, e trabalhou diretamente com jovens da periferia, transformando suas vidas por meio do projeto *Dança Comunidade*.

> Desde 2010, Bertazzo e sua equipe iniciaram a organização teórica do Método Bertazzo, compilado em três livros, cujo primeiro volume foi editado pelas Edições Sesc, e o segundo em parceria entre as Edições Sesc e a Editora Manole, São Paulo.

Curta o Método Bertazzo em:

www.facebook.com/metodoivaldobertazzo

Ana Marta Nunes Zanolli

> Fisioterapeuta, graduada pela Faculdade de Ciências Médicas de Minas Gerais (1984), é especializada em Educação do Movimento — Método Bertazzo. Também é formada nos métodos neuroevolutivo Bobath e Cadeias Musculares GDS, além de Coordenação Motora Beziers. Desde 2003, é professora do curso de formação do Método Bertazzo.

Geni Gandra

> Fisioterapeuta e professora do curso de formação do Método Bertazzo desde 2003.

Juliana Storto

> Fisioterapeuta e professora do curso de formação do Método Bertazzo há dez anos, é mestre em Neurociência e formada em Cadeias Musculares - GDS (1998) e Fisioterapia Analítica — Conceito Sohier. Participou de seis estágios em Coordenação Motora ministrados por Marie-Madeleine Béziers e Iva Husinger, no Brasil. Atende adultos e crianças em consultório desde 1998.

Liza Ostermayer

> Formada em Educação Física pela OSEC e em Fisioterapia pela Universidade de São Paulo, possui especialização em cardiologia e técnicas corporais. É professora do curso de Formação do Método Bertazzo.

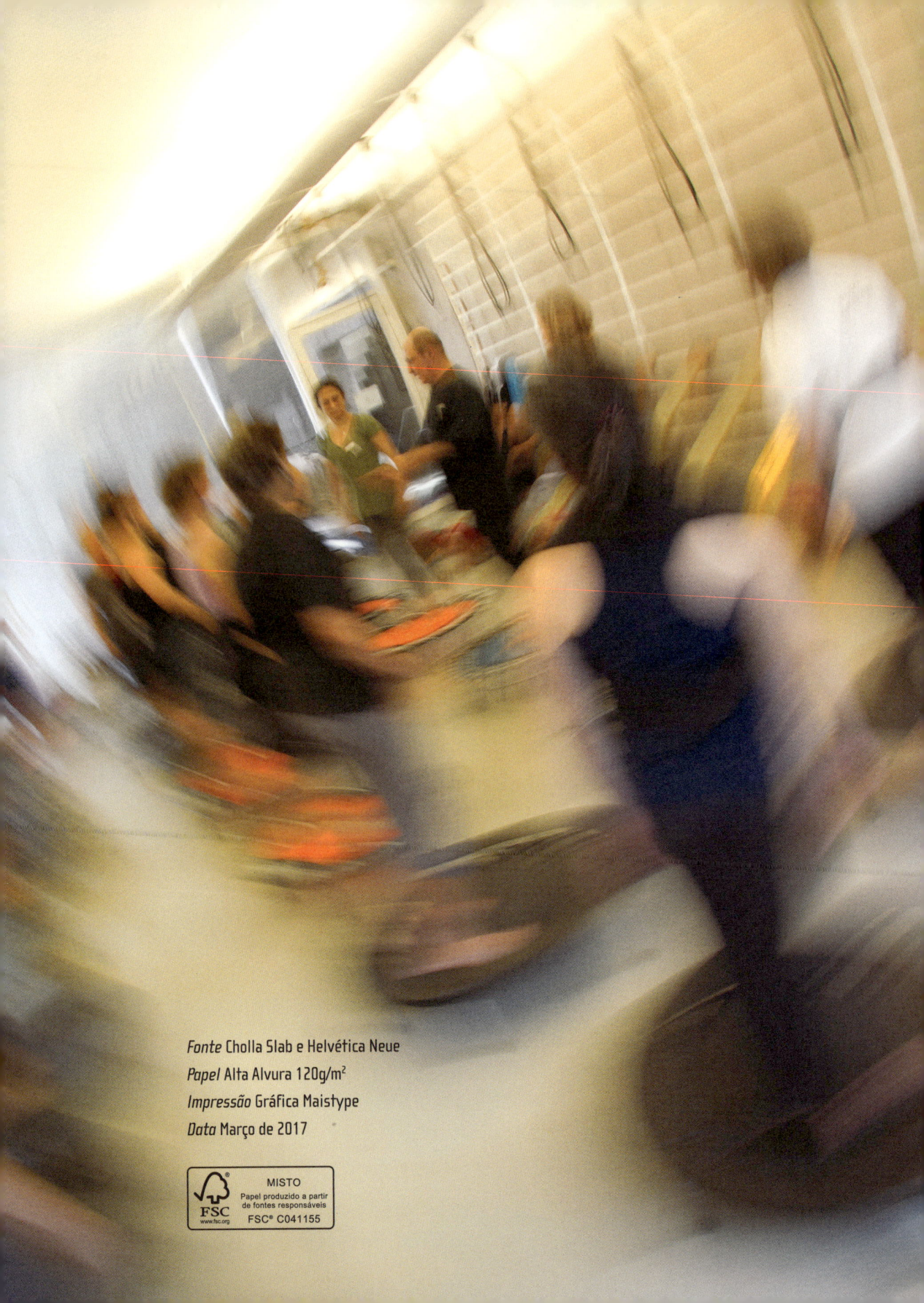

Fonte Cholla Slab e Helvética Neue
Papel Alta Alvura 120g/m²
Impressão Gráfica Maistype
Data Março de 2017